Miriam Fischer

Th. Platz (Hg.)

Update Neurorehabilitation 2016

Tagungsband zur
Summer School Neurorehabilitation

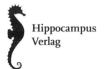
Hippocampus
Verlag

HERAUSGEBER

PROF. DR. MED. THOMAS PLATZ
Chefarzt und Ärztlicher Direktor
BDH-Klinik Greifswald GmbH
Neurologisches Rehabilitationszentrum
und Querschnittgelähmtenzentrum
Aninstitut der Ernst-Moritz-Arndt-Universität Greifswald
Karl-Liebknecht-Ring 26a
17491 Greifswald
T.Platz@bdh-klinik-greifswald.de

Update Neurorehabilitation 2016 – Tagungsband zur Summer School Neurorehabilitation
Thomas Platz (Hrsg.)
Hippocampus Verlag, Bad Honnef 2016
ISBN 978-3-944551-21-0

Bibliografische Information der Deutschen Bibliothek
Die Deutsche Bibliothek verzeichnet diese Publikation in der Deutschen Nationalbibliografie, detaillierte bibliografische Daten sind im Internet über http://dnb.ddb.de abrufbar.

Die Medizin ist eine Wissenschaft mit ständigem Wissenszuwachs. Forschung und Weiterentwicklung klinischer Verfahren erschließen auch gerade in der Pharmakotherapie veränderte Anwendungen. Die Verfasser dieses Werkes haben sich intensiv bemüht, für die verschiedenen Medikamente in den jeweiligen Anwendungen exakte Dosierungshinweise entsprechend dem aktuellen Wissensstand zu geben. Diese Dosierungshinweise entsprechen den Standardvorschriften der Hersteller. Verfasser und Verlag können eine Gewährleistung für die Richtigkeit von Dosierungsangaben dennoch nicht übernehmen. Dem Praktiker wird dringend empfohlen, in jedem Anwendungsfall die Produktinformation der Hersteller hinsichtlich Dosierungen und Kontraindikationen entsprechend dem jeweiligen Zeitpunkt der Produktanwendung zu beachten.

Satz & Layout: Hippocampus Verlag
Druck: TZ Verlag & Print, Roßdorf
© 2016 by Hippocampus Verlag, PF 1368, 53583 Bad Honnef
www.hippocampus.de

Vorwort

Im Juni 2016 fand die zweite Summer School „Neurorehabilitation" im Alfried Krupp Wissenschaftskolleg Greifswald mit finanzieller Unterstützung der Stiftung Alfried Krupp Greifswald statt.

Die für jedes zweite Jahr in Greifswald geplante Summer School richtet sich an Mitarbeiterinnen und Mitarbeiter der ärztlichen, pflegerischen und der therapeutischen Dienste gleichermaßen und ist damit für die persönliche Fortbildung wie auch für die Teamentwicklung geeignet. Die Summer School „Neurorehabilitation" möchte mit einem kompakten Weiterbildungsformat den aktuellen Stand der klinischen Wissenschaft darstellen. Neurorehabilitative Schwerpunkte wie Beatmungsentwöhnung (Weaning), Behandlung schwerer Bewusstseinsstörungen, Dysphagie-Management, Armmotorik, Stehen und Gehen, Behandlung von Spastik, Förderung von Sprache, visueller Wahrnehmung, Kognition und Emotion wurden thematisiert, aber auch übergeordnete Aspekte wie Teamarbeit, therapeutische Pflege oder neurobiologische Grundlagen der Neurorehabilitation.

Die Themen bilden einerseits ein Europäisches Curriculum „Neurorehabilitation" ab. Andererseits ist die Summer School „Neurorehabilitation" eine Fortbildungsinitiative der Weltföderation Neurorehabilitation WFNR und könnte modellhaft für ähnliche Aktivitäten weltweit werden.

Dieser Begleitband „Update Neurorehabilitation 2016" möchte wichtige Fortbildungsinhalte einer breiten Leserschaft zur Verfügung stellen und damit auch all diejenigen erreichen, die sich über diese Themen informieren möchten, ohne dass sie selbst an der Summer School „Neurorehabilitation" teilnehmen konnten.

Prof. Dr. Thomas Platz
Head, Educational Committee
WFNR

Inhalt

Autoren

DR. PHIL. GUDRUN BARTOLOME
Sprachheilpädagogin
Klinik für Frührehabilitation und
Physikalische Medizin
Klinikum Bogenhausen
Städt. Klinikum München GmbH
Englschalkinger Str. 77
81925 München

PD Dr. rer. soc. DP Caterina Breitenstein
Klinik für Allgemeine Neurologie
Albert-Schweitzer-Campus 1, Gebäude A1
(ehem.: Albert-Schweitzer-Straße 33)
Westturm, Ebene 05
48149 Münster

ANN-KATHRIN BUR
International Research Training Group
(IRTG 1457) Adaptive Minds
Universität des Saarlandes, Saarbrücken/
Chinese Academy of Sciences, Beijing
Campus Gebäude A1.3
66123 Saarbrücken

DR. DP THOMAS GUTHKE
Praxis für Neuropsychologie und
Verhaltenstherapie
Clara-Zetkin-Str. 27
04779 Wermsdorf

DR. MED. JÜRGEN HERZOG
Schön Klinik München-Schwabing
Parzivalplatz 4
80804 München

PROF. DR. GEORG KERKHOFF
Universität des Saarlandes
Lehrstuhl für Klinische Neuropsychologie
und Neuropsychologische Universitätsambulanz
Campus Gebäude A1.3
66123 Saarbrücken

DR. RER. MEDIC. SINDY LAUTENSCHLÄGER
Gesundheits-u. Pflegewissenschaftlerin
Hochschule für Technik und Wirtschaft des
Saarlandes (HTW)
Fakultät für Sozialwissenschaften
Campus Alt-Saarbrücken
Goebenstraße 40
66117 Saarbrücken

PROF. DR. MED. MARTIN LOTZE
Universität Greifswald
Institut für Radiologische Diagnostik und
Neuroradiologie
W-Rathenau-Str. 46
17475 Greifswald

PROF. DR. RER. MEDIC. HABIL. JAN MEHRHOLZ
Leiter Wissenschaftliches Institut
Private Europäische Medizinische
Akademie der Klinik Bavaria in Kreischa
GmbH
An der Wolfsschlucht 1–2
01731 Kreischa

PROF. DR. MED. THOMAS PLATZ
BDH-Klinik Greifswald GmbH
Neurologisches Rehabilitationszentrum
und Querschnittgelähmtenzentrum
Aninstitut der Ernst-Moritz-Arndt-
Universität Greifswald
Karl-Liebknecht-Ring 26a
17491 Greifswald

CLAUDIA POTT
Physiotherapeutin
PhysioNeuroReha
Wettersteinstraße 8
82061 Neuried

Prof. Dr. med. Jens D. Rollnik
Institut für neurorehabilitative Forschung
(InFo) der BDH-Klinik Hessisch Oldendorf
gGmbH
Assoziiertes Institut der Medizinischen
Hochschule Hannover
Greitstr. 18–28
31840 Hessisch Oldendorf

Dipl. Psych. Anna-Katharina Schaadt
Universität des Saarlandes
Lehrstuhl für Klinische Neuropsychologie und Neuropsychologische Universitätsambulanz
Campus Gebäude A1.3
66123 Saarbrücken

Linda Schmuck
BDH-Klinik Greifswald GmbH
Neurologisches Rehabilitationszentrum
und Querschnittgelähmtenzentrum
Aninstitut der Ernst-Moritz-Arndt-
Universität Greifswald
Karl-Liebknecht-Ring 26a
17491 Greifswald

Dr. med. Klaus Martin Stephan
St. Mauritius Therapieklinik
Strümper Straße 111
40670 Meerbusch

Dr. med. Andrea Walter
BDH-Klinik Hessisch Oldendorf gGmbH
Greitstraße 18–28
31840 Hessisch Oldendorf

Prof. Dr. med. Jörg Wissel
Department Neurologische Rehabilitation und Physikalische Therapie
Kliniken für Neurologie
Vivantes Klinikum Spandau und Humboldt
Krankenhaus
Neue Bergstraße 6
13585 Berlin

1
Plastizität als Grundlage für die Erholung nach Schlaganfall

Klaus Martin Stephan, Martin Lotze

1.1
Lernen und Plastizität bei Gesunden

Die Plastizität des Gehirns hält über das gesamte Leben an und erlaubt uns, auf Veränderungen in der Umgebung zu reagieren und sich an neue Lebensbedingungen anzupassen (Zilles 1992). Anpassung an interne oder externe Anforderungen kann somit beim gesunden Menschen mit anatomischen Veränderungen im Gehirn einhergehen. Dementsprechend ist auch der Erwerb von Fähigkeiten durch gezieltes Üben und durch Erfahrung mit Veränderungen im Gehirn verbunden. Das kann schon nach wenigen Minuten repetitiven Übens durch eine Vergrößerung des die Bewegung repräsentierenden motorischen Kortex nachgewiesen werden: ein vorher z. B. die Daumenabduktion repräsentierendes Gebiet im primären Motorkortex (M1) repräsentiert nach 20-minütigem Training der Daumenadduktion die trainierte Funktion (**Abb. 1.1**; Classen et al. 1998).

Werden neuronale Netze wiederholt genutzt, so setzen sie sich gegenüber den weniger genutzten durch – ein Modell, das Hebb bereits 1949 beschrieben hatte (Hebb 1949). Diese gefestigten neuronalen Netze bilden vermehrt Synapsen und Axone aus, was dann zu einer Vergrößerung der grauen Substanz führen kann. Diese Veränderungen sind wiederum durch bildgebende Verfahren auch nicht invasiv messbar. Besonders ausgeprägt finden sich solche Veränderungen, wenn Training über Jahre regelmäßig durchgeführt wird wie bei Musikern oder Profisportlern (siehe Jäncke 2009). Hier gibt es bei Gesunden eine multisensorischmotorische Interaktion, die bei repetitivem Training zu spezifischen und umschriebenen Vergrößerungen der grauen Substanz führt (Schlaug 2001), aber auch die Verbindungen zwischen besonders beteiligten Hirnarealen zeigen charakteristische Veränderungen (Schlaug et al. 1995). Besonders deutlich wurde dies bei einer kernspintomographischen Untersuchung von Musikern und von Kontrollpersonen, bei denen „verblindete Rater" anhand der Morphometrie der Gehirne (insbesondere des präzentralen Gyrus) vorhersagen sollten, ob die untersuchten Personen intensiv mit ihren Händen trainierten und wenn ja, ob sie besonders häufig die rechte oder die linke Hand einsetzten (Bangert und Schlaug 2006). Die hohe Anzahl korrekter Vorhersagen bestätigte, dass ein enger Zusammenhang zwischen dem Training und der auch makroskopisch sichtbaren Zunahme des Hirngewebes in funktionell relevanten Hirnarealen besteht.

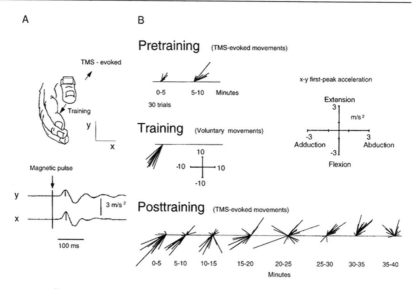

Abb. 1.1: Darstellung des Experiments von Classen (1998; Nachdruck mit freundlicher Genehmigung) zur schematischen Illustration der Plastizität. Zunächst wird mit TMS der Punkt auf der Kopfhaut erfasst, der die Daumenabduktion besonders gut evozieren kann (maximale MEP-Amplitude). Dann wird über 20 Minuten die gegensätzliche Daumenbewegung trainiert (hier Daumenadduktion). Die gleiche Position, die vorher die Daumenabduktion ausgelöst hat, repräsentiert nun die trainierte Daumenadduktion. Dieser Effekt hält etwa 20 Minuten an, bevor er sich wieder umdreht. Ein Beispiel für rasche Ausbreitung von Repräsentationen in M1 durch repetitives Training

Entgegen früheren Annahmen wurde in den letzten beiden Jahrzehnten auch die **Neubildung von Nervenzellen** nicht nur bei adulten Vögeln, sondern auch bei Säugern nachgewiesen (Goldman u. Nottebohm 1983; Reynolds u. Weiss 1992). Die Idee war bereits Anfang der 1960er-Jahre von Altman (1962) geäußert worden. Auch beim Menschen werden nicht nur beim Kind, sondern auch beim Erwachsenen neue Nervenzellen gebildet (z. B. Kirschenbaum et al. 1994), insbesondere im Bereich des Hippocampus und in einer subventrikulären Zone, lateral der Seitenventrikel (siehe z. B. Nogueira et al. 2014). Es ist naheliegend, dass die Neubildungen von Nervenzellen insbesondere im Bereich des Hippocampus eine Rolle beim Lernen spielen könnten, auch wenn diese zurzeit beim Menschen noch nicht bewiesen ist (**Abb. 1.1**).

Die einmal erworbenen anatomischen Veränderungen bleiben nicht statisch bestehen. Werden die erworbenen Fähigkeiten weiter genutzt, so wird das sensomotorische Verhalten im Laufe der Zeit effektiver, dies geht mit der Bildung weiterer direkter Verbindungen im zentralen Nervensystem und vermutlich auch Veränderungen in der weißen Substanz einher (Scholz et al. 2009; Zatorre et al. 2012). Die Größe der durch vermehrte Nutzung veränderten Areale kann sich vermutlich im Verlauf wieder verkleinern, ohne dass die Funktion dabei beeinträchtigt wird. Die bisherigen Studienergebnisse deuten darauf hin, dass auch beim Menschen die erweiterte Repräsentation von Funktionen im Gehirn und die engere Verknüpfung von Hirnarealen zwei wesentliche Charakteristika neuronaler Plastizität und somit auch sensomotorischen Lernens sind. In einigen funktionsrelevanten anatomischen Arealen korreliert das Ausmaß der Veränderung in der grauen Substanz mit dem Ausmaß der Funktionsverbesserung (Sampaio-Baptista et al. 2014). Dabei schienen auch interindividuelle Unterschiede, z. B. das funktionelle Ausgangsniveau, eine Rolle zu spielen, wohingegen die Trainingsintensität keine so enge Korrelation mit dem Ausmaß der anatomischen Veränderung aufwies. Methodisch ist allerdings nach wie vor umstritten, welche mikrostrukturellen Veränderungen den makroanatomischen Veränderungen zugrunde liegen, die mit der Bildgebung der grauen und weißen Substanz erfasst werden (Sampaio-Baptista et al. 2013; siehe auch Thomas und Baker 2013 für einen kritischen Überblick).

Werden die neu erworbenen Fähigkeiten hingegen nicht genutzt, so können sowohl diese Fähigkeiten als auch die anatomischen Veränderungen wieder verloren gehen bzw. rückgebildet werden, ohne dass effektivere Verbindungen im zentralen Nervensystem geschaffen werden (Draganski et al. 2004; Driemeyer et al. 2008). Das englische Motto heißt sowohl für die Fähigkeiten als auch für die makroanatomischen Veränderungen: „use it or loose it".

1.2
Postläsionelle Plastizität und postläsionelles Training

Nach einer Hirnläsion, insbesondere einem Schlaganfall, ist die **Plastizität bei Nagern** deutlich gesteigert, was mit dem Begriff „postläsionelle Plastizität" umschrieben wird (Biernaskie

et al. 2004). Das Spektrum der Genexpression, die elektrophysiologischen Merkmale und die strukturellen Veränderungen unterscheiden sich während dieser Phase nach tierexperimentellen Befunden quantitativ und qualitativ von den Befunden bei der allgemeinen Plastizität (Übersicht bei Zeiler und Krakauer 2013). Das axonale Wachstum und die Veränderungen der kortikalen Karten gehen in ihrem Ausmaß deutlich über das hinaus, was sonst nach intensivem Training beobachtet wird (Brown et al. 2007; Domann et al. 1993); die Veränderungen zeigen dabei eine enge Korrelation mit dem Wiedererwerb sensomotorischer Funktionen (Clarkson et al. 2013). So kann bei Nagern z. B. der Funktionsverlust aufgrund des Verlustes direkter Verbindungen zum primär motorischen Kortex nach experimenteller Ischämie durch die Etablierung einer neuen, langen Verbindung zwischen ventral prämotorischen und primär sensorischen Hirnarealen zumindest teilweise kompensiert werden (siehe Nudo 2007). Bei den meisten Tieren kommt es vor allem während der ersten Wochen (sensitive Periode) zu einer spontanen Erholung einiger Funktionen (Nudo et al. 2006). Die spontane Erholung kann durch eine stimulierende Umgebung (enriched environment) gefördert werden, in der die Tiere nicht nur zur verstärkten Interaktion untereinander, sondern auch zu unterschiedlichen Tätigkeiten im Tagesverlauf animiert werden (z. B. Ohlsson und Johansson 1995; Nithianantharajah und Hannan 2006). Diese Periode gesteigerter postläsioneller Plastizität dauert beim Nager zirka vier Wochen, danach sind diese spezifischen Charakteristika nur noch in deutlich geringem Umfang nachweisbar.

Nicht alle strukturellen Veränderungen nach einem Schlaganfall unterstützen die Funktionserholung. Durch direkte Ableitung am Kortex im Tierversuch zeigte sich nach Läsionen im M1-Fingerareal, dass sich die proximalen Handrepräsentationen (z. B. die Hangelenksextension) in die ehemalige Fingerrepräsentation hinaus ausbreiten (Nudo und Milliken 1996). Dies ist aber für die Erholung der Fingerfunktion kontraproduktiv. Nur beim Training der Fingerfunktion in einem recht engen Zeitfenster innerhalb einer Woche nach der Schädigung fand sich ein Ausbleiben dieser **„maladaptiven"** Mechanismen (Nudo et al. 1996). Die Autoren berichten sogar, in einigen Fällen eine Ausbreitung der Fingerrepräsentation in vorher proximal repräsentierende Areale beobachtet zu haben. Diese und andere Publikationen sind der Grund für die Aussage, dass ein früher Beginn des Trainings nach Schlaganfall wesentlich für die Restitution der Funktion ist.

Die Erholung spezifischer Fähigkeiten kann noch weiter gesteigert werden, wenn vor allem während der ersten Wochen nach der Ischämie ein hochfrequentes aufgabenspezifisches Training durchgeführt wird (Biernaskie et al. 2004). Intensität und Dauer dieses Trainings ist bei den experimentellen Tieruntersuchungen bis zu einem Faktor 10 höher als beim konventionellen ergo- oder physiotherapeutischen Üben beim Menschen – z. B. 300 gezielte und erfolgreiche Armbewegungen beim Nager statt 30 Armbewegungen beim Menschen (Krakauer et al. 2012).

Was passiert, wenn das Training erst nach einem Monat erfolgt? An fünf Affen wurde ein großer Anteil des M1-Handareals lädiert und erst nach einem Monat mit einer Art „constrained induced movement"-Therapie, bei der die betroffene obere Extremität durch Immobilisation der nicht betroffenen im Alltagseinsatz besonders gefördert

wird, repetitiv behandelt. Wenn ein Totenkopfäffchen einen Monat nach dem Schlaganfall keine Therapie bekommt, so ist die Restitution der Handfunktion nicht mehr möglich, und die Handrepräsentation weitet sich auch nach extensiver Übung nicht mehr relevant aus (Barbay et al. 2006). Auch hier zeigte sich wieder bei der Untersuchung der Repräsentationsareale: umso stärker das vorher bestehende Handareal von proximal „übernommen" wird, desto schlechter ist der mittelfristige Trainingseffekt.

Auch **beim Menschen** besteht vermutlich eine postläsionelle Phase erhöhter Plastizität im subakuten Stadium nach Schlaganfall, der eine Phase normaler Plastizität im chronischen Stadium nach Schlaganfall folgt (Krakauer et al. 2012). Im Gegensatz zu den Nagern dauert die Phase erhöhter Plastizität länger als vier Wochen. Einige Autoren vermuten eine Zeit von bis zu drei oder vier Monaten (z. B. Krakauer et al. 2012), auch wenn dies derzeit noch umstritten ist.

Beim Menschen ergeben sich Erkenntnisse über die postläsionelle Plastizität vor allem durch Untersuchungen zur funktionellen und effektiven Konnektivität mithilfe spezieller kernspintomographischer Untersuchungen. Nach einer initialen, generalisierten Senkung aller kortikalen Aktivität tritt im subakuten Stadium eine Störung der ipsiläsionellen Verbindungen und der interhemisphärischen Konnektivität in den Vordergrund (Grefkes et al. 2008; Übersicht bei Stephan und Breer 2009). Nach einem subkortikalen Schlaganfall wird vor allem ein verminderter Einfluss parietaler und frontaler Areale auf den ipsiläsionellen primären motorischen Kortex beobachtet (Grefkes et al. 2008; Inman et al. 2012). Teilweise können dorsale und ventrale prämotorische Areale mit ihren Ver-

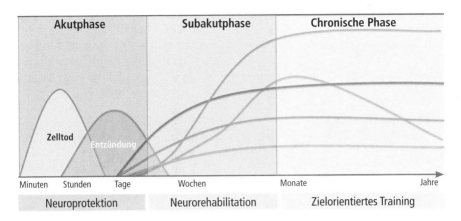

Abb. 1.2: Während im akuten Stadium vor allem zunächst die Thrombolyse und die Rekanalisation, danach die Neuroprotektion im Zentrum des therapeutischen Interesses steht (sofort nach dem Schlaganfall bis zu wenigen Tagen), muss in der subakuten Phase bereits mit der rehabilitativen Therapie begonnen werden. In dieser Phase entscheidet sich, wie es weitergeht (Pflegeheim, Entlassung nach Hause mit Hilfe, selbstständige Versorgung zu Hause). Sinnvoll wäre es, die unterschiedlichen klinischen Verläufe (angedeutet mit den verschieden Kurven) hier schon vorhersagen zu können. Nach 3–6 Monaten beginnt die chronische Phase, die gekennzeichnet ist durch verminderte Spontanremission und oft auch – nach Ende der intensiven stationären Rehabilitation und Entlassung nach Hause – mit einer Verschlechterung der Symptomatik. Für die mittel- und langfristige Versorgung sind in der Praxis meist Familie, Freunde und Hausarzt zuständig. Leider erfolgt nur selten eine kontinuierliche Betreuung im Rahmen der ambulanten Rehabilitation

bindungen zu anderen kortikalen Arealen und zum spinalen System einen Teil der Funktionen des kortikospinalen Systems übernehmen (Lotze et al. 2006). Zusätzlich besteht ein veränderter interhemisphärischer Einfluss der kontralateralen Hemisphäre, insbesondere des kontralateralen primär motorischen Kortex, der in den ersten Wochen die sensomotorischen Funktionen der betroffenen Seite eher fördert, später (zwischen dem 3. und 6. Monat) jedoch eher hemmt (Übersicht bei Rehme et al. 2011; Rehme und Grefkes 2013).

Saur konnte für die Spracherholung einen ähnlichen Verlauf von Netzwerkstörungen im akuten Stadium, vor allem kontraläsioneller Hochregulation der Aktivität im subakuten Stadium, sowie möglichst weitgehende Normalisierung der Muster im chronischen

Stadium nachweisen (Saur et al. 2006). Dies gilt jedoch nur bei sehr großen Schädigungen; bei kleineren Läsionen sind die ungeschädigten linkshemisphärischen Randbezirke in ihrer Beteiligung für die Aufgabenbewältigung prognostisch auch im subakuten Stadium entscheidender. Diese Beobachtung gibt einen Hinweis darauf, dass zumindest im subakuten Stadium nach Schlaganfall eine effektive klinische Verbesserung der Sprachleistungen mit unterschiedlich ausgeprägten Aktivierungs- und vermutlich auch Reorganisationsmustern einhergehen kann.

Im chronischen Stadium nach Schlaganfall entsteht schließlich ein neuronales Netzwerk, das sich hinsichtlich der Lokalisation vom Zustand vor dem Schlaganfall fast immer unterscheidet. Dabei ist die sensomotorische und sprachliche Funktion umso besser, je mehr das neue Netzwerk dem ursprünglichen Netzwerk anatomisch ähnelt (Ward et al. 2003; Saur et al. 2006), auch wenn kontraläsionelle Areale vermutlich einen kompensatorischen Beitrag leisten können (Lotze et al. 2012). Im sensomotorischen System ändert sich mit dem veränderten Netzwerk häufig auch die Kinematik des Greifens oder der genaue Ablauf einer Gehbewegung. Entsprechend Vorschädigung, Lokalisation und Größe der neuen Läsion(en) wird das Ziel der Rehabilitation im chronischen Stadium daher auch nicht die vollkommene Wiederherstellung der vorherigen sensomotorischen Funktionen sein, sondern das Erlernen einer adaptierten Form der funktionellen Bewegungen.

Abbildung 1.2 gibt noch einmal einen Überblick über die einzelnen Stadien nach Schlaganfall, über die assoziierten pathophysiologischen Veränderungen und über therapeutische Interventionsmöglichkeiten.

1.3
Biomarker für die funktionelle Prognose und als Hilfe für Therapieentscheidungen

Das zunehmende Verständnis pathophysiologischer Zusammenhänge während der Funktionserholung nach Schlaganfall legt die Suche nach „Biomarkern" nahe, die zusätzlich zu klinischen Kriterien für die Therapieplanung herangezogen werden können. Hierbei interessiert vor allem:

- Welche Biomarker sind entscheidend für die Prognose hinsichtlich der erreichbaren Funktionen?
- Können durch Biomarker auch Therapieentscheidungen unterstützt werden?

Ein Beispiel ist hier die Nutzung einer Stufendiagnostik für die **Prognose der motorischen Funktion** der oberen Extremität wie im PREP-Algorithmus (PREP = Predicting Recovery Potential) vorgeschlagen (Stinear et al. 2012; https:// prepforstrokerehab.wikispaces.com/). Ist eine Armhebung im SAFE-Score ≥8 (SAFE = shoulder abduction, finger extension; 8 bedeutet voller Bewegungsumfang in der Schulterabduktion und in der Fingerextension, aber Kraftminderung im Vergleich zur nicht betroffenen Seite; Nijland et al. 2010) innerhalb 72 h möglich, so ist eine weitgehend komplette Remission zu erwarten. Vermutlich erfolgt die weitere Erholung auch unabhängig von einer intensiven neurorehabilitativen Therapie. Ist der volle Bewegungsumfang nicht erhalten, so sollte innerhalb der ersten 5 Tage eine Alles-oder-nichts-TMS-Untersuchung ermitteln, ob motorisch evozierte Potentiale (MEPs) am Zielmuskel (z. B. Handextensoren) ausgelöst werden können. Ist dies der Fall, so kann von einem erheblichen Restitutionspotential ausgegangen werden. Hierbei ist intensive Neurorehabilitation angezeigt. Ist kein MEP nachweisbar, so sollte ebenfalls ein intensives Training durchgeführt werden und zusätzlich innerhalb von 10 Tagen eine MRT mit Diffusionstraktographie. Ist hier die Pyramidenbahn weitgehend symmetrisch, kann statistisch betrachtet eine limitierte Funktionsherstellung erreicht werden. Wird hierbei jedoch ein Asymmetrie-Index der Gerichtetheit innerhalb der Pyramidenbahnfasern von 0,15 überschritten, so kann die Möglichkeit einer motorischen Wiederherstellung fast ausgeschlossen werden. Die Autoren der PREP-Studie schlagen dann vor, im Team zu überlegen und mit dem Patienten zu besprechen, ob es nicht besser wäre, sich auf die Wiederherstellung anderer gestör-

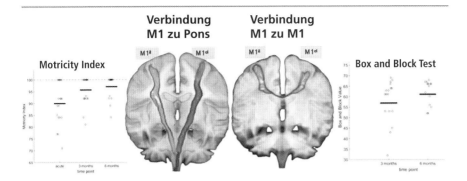

Abb. 1.3: Darstellung der Veränderung des Motricity-Indexes über die Zeit nach dem subakuten Stadium eines zumeist schwach hinsichtlich Handfunktion initial beeinträchtigten Kollektivs; die Pyramidenbahn mit den Verläufen vom primären motorischen Kortex (M1) zur inneren Kapsel zur anterioren Pons ist hier seitendifferent ausgebildet. Relevanter für das Langzeit-Outcome in komplexen Bewegungen (getestet mit dem Box-and-Block-Test) sind jedoch die kreuzenden Fasern von M1 ipsiläsional (il) zu M1 kontraläsional (cl); nach Lindow et al. 2016

ter Funktionen zu konzentrieren (Mobilität, Neuropsychologie, Sprache) und die Armfunktion eher kompensatorisch zu behandeln. Die Empfehlungen des PREP-Algorithmus sollten dabei allerdings nur als ein Element für den klinischen Entscheidungsprozess gewertet werden. Je nach klinischem Kontext kann ein gezieltes Feinmotorik-Training, z. B. bei einem Musiker, entgegen dem Algorithmus dringend indiziert sein, selbst wenn der „SAFE-Score" bereits initial oberhalb von 8 liegt.

Vor allem die initiale motorische Testung, die TMS und die Diffusionstraktographie scheinen entscheidende Hinweise für die Prognose zu liefern, wohingegen die Läsionsgröße weniger spezifisch ist als der Läsionsort. Wenig Aussagekraft hat die funktionelle Bildgebung (derzeit fast immer die funktionelle Magnetresonanztomographie; fMRT): (1) die Konnektivität zwischen motorischen Zentren gemessen in Ruhe (resting state connectivity) ist in den ersten Wochen nach Schlaganfall zu variabel (Lindow et al. 2016), (2) die

Aktivitäts-fMRT zeigt für leichter betroffene Patienten eine gute Vorhersagekraft (Rehme et al. 2015), sie ist bei stärker betroffenen Patienten jedoch nicht im subakuten Stadium möglich oder bei passiver Bewegung wenig ausdrucksstark und (3) die Konnektivität gemessen mit der fMRT während der Ausführung einer Aufgabe (berechnet mit „dynamic causal modelling") ist bei stärker betroffenen Patienten meist nicht nutzbar, weil Artefakte durch verminderte Compliance eine sinnvolle Auswertung der Daten dieser sehr sensitiven Methode nicht erlauben. Um solche Biomarker nicht nur in speziellen Zentren nutzen zu können, sollten überdies Methoden gefunden werden, die in möglichst vielen neurologisch-radiologischen Kliniken und Instituten praktikabel sind.

Noch hilfreicher wäre es, gezielte **Biomarker für die Entscheidung, welche Therapie** am geeignetsten wäre, zu finden. Zum Beispiel scheint die Symmetrie in der Gerichtetheit der Pyramidenbahnfasern Vorhersagen für die Kraftkomponente zu ermöglichen, wohingegen die Intaktheit der interhemisphärischen Fasern Vorhersagen für die Durchführung komplexerer Handleistungen – wie im Box-and-Block-Test geprüft – ermöglicht (Lindow et al. 2016).

Abbildung 1.3 zeigt einen solchen Biomarker in einer Gruppendarstellung: den Verlauf der Pyramidenbahnen in einer probabilistischen Traktographie der betroffenen (gelb-rot) und der nicht betroffenen (hellblau-blau) Hemisphäre als Mittel bei 15 Patienten im subakuten Stadium. Die betroffene Hemisphäre (il = ipsilesional) hat eine geringere Gerichtetheit im Bereich der Pyramidenbahn als die nicht betroffene (cl = contralesional).

Diese Beobachtung hat auch mögliche therapeutische Relevanz: Gerade bei einer Störung dieser Faserverbindung könnte es sinnvoll sein, besonders an den komplexen Bewegungssteuerungen zu arbeiten und weniger die Kraftkomponente zu therapieren.

Die bisherigen Überlegungen beschäftigten sich hauptsächlich mit dem subakuten Stadium nach Schlaganfall, da vor allem während dieser Zeit funktionell bedeutsame Verbesserungen erzielt werden. Wir wissen durch Trainingsstudien an Menschen, dass aber auch im chronischen Stadium, also mehr als 3 bis 6 Monate nach Schlaganfall – wenn auch in einem geringeren Maße –, weiterhin Erholung möglich ist. Klinisch kann in dieser Phase nach Schlaganfall die Qualität von Bewegungen weiter verbessert werden, z. B. die feinmotorischen Fähigkeiten der Hand, die Gehgeschwindigkeit oder die Ausdauer beim Gehen. Es scheint jedoch nur in Ausnahmefällen möglich zu sein, Basisfunktionen z. B. den funktionell relevanten Gebrauch der Hand oder die Gehfähigkeit in dieser Phase nach Schlaganfall wieder neu zu erlernen

(siehe z. B. Kwakkel 1999; Kwakkel 2003; Kollen et al. 2006; ReMoS 2015 für eine Übersicht zum Wiedererlernen des Gehens).

Beim Menschen ist Plastizität in der chronischen Phase nach Schlaganfall in Trainingsstudien am besten untersucht, weil hier von einer geringen Spontanremission ausgegangen werden und ein Großteil der Restitution auf die Intervention zurückgeführt werden kann. Zudem sind Kontrollgruppen ohne Intervention in diesem Stadium ethisch vertretbarer als etwa im subakuten Stadium. Insbesondere die Studien zur Erfassung der neurophysiologischen Veränderungen, die mit einer Trainingsintervention einhergehen, sind im chronischen Stadium (ab 3–6 Monate nach Schlaganfall) durchgeführt worden.

Da im chronischen Stadium nach Schlaganfall keine wesentliche spontane Verbesserung zu erwarten ist, wäre in diesem Stadium die Existenz eines prognostischen Biomarkers besonders wertvoll. Dabei hat sich die elektrophysiologische und bildgebend nachgewiesene Integrität der direkten kortikospinalen Verbindungen als ein Biomarker für die Möglichkeit einer weiteren klinischen Verbesserung erwiesen (z. B. Stinear 2007). Unabhängig von der Integrität der kortikospinalen Fasern korreliert auch die strukturelle Integrität kortikozerebellärer Verbindungen mit den motorischen Fähigkeiten. Insbesondere intakte dentato-thalamo-kortikalen Verbindungen scheinen ebenfalls eine Voraussetzung für eine gute Feinmotorik zu sein (Schulz 2015). Angenommen, es besteht nun bei einem individuellen Patienten eine gute Prognose für weitere funktionelle Verbesserungen im chronischen Stadium nach Schlaganfall – welche Form der Therapie sollte dann gewählt werden?

1.4
Können die Ergebnisse der Forschung das sensomotorische Training optimieren?

Im Zentrum des sensomotorischen Trainings steht meist ein spezifisches, intensives und repetitives Training mit möglichst großer Alltagsrelevanz. Dies soll nach den bisherigen Erkenntnissen möglichst früh angewandt werden und so zu einer optimalen Verbesserung der Funktionen führen. Aber stützen die Ergebnisse der Plastizitätsforschung und von kontrollierten randomisierten Studien wirklich dieses Vorgehen? Welche für die Therapie praktischen Erkenntnisse und insbesondere welche konkreten Empfehlungen lassen sich aus den Ergebnissen der bisherigen Plastizitätsforschung für die Rehabilitation insbesondere der Arm- und Handfunktion nach Schlaganfall ableiten?

Therapieziele

Die Plastizitätsforschung hat gezeigt, dass eine Vergrößerung einzelner kortikaler Areale von ihrer Funktionalität innerhalb der trainierten Aufgabe abhängt. Je nach dem Ziel des Trainings (z. B. Verbesserung der Arm- und Handfunktion oder der Beinfunktion) kommt es zur Vergrößerung spezifischer Areale und zur Vermehrung ihrer Verbindungen zu anderen funktionell relevanten Hirnarealen bzw. zu spinalen Neuronen. Dieser spezifische Zusammenhang zwischen Funktion und Struktur betont den Vorteil eines gezielten Trainings, um so einzelne Funktionen wiederzugewinnen. Dies gilt – soweit bekannt – nicht nur für gesunde Probanden, sondern auch für Patienten nach Schlaganfall.

Therapieform

Die häufigsten Therapieformen nach Schlaganfall sind bei einer erhaltenen Teilfunktion für die oberen Extremitäten das aufgabenorientierte Training, das schädigungsorientierte Training, das aerobe Belastungstraining, die Bewegungsvorstellung sowie – als Kombination verschiedener Trainingsformen – das CIMT-Training (constrained induced movement therapy). Bei den vorgenannten Therapieformen werden die Fähigkeiten der betroffenen Seite, die Fähigkeiten, spezifische Aufgaben durchzuführen sowie die Ausdauer unterschiedlich trainiert.

Alle die hier angeführten evidenzbasierten Trainingsformen haben einen neurophysiologischen Hintergrund:

Beim **schädigungsorientierten Training (impairment oriented training; IOT)** wird genau die Bewegung trainiert, die gestört ist. Platz und Eickhoff entwickelten für leichter betroffene Patienten das Arm-Fähigkeits-Training und für schwer betroffene Patienten das Arm-Basis-Training (Platz et al. 2001; Platz et al. 2005; Platz 2006). Diese Trainingsformen beinhalten das systematische Training von Basisbewegungen, die erst im Trainingsverlauf zu komplexen Bewegungen zusammengesetzt werden. Hier wird insbesondere beim Wiedererlernen der Basisbewegungen die bewegungsspezifische Plastizität gefördert.

Das **aufgabenorientierte Training** stellt die zu übende Bewegung in einen alltäglichen Bewegungszusammenhang: „Wenn Du gehen lernen möchtest, musst Du auch gehen üben!" (siehe z. B. Outermans et al. 2010). Eng verwandt ist das fähigkeitsorientierte Training (ability training). Neurophysiologisch dürfte hier die Förderung des spezifischen Netzwerkes im Vordergrund stehen, das sowohl die zeitliche als auch die räumliche Dimension der Bewegung steuert.

Das **aerobe Belastungstraining** dient primär dem kardiopulmonalen Training. Es fördert aber auch die kognitiven und grobmotorischen Fähigkeiten einschließlich der Lokomotion. Allerdings verbessern sich Gehstrecke und Gehgeschwindigkeit deutlich mehr, wenn die Patienten ihr kardiopulmonales Training auf dem Laufband durchführen, als wenn sie auf einem Sitzfahrrad trainieren (u. a. ReMoS Leitlinie 2015). Physiologisch existiert kein wirklich nachgewiesener Wirkmechanismus für diese Verbesserungen. Meist wird angenommen, dass sich die Durchblutung und die Oxygenierung des Gehirns verbessern, was zu einer verbesserten kognitiven Funktion sowie einer größeren Ausdauer bei der Bewegungsausführung führen soll.

Die **Bewegungsvorstellung (motor imagery, MI)** erlaubt, einzelne Aspekte der Bewegungen gezielt zu üben, ohne an die physiologischen Grenzen der Bewegungen gebunden zu sein: z.B. das langsame „Einstudieren" komplexer Bewegungsabfolgen während eines Tanzes oder auch die mentale Ausführung von Hand- und Fingerbewegungen, obwohl diese aufgrund einer Parese teilweise nicht ausgeführt werden können. Viele Sportler und Musiker nutzen die Bewegungsvorstellung als Teil ihres Trainingsprogramms regelmäßig. Die Bewegungsvorstellung teilt sich dabei einen Teil des sensomotorischen Systems mit der Bewegungsausführung (Jeannerod and Decety 1995; Stephan et al. 1995). Dies ist vermutlich eine physiologische Erklärung für ihre Wirksamkeit. Dabei ist sie umso effektiver, je spezifischer die Vorstellung erfolgt und je gezielter sie in das Übungsprogramm integriert wird (Übersichten und kritische Anmerkun-

gen zur Methodik bei Malouin et al. 2013; Schack et al. 2014). Wird das Training mit Patienten durchgeführt, so ist allerdings zu berücksichtigen, dass die Wirksamkeit der Bewegungsvorstellung gerade durch die Lokalisation der Hirnschädigung eingeschränkt sein kann (Jeannerod und Frak 1999; McInnes et al. 2016).

Das **CIMT-Training** schließlich basiert auf der Annahme, dass nach einem Schlaganfall kompensatorische Bewegungen mithilfe des nicht betroffenen Armes zu einer Vernachlässigung des betroffenen Armes führen. Das CIMT-Konzept stärkt daher den Gebrauch der betroffenen Hand auch durch einen erzwungenen, passageren Nichtgebrauch der nicht betroffenen Hand (siehe Morris et al. 1997 sowie Taub et al. 2003; Wolf et al. 2006). Mithilfe der kortikalen Magnetstimulation (z. B. Liepert et al. 1998) und der Kernspintomographie (Gauthier et al. 2008) wurden dabei im Laufe des Trainings entstandene Veränderungen der kortikalen Repräsentationen bzw. des Volumens kortikal gelegener Hirnstrukturen auf der ipsiläsionellen Seite sowie in geringerem Maße auch auf der kontraläsionellen Seite (Gauthier et al. 2008) nachgewiesen.

Funktionsverbesserung

Aus der Darstellung der Therapieformen wird deutlich, dass mit ihrer Hilfe jeweils unterschiedliche Aspekte der Arm- bzw. Handfunktion gefördert werden. Während also das schädigungsspezifische und das aufgabenspezifische Training die Spezifität der Einzelbewegungen bzw. des Bewegungsablaufs betonen, steht beim aeroben Training die Förderung der kardiopulmonalen Belastbarkeit im Vordergrund, die meist durch eine hohe Repetitionsrate erreicht wird.

Beim CIMT-Training schließlich wird die Bewegung „erzwungen": Hier steht primär die „effektive Funktion" der betroffenen Hand und des betroffenen Arms im Vordergrund. Die Kinematik der Bewegung ist gegenüber dem präläsionellen Zeitpunkt fast immer deutlich verändert.

Schwer gestörte Arm- und Handfunktion

Bei **schwer gestörter Arm- und Handfunktion** steht zunächst die Anbahnung von Basisbewegungen im Vordergrund. Ähnlich wie bei den Tierexperimenten und wie für das Gehenlernen (siehe ReMoS Leitlinien 2015) scheint auch hier ein therapeutisches Zeitfenster zu bestehen: Ein zu intensives und zu frühes Training führt mittelfristig zu schlechteren funktionellen Ergebnissen als ein weniger intensives frühes Training (z. B. Dromerick et al. 2009; AVERT Trial Collaborators 2015), und ein intensives Training einige Monate nach dem Schlaganfall ist bei einer hochgradigen Parese ohne funktionelle Ansätze leider zu spät (Kwakkel et al. 1999; Kwakkel et al. 2003).

Pragmatischerweise stehen in diesem frühen Zeitpunkt der Rehabilitation repetitive Übungen von Basisbewegungen im Vordergrund, die die Zeit der postläsionellen Plastizität nutzen. Therapeutisch sind die Übungen des Arm-Basis-Trainings gegenüber einer konventionellen Therapie signifikant überlegen (Platz et al. 2009). Allerdings scheint diese frühe Phase nicht alleine die Domäne der Motorik zu sein: Die Ergebnisse einer sensorischen Stimulation waren hinsichtlich der sensomotorischen Funktionsverbesserung denen des aktiven Arm-Basis-Trainings vergleichbar (Platz et al. 2009). Und auch ein kognitives Training (Bewegungsvorstellung) führt in Kombination mit physiotherapeutischen Interventionen zu einer Verbesserung motorischer Funktionen (Barclay-Goddard et al. 2011; Kho et al. 2014; Kim and Lee 2015).

Mittelschwere und leichte Paresen des Arms und der Hand

Bei **mittelschweren bis leichten Paresen des Arms und der Hand** wäre aus neurophysiologischer Sicht das Training spezifischer Aufgaben zu empfehlen, um so die Einbettung der „neuen" neuronalen Verknüpfungen in das weite sensomotorische Netzwerk zu gewährleisten. Für die Verbesserung der Arm- und Handfunktion kann bei mittelschwer betroffenen Patienten jedoch keine differentielle Empfehlung zugunsten des aufgabenorientierten Trainings (AoT) gegeben werden (siehe Platz, Empfehlung 5.9. der DGNR-Leitlinie „Rehabilitative Therapie bei Armparese nach Schlaganfall" 2009). Es ist gegenüber anderen Therapieformen für diese Patientengruppe nicht überlegen (siehe auch Winstein et al. 2016). Um einen hohen alltagsrelevanten Transfer zu ermöglichen, sollten unterschiedliche Elemente der Bewegung trainiert werden, wie es im Arm-Fähigkeits-Training der Fall ist. Dieses Training zeigt auch deutliche Effekte (etwa 30 % Leistungssteigerung), wenn der linke Arm bei gesunden jungen Rechtshändern trainiert wird, und zeigt hierbei auch einen Transfer auf andere alltagsrelevante Aufgaben z. B. auf das Schreiben mit der linken Hand (Walz et al. 2015).

Therapieintensität

Für alle bisher besprochenen Therapieformen hat die Intensität des Trainings einen hohen Stellenwert. Dennoch gibt es für die obere und untere Extremität unterschiedliche Befunde hinsichtlich des Stellenwertes der

Trainingsintensität für das Erlernen funktionell relevanter Bewegungsabläufe. Während eine große Repetitionsrate für das Wiedererlernen des Gehens entscheidend zu sein scheint (z. B. Pohl 2007; ReMoS Leitlinie 2015), ist für das Wiedererlernen von alltagsrelevanten Arm- und Handfunktionen dieser Zusammenhang nicht nachgewiesen (siehe Platz 2009; Winstein 2016).

Diese Beobachtung ist vor allem deswegen interessant, weil in der Studie von Winstein die Anzahl der Bewegungen während des strukturierten alltagsrelevanten Trainings und die Anzahl der Bewegungen während eines CIMT-Trainings vergleichbar waren (Winstein 2016). Im Gegensatz zum aufgabenbezogenen Training führten sowohl das schädigungsorientierte Training als auch das CIMT-Training zu einem besseren Ergebnis der Arm- und Handfunktion als ein vergleichbares konventionelles Training. Dies mag an der Förderung der kortikalen Repräsentationen für die distale Arm- und Handmuskulatur durch die beiden spezifischen Verfahren liegen (siehe oben). Zudem beginnen beide Methoden mit dem Training von Basisbewegungen, die den jeweiligen Fähigkeiten der Patienten entsprechen, um so die Patienten nicht zu überfordern (siehe „shaping"). Offensichtlich sind für die Hand- und Armfunktion also nicht allein die Dauer des Trainings, sondern vielmehr die Art des Trainings für den Erfolg entscheidend. Die Spezifität des Trainings scheint für Patienten mit einer mittleren bis schweren Armparese wesentlicher zu sein als dessen Intensität (siehe auch Platz et al. 2009).

Shaping

Die Plastizitätsforschung legt nahe, dass nicht die absolute Zahl der Wiederholungen, sondern die Zahl der Wiederholungen an der Leistungsgrenze der wesentliche Faktor für eine Funktionsverbesserung ist (z. B. Brogårdh 2010). Das zumindest intermittierende Training an der funktionellen und physischen Leistungsgrenze sollte daher Teil eines jeden Trainingsprogramms sein. Beim Training des Gehens gelangen die Patienten beim Training mit dem Gangtrainer oder mit dem Lokomaten bzw. später auf dem Laufband hinsichtlich beider Aspekte an ihre Leistungsgrenzen. Dies ist für das ergotherapeutische Training zwar manchmal, aber nicht immer der Fall. Hier liegt ein weiterer Unterschied zwischen dem schädigungsorientierten Training mit hohen Repetitionsraten an der jeweiligen Leistungsgrenze und dem aufgabenorientierten Training mit einer obligaten Einbindung in einen funktionellen Zusammenhang und dadurch bedingten niedrigen Repetitionsrate.

1.5
Zusammenfassung und Ausblick

Die Übersicht zeigt, wie Ergebnisse der Plastizitätsforschung Anregungen für die klinische Arbeit geben können. Die Definition sinnvoller Biomarker für Prognose und Therapieentscheidung und die Bewertung von therapeutischen Interventionen unter pathophysiologischem Blickwinkel machen deutliche Fortschritte. In dieser Übersicht nicht behandelt wurden dabei die Versuche, die postläsionelle Plastizität durch externe zentrale oder periphere Stimuli oder durch Pharmaka zu verstärken oder den Zeitraum der postläsionellen Plastizität zeitlich zu verlängern. Bisher konnten in klinischen Studien für diese Interventionen im Langzeitverlauf allerdings – wenn überhaupt – nur geringfügige Funktionsverbesserungen nachgewiesen werden. Zudem können besonders effektive Behandlungsschemata, die sich die postläsionelle Plastizität zunutze machen, nicht nur die Funktionserholung fördern, sondern leider auch zu maladaptiven Entwicklungen führen (dystone Bewegungen, Schmerzen).

Das zunehmend genauere Verständnis der Pathophysiologie führt zu zunehmend spezifischeren Modellen für die Reorganisation von Netzwerken. Dabei können nach jetzigem Wissensstand – abhängig von der Lokalisation der Schädigung – auch unterschiedliche Reorganisationsprinzipien für unterschiedliche klinische Funktionen (z. B. für das Sprachverständnis und für das Nachsprechen) nebeneinander stehen. Die Kenntnis dieser prinzipiell sehr zu begrüßenden Fortentwicklung warnt allerdings auch davor, einmal etablierte „Biomarker" als allgemeingültige Kriterien für die Abschätzung einer Prognose oder als Entscheidungskriterium für die weitere Behandlung festzuschreiben. Der „Goldstandard" für den Erfolg aller Therapieregime bleibt letztendlich die klinische Entwicklung der Patienten.

Literatur

Altman J. Are new neurons formed in the brains of adult mammals? Science 1962; 135: 1127-8.

AVERT Trial Collaboration group, Bernhardt J, Langhorne P, Lindley RI, Thrift AG, Ellery F, Collier J, Churilov L, Moodie M, Dewey H, Donnan G. Efficacy and safety of very early mobilisation within 24 h of stroke onset (AVERT): a randomised controlled trial. Lancet 2015; 386(9988): 46-55.

Bangert M, Schlaug G. Specialization of the specialized in features of external human brain morphology. Eur J Neurosci 2006; 24(6):1832-4.

Barbay S, Plautz EJ, Friel KM, Frost SB, Dancause N, Stowe AM, Nudo RJ, Biernaskie J. Behavioral and neurophysiological effects of delayed training following a small ischemic infarct in primary motor cortex of squirrel monkeys. Exp Brain Res 2006; 169(1): 106-16.

Barclay-Goddard RE, Stevenson TJ, Poluha W, Thalman L. Mental practice for treating upper extremity deficits in individuals with hemiparesis after stroke. Cochrane Database Syst Rev 2011 May 11;(5):CD005950.

Biernaskie J, Chernenko G, Corbett D. Efficacy of rehabilitative experience declines with time after focal ischemic brain injury. J Neurosci 2004; 24: 1245-54.

Brogårdh C, Johansson FW, Nygren F, Sjölund BH. Mode of hand training determines cortical reorganisation: a randomized controlled study in healthy adults. J Rehabil Med 2010; 42(8): 789-94.

Brown CE, Li P, Boyd JD et al. Extensive turnover of dendritic spines and vascular remodeling in cortical tissues recovering from stroke. J Neurosci 2007; 27: 4101-9.

Clarkson AN, Lopez-Valdes HE, Overman JJ et al. Multimodal examination of structural and functional remapping in the mouse photothrombotic stroke model. J Cereb Blood Flow Metab 2013; 33: 716-23.

Classen J, Liepert J, Wise SP, Hallett M, Cohen LG. Rapid plasticity of human cortical movement representation induced by practice. J Neurophysiol 1998; 79(2): 1117-23.

Domann R, Hagemann G, Kraemer M et al. Electrophysiological changes in the surrounding brain tissue of photochemically induced cortical infarcts in the rat. Neurosci Lett 1993; 155: 69-72.

Draganski B, Gaser C, Busch V, Schuierer G, Bogdahn U, May A: Neuroplasticity changes in grey matter induced by training. Nature 2004; 427: 211-2.

Driemeyer J, Boyke J, Gaser C, Buchel C, May A. Changes in gray matter induced by learning-revisited. PLoS One. 2008; 3: e2669.

Dromerick AW, Lang CE, Birkenmeier RL, Wagner JM, Miller JP, Videen TO, Powers WJ, Wolf SL, Edwards DF. Very Early Constraint-Induced Movement during Stroke Rehabilitation (VECTORS): A single-center RCT. Neurology 2009; 73(3): 195-201.

Gauthier LV, Taub E, Perkins C, Ortmann M, Mark VW, Uswatte G. Remodeling the brain: plastic structural brain changes produced by different motor therapies after stroke. Stroke 2008; 39(5): 1520-5.

Goldman SA, Nottebohm F: Neuronal production, migration and differentiation in a vocal control nucleus of the adult female canary brain. Proc Natl Acad Sci USA 1983; 80: 2390-4.

Grefkes C, Nowak DA, Eickhoff SB, Dafotakis M, Küst J, Karbe H, Fink GR. Cortical connectivity after subcortical stroke assessed with functional magnetic resonance imaging. Ann Neurol 2008; 63(2): 236-46.

Hebb DO. The organization of behavior: a neuropsychological theory. New York: Wiley 1949.

Inman CS, James GA, Hamann S, Rajendra JK, Pagnoni G, Butler AJ. Altered resting-state effective connectivity of fronto-parietal motor control systems on the primary motor network following stroke. Neuroimage 2012; 59(1): 227-37.

Jäncke L. The plastic human brain. Restor Neurol Neurosci 2009; 27: 521-538.

Jeannerod M, Decety J. Mental motor imagery: a window into the representational stages of action. Curr Opin Neurobiol 1995; 5: 727-732.

Jeannerod M, Frak V: Mental imaging of motor activity in humans. Curr Opin Neurobiol 1999; 9: 735-9.

Kim SS, Lee BH. Motor imagery training improves upper extremity performance in stroke patients. J Phys Ther Sci 2015; 27(7): 2289-2291.

Kho AY, Liu KP, Chung RC. Meta-analysis on the effect of mental imagery on motor recovery of the hemiplegic upper extremity function. Aust Occup Ther J 2014 Apr; 61(2): 38-48.

Kirschenbaum B, Nedergaard M, Preuss A, Barami K, Fraser RA, Goldman SA. In vitro neuronal production and differentiation by precursor cells derived from the adult human forebrain. Cereb Cortex 1994; 4: 576-89.

Kollen B, Kwakkel G, Lindeman E. Longitudinal robustness of variables predicting independent gait following severe middle cerebral artery stroke: a prospective cohort study. Clin Rehabil 2006; 20(3): 262-8.

Krakauer JW, Carmichael ST, Corbett D, Wittenberg GF. Getting neurorehabilitation right: what can be learned from animal models? Neurorehabil Neural Repair 2012; 26: 923-31.

Kwakkel G, Wagenaar RC, Twisk JW, Lankhorst GJ, Koetsier JC. Intensity of leg and arm training after primary middle-cerebral-artery stroke: a randomised trial. Lancet 1999; 354(9174): 191-6.

Kwakkel G, Kollen BJ, van der Grond J, Prevo AJ. Probability of regaining dexterity in the flaccid upper limb: impact of severity of paresis and time since onset in acute stroke. Stroke 2003; 34(9): 2181-6.

Liepert J, Miltner WH, Bauder H, Sommer M, Dettmers C, Taub E, Weiller C. Motor cortex plasticity during constraint-induced movement therapy in stroke patients. Neurosci Lett 1998; 250(1): 5-8.

Lindow J, Domin M, Grothe M, Horn U, Eickhoff SB, Lotze M. Connectivity-based predictions of hand motor outcome for mildly affected patients at the subacute stage after stroke. Frontiers Human Neuroscience 2016, doi: 10.3389/fnhum.2016.00101.

Lotze M, Beutling W, Loibl M, Domin M, Platz T, Schminke U, Byblow W. dPMC activation of the contralesional hemisphere is associated with the decrease of DTI-traces in chronic subcortical stroke patients. Neurorehabilitation and Neural Repair 2012; 26(6): 594-603.

Lotze M, Markert J, Sauseng P, Hoppe J, Plewnia C, Gerloff C. The role of multiple contralesional motor areas for complex hand movements after internal capsular lesion. J Neurosci 2006; 26(22): 6096-102.

Malouin F, Jackson PL, Richards CL. Towards the integration of mental practice in rehabilitation programs. A critical review. Front Hum Neurosci 2013; 7: 576.

McInnes K, Friesen C, Boe S. Specific Brain Lesions Impair Explicit Motor Imagery Ability: A Systematic Review of the Evidence. Arch Phys Med Rehabil 2016; 97(3): 478-89.

Morris DM, Crago JE, Deluca SC, Pidikiti RD, Taub E. Constraint-induced movement therapy for moter recovery after stroke. NeuroRehabilitation 1997; 9(1): 29-43.

Nijland RH, van Wegen EE, Harmeling-van der Wel BC, Kwakkel G; EPOS Investigators. Presence of finger extension and shoulder abduction within 72 hours after stroke predicts functional recovery:

early prediction of functional outcome after stroke: the EPOS cohort study. Stroke 2010; 41(4): 745-50.

Nithianantharajah J, Hannan AJ. Enriched environments, experience-dependent plasticity and disorders of the nervous system. Nat Rev Neurosci 2006; 7: 697-709.

Nogueira AB, Sogayar MC, Colquhoun A, Siqueira SA, Nogueira Ariel B, Marchiori PE, Teixeira MJ. Existence of a potential neurogenic system in the adult human brain. J Transl Med 2014; 12: 75.

Nudo RJ, Milliken GW, Jenkins WM, Merzenich MM. Use-dependent alterations of movement representations in primary motor cortex of adult squirrel monkeys. J Neurosci 1996; 16: 785-807.

Nudo RJ, Milliken GW. Reorganization of movement representations in primary motor cortex following focal ischemic infarcts in adult squirrel monkeys. J Neurophysiol 1996; 75: 2144-9.

Nudo RJ, Wise BM, SiFuentes F, Milliken GW. Neural substrates for the effects of rehabilitative training on motor recovery after ischemic infarct. Science 1996; 272: 1791-4.

Nudo RJ. Mechanisms for recovery of motor function following cortical damage. Curr Opin Neurobiol 2006; 16: 638-644.

Nudo RJ. Postinfarct Cortical Plasticity and Behavioral Recovery. Stroke 2007; 38: 840-5.

Ohlsson AL, Johansson BB. Environment influences functional outcome of cerebral infarction in rats. Stroke 1995; 26: 644-649.

Outermans JC, van Peppen RPS, Wittink H, Takken T, Kwakkel G. Effects of a high-intensity task-oriented training on gait performance early after stroke: a pilot study. Clin Rehabil 2010; 24(11): 979-87.

Platz T, Winter T, Müller N, Pinkowski C, Eickhof C, Mauritz KH. Arm ability training for stroke and traumatic brain injury patients with mild arm paresis: a single-blind, randomized, controlled trial. Arch Phys Med Rehabil 2001; 82(7): 961-8.

Platz T, Eickhof C, van Kaick S, Engel U, Pinkowski C, Kalok S, Pause M. Impairment-oriented training or Bobath therapy for severe arm paresis after stroke: a single-blind, multicentre randomized controlled trial. Clin Rehabil 2005; 19(7): 714-24.

Platz T. IOT Impairment-Oriented Training®. Schädigungs-orientiertes Training. Theorie und deutschsprachige Manuale für Therapie und Assessment . Arm-BASIS-Training®, Arm-Fähigkeits-Training®, Fugl-Meyer test (Arm), TEMPA®. Baden-Baden: Deutscher Wissenschafts-Verlag (DWV) 2006

Platz T unter Mitarbeit von Roschka S. Rehabilitative Therapie bei Armparese nach Schlaganfall. Neurol Rehabil 2009; 15 (2): 81-106.

Pohl M, Werner C, Holzgraefe M, Kroczek G, Mehrholz J, Wingendorf I, Hoölig G, Koch R, Hesse S. Repetitive locomotor training and physiotherapy improve walking and basic activities of daily living after stroke: a single-blind, randomized multicentre trial (DEutsche GAngtrainerStudie, DEGAS). Clin Rehabil 2007; 21(1): 17-27.

Rehme AK, Fink GR, von Cramon DY, Grefkes C. The role of the contralesional motor cortex for motor recovery in the early days after stroke assessed with longitudinal fMRI. Cereb Cortex 2011; 21(4): 756-68.

Rehme AK, Grefkes C. Cerebral network disorders after stroke: evidence from imaging-based connectivity analyses of active and resting brain states in humans. J Physiol 2013; 591: 17-31.

Rehme AK, Volz LJ, Feis DL, Eickhoff SB, Fink GR, Grefkes C. Individual prediction of chronic motor outcome in the acute post-stroke stage: Behavioral parameters versus functional imaging. Hum Brain Mapp 2015; 36(11): 4553-65.

ReMoS Arbeitsgruppe: Dohle C, Tholen R, Wittenberg H., Saal S, Quintern J, Stephan KM. Rehabilitation der Mobilität nach Schlaganfall (ReMoS). Neurol Rehabil 2015; 21 (7): 355-494.

Reynolds BA, Weiss S. Generation of neurons and astrocytes from isolated cells of the adult mammalian central nervous system. Science 1992; 255: 1707-10.

Sampaio-Baptista C, Khrapitchev AA, Foxley S, Schlagheck T, Scholz J, Jbabdi S, DeLuca GC, Miller KL, Taylor A, Thomas N, Kleim J, Sibson NR, Bannerman D, Johansen-Berg H. Motor skill learning induces changes in white matter microstructure and myelination. J Neurosci 2013; 33: 19499-503.

Sampaio-Baptista C, Scholz J, Jenkinson M, Thomas AG, Filippini N, Smit G, Douaud G, Johansen-Berg H. Gray matter volume is associated with rate of subsequent skill learning after a long term training intervention. Neuroimage 2014; 96:158-66.

Saur D, Lange R, Baumgaertner A, Schraknepper V, Willmes K, Rijntjes M, Weiller C. Dynamics of language reorganization after stroke. Brain 2006; 129(Pt 6): 1371-84.

Schack T, Essig K, Frank C, Koester D. Mental representation and motor imagery training. Front Hum Neurosci 2014; 8: 328.

Schlaug G, Jäncke L, Huang Y, Staiger JF, Steinmetz H. Increased corpus callosum size in musicians. Neuropsychologia 1995; 33: 1047-55.

Schlaug G. The brain of musicians. A model for functional and structural adaptations. Ann NY Acad Sci 2001; 930: 281-99.

Scholz J, Klein MC, Behrens TE, Johansen-Berg H. Training induces changes in white-matter architecture. Nat Neurosci 2009; 12: 1370-1.

Schulz R, Frey BM, Koch P, Zimerman M, Bönstrup M, Feldheim J, Timmermann JE, Schön G, Cheng B, Thomalla G, Gerloff C, Hummel FC. Cortico-Cerebellar Structural Connectivity Is Related to Residual Motor Output in Chronic Stroke. Cereb Cortex 2015 Oct 27; Epub ahead of print.

Sharma N, Baron JC, Rowe JB. Motor imagery after stroke: relating outcome to motor network connectivity. Ann Neurol 2009; 66: 604-16.

Stephan KM, Fink GR, Passingham RE, Silbersweig D, Ceballos-Baumann O, Frith CD, Frackowiak RSJ. Functional anatomy of the mental representation of upper extremity movements in healthy subjects. J Neurophysiol 1995; 73: 373-86.

Stephan KM, Breer E. Wert der zerebralen Bildgebung nach ischämischem Hirninfarkt für die Rehabilitation. Neurol Rehabil 2009; 15 (2): 143-60.

Stinear CM, Barber PA, Smale PR, Coxon JP, Fleming MK, Byblow WD. Functional potential in chronic stroke patients depends on corticospinal tract integrity. Brain 2007; 130(Pt 1): 170-80.

Stinear CM, Barber PA, Petoe M, Anwar S, Byblow WD. The PREP algorithm predicts potential for upper limb recovery after stroke. Brain 2012; 135(Pt 8): 2527-35.

Taub E, Uswatte G. Constraint-induced movement therapy: bridging from the primate laboratory to the stroke rehabilitation laboratory. J Rehabil Med 2003; 41 (Suppl): 34-40.

Thomas C, Baker CI. Teaching an adult brain new tricks: a critical review of evidence for training-dependent structural plasticity in humans. Neuroimage 2013; 73: 225-36.

Walz A, Doppl K, Kaza E, Roschka S, Platz T, Lotze M. Changes in cortical, cerebellar and basal ganglia representation after comprehensive long term unilateral hand motor training. Behav Brain Res 2015; 278C: 393-403.

Ward NS, Brown MM, Thompson AJ, Frackowiak RS. Neural correlates of outcome after stroke: a cross-sectional fMRI study. Brain 2003; 126(Pt 6): 1430-48.

Winstein CJ, Wolf SL, Dromerick AW, Lane CJ, Nelsen MA, Lewthwaite R, Cen SY, Azen SP; Interdisciplinary Comprehensive Arm Rehabilitation Evaluation (ICARE) Investigative Team. Effect of a Task-Oriented Rehabilitation Program on Upper Extremity Recovery Following Motor Stroke: The ICARE Randomized Clinical Trial. JAMA 2016; 315(6): 571-481.

Wolf SL, Winstein CJ, Miller JP, Taub E, Uswatte G, Morris D, Giuliani C, Light KE, Nichols-Larsen D; EXCITE Investigators. Wolf SL, Winstein CJ, Miller JP, Taub E, Uswatte G, Morris D, Giuliani C, Light KE, Nichols-Larsen D. EXCITE Investigators. JAMA 2006; 296(17): 2095-2104.

Zatorre RJ, Fields RD, Johansen-Berg H. Plasticity in gray and white: neuroimaging changes in brain structure during learning. Nat Neurosci 2012; 15: 528-36.

Zeiler SR, Krakauer JW. The interaction between training and plasticity in the post-stroke brain. Curr Opion Neurol 2013; 26: 609-16.

Zilles K. Neural plasticity is an adaptive property of the central nervous system. Ann Anat 1992; 174: 383-91.

2
ICF, Clinical Reasoning, Zielvereinbarungen, Team und Assessments

CLAUDIA POTT

2.1
International Classification of Functioning (ICF)

Hierdurch wird die alte soziologische Frage, ob eine Person behindert ist oder wird, nicht nur dialektisch aufgelöst, sondern auch operationalisierbar gemacht. Es gibt theoretisch nur einen Fall, bei dem eine Person tatsächlich behindert ist, nämlich dann, wenn die Behinderung unter jedem denkbaren Kontext jedenfalls nicht verbessert wird. Mir ist hierfür allerdings noch kein praktisches Beispiel eingefallen (Schuntermann 2013).

Mit der Internationalen Klassifikation der Funktionsfähigkeit, Behinderung und Gesundheit (ICF) beginnt dieses Kapitel, da sie den zugrunde liegenden Bezugs- und Betrachtungsrahmen bildet. Die World Health Organization (WHO) verabschiedete das biopsychosoziale Modell der ICF im Jahre 2001 als Abgrenzung zu einem linearen Krankheitsfolgemodell. Die ICF stellt eine Ergänzung der International Classification of Diseases (ICD) dar. Ziel der WHO war es, ein standardisiertes Klassifikationssystem zu kreieren, das das Erheben und die Analyse internationaler Daten zur Gesundheit und deren Versorgung vergleichbar macht. Das Modell erfasst komplexe Zusammenhänge zwischen dem Individuum im Einzelnen und der Gesellschaft als Allgemeinheit. Die ICF erleichtert und fördert die Kommunikation professions- und länderübergreifend. Sie „ist eine Klassifikation, die der einheitlichen Sprache zur Beschreibung des funktionalen Gesundheitszustandes, der Behinderung, der sozialen Beeinträchtigung und der relevanten Umgebungsfaktoren einer Person dient" (DIMDI).

Aufbau der ICF

Die ICF beinhaltet zwei Teile mit jeweils zwei Komponenten:
1. Funktionsfähigkeit und Behinderung, mit den Komponenten Partizipation auf Ebene der Gesellschaft und Aktivität auf Ebene der Person
2. Kontextfaktoren, mit den Komponenten personbezogene Kontextfaktoren und Umweltfaktoren (**Abb. 2.1**).

Körperfunktionen, -strukturen, Aktivität und Partizipation

Die ICF definiert „Körperfunktionen" als „die physiologischen Funktionen von Körpersystemen (einschließlich der psychologischen Funktionen) ... Körperstrukturen sind anatomische Teile des Körpers, wie Organe, Gliedmaßen und ihre Bestandteile". Un-

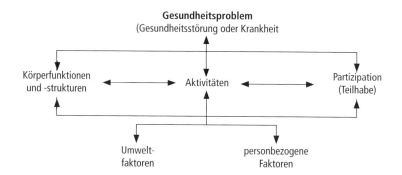

Abb. 2.1: Internationale Klassifikation der Funktionsfähigkeit, Behinderung und Gesundheit

ter „Aktivität" wird „die Durchführung einer Aufgabe oder einer Handlung (Aktion) durch einen Menschen" verstanden. „Partizipation" steht für „das Einbezogensein in eine Lebenssituation". Neun Kapitel listen Aktivitäten-Items gemeinsam mit den Items für die Partizipation auf (**Tab. 2.1**).

Hierarchische Ordnung

Die ICF enthält insgesamt 1.400 einzelne Items, die auf bis zu vier Item-Ebenen in hierarchischer Ordnung aufgebaut sind. Je höher die Ebene, desto spezifischer nennt die Klassifikation das Item. Zum Beispiel enthält die Klassifikation der Körperfunktionen „b4 Sinnesfunktionen und Schmerz" als Item der ersten Ebene, „b 410 Funktionen des Sehens (Sehsinn)" als Item der zweiten Ebene, „b4104 Qualität des Sehvermögens" als Item der dritten Ebene und „b41044 Kontrastempfindung" als Item der vierten Ebene. Der therapeutische Kontext entscheidet darüber, wie genau man Zustände mittels der ICF beschreiben möchte: Für das globale Darstellen wählt der Therapeut eine niedrigere Ebene, möchte er ein Problem sehr spezifisch benennen, eine höhere Ebene aus.

Teilhabe ist gesetzlich verankert

Das übergeordnete Ziel jeder Rehabilitationsmaßnahme ist nicht das Verbessern funktioneller Parameter, sondern das Wiedererlangen gesellschaftlicher Teilhabe. Gesetzlich verankert ist diese Forderung sowohl im deutschen Sozialgesetzbuch IX als auch in der UN-Behindertenrechtskonvention und im aktuellen (umstrittenen) Entwurf des Bundesteilhabegesetzes. Das SGB IX führt im § 4 die Ziele der Rehabilitation auf. Es verlangt dort „.... die Teilhabe am Leben in der Gesellschaft sowie eine möglichst selbständige und selbstbestimmte Lebensführung ....". Die Behindertenrechtskonvention fordert die „Inklusion". Unter den Allgemeinen Grundsätzen (Art. 3) heißt es in der Konvention „Die volle und wirksame Teilhabe an der Gesellschaft und Einbeziehung in die Gesellschaft". Es besteht also eine gesetzliche Forderung nach Teilhabe der Menschen, bei denen eine Beeinträchtigung durch eine neurologische Erkrankung droht oder besteht. Dabei ist zu berücksichtigen, dass Beeinträchtigungen der Teilhabe nicht aus einer hierarchischen Abhängigkeit von gestörten Funktionen entstehen, sondern aus der Komplexität aller funktionellen Be-

Tab. 2.1: Neun Aktivitäten/Teilhabe Domänen und Inhalte der ICF (modifiziert nach dem ICF-Praxisleitfaden 3 der BAR)

Kapitel/Domäne Aktivität/Teilhabe	Beispiel Inhalt
1. Lernen und Wissensanwendung	Bewusste sinnliche Wahrnehmung, elementares Lernen, Wissensanwendung
2. Allgemeine Aufgaben und Anforderungen	Aufgaben übernehmen, tägliche Routine durchführen, mit Stress und anderen Anforderungen umgehen
3. Kommunikation	Kommunizieren als Empfänger/Sender, Konversation und Gebrauch von Kommunikationsgeräten/-techniken
4. Mobilität	Körperposition ändern und aufrechterhalten, Gegenstände tragen, bewegen und handhaben, sich mit Transportmitteln fortbewegen
5. Selbstversorgung	Sich waschen, pflegen, an- und ausziehen, Toilette benutzen, essen, trinken, auf seine Gesundheit achten
6. Häusliches Leben	Beschaffung von Lebensnotwendigkeiten, Haushaltsaufgaben, anderen helfen
7. Interpersonelle Interaktionen und Beziehungen	Allgemeine interpersonelle Interaktionen, besondere interpersonelle Beziehungen
8. Bedeutende Lebensbereiche	Erziehung/Bildung, Arbeit und Beschäftigung, wirtschaftliches Leben
9. Gemeinschafts-, soziales und staatsbürgerliches Leben	Gemeinschaftsleben, Erholung und Freizeit, Religion und Spiritualität

einträchtigungen und Kontextfaktoren resultieren (Fries et al. 2007). Historisch gewachsen, ist ein rein medizinisches Verständnis in dem Sinne, dass zunächst die Diagnose z. B. „Schlaganfall", dann die Funktionsstörungen „Parese, Aphasie, Schluckstörungen", danach die Aktivitätseinschränkungen „Gehstörung, keine Greiffunktionen, Sprachproduktion gemindert" und schlussendlich die Teilhabebeeinträchtigungen „kann Beruf als Lehrer nicht ausüben" usw. erfasst werden. Das Verwenden der ICF im klinischen Alltag erleichtert das Verständnis für Zusammenhänge, das Anwenden des Top-down-Modells (s. S. 41, **Abb. 2.9**) lenkt den Blick auf das gesetzlich geforderte Ziel der Rehabilitation: die Teilhabe. Mit der Bedeutung der Kontextfaktoren setzt sich dieses Kapitel weiter hinten auseinander.

Durch das deutsche Sozialgesetzbuch IX und die UN-Behindertenrechtskonvention ist Teilhabe gesetzlich verankertes Ziel der Rehabilitation.

Definition von Teilhabe in der ICF

Die ICF-Klassifikation definiert Aktivität als „die Durchführung einer Aufgabe oder einer Handlung (Aktion) durch einen Menschen". Partizipation (vom lateinischen Begriff participatio) wird als Synonym für Teilhabe verstanden und dem Aktivitätsbegriff gegenübergestellt. Partizipation „ist das Einbezogensein in eine Lebenssituation". Die ICF erweiterte mit ihrem **ressourcenorientierten biospsychosozialen Ansatz** die bereits 1980 von der WHO erstellte medizinische Klassifikation von Behinderungen, die **International Classification of Impairments, Disabilities and Handicaps (ICIDH)**, welche auf dem Krankheitsfolgenmodell als einem **störungs- und defizitorientierten Ansatz** beruhte. Die ICIDH unterschied die Begriffe **Impairment** (Schädigung), **Disability** (Fähigkeitsstörung) und **Handicap** (soziale Beeinträchtigung/Behinderung). Behindertenverbände initiierten das positive Umformulieren z. B. Teilhabe statt Behinderung. Die unterschiedlichen Konstrukte **Aktivitätseinschränkung und Behinderung** wurden in der **ICIDH in zwei Listen** kategorisiert. Die aktuelle ICF-Fassung hingegen beinhaltet eine gemeinsame Nennung in den neun Domänen „Aktivität und Partizipation" (s. **Tab. 2.1**).

Der ressourcenorientierte biospsychosoziale Ansatz der ICF löste die International Classification of Impairments, Disabilities and Handicaps (ICIDH) mit einem störungs- und defizitorientierten Ansatz ab.

Die aktuelle ICF-Version bietet vier Möglichkeiten, zwischen Aktivitäten und Partizipation zu differenzieren: „Einige Domänen werden als Aktivitäten und andere als Partizipation [Teilhabe] bezeichnet, wobei keinerlei Überlappungen zugelassen sind; das gleiche … jedoch sind teilweise Überlappungen zugelassen; alle detaillierten Domänen werden als Aktivitäten bezeichnet und die allgemeinen Überschriften der Kategorien als Partizipation [Teilhabe]; alle Domänen können sowohl als Aktivitäten als auch als Partizipation [Teilhabe] verwendet werden." (DIMDI) Im Anhang der deutschen Vollversion wird in Erwägung gezogen, Leistungsfähigkeit auf Aktivitäten, Leistung an sich hingegen auf Partizipation zu beziehen, um Redundanzen zu vermeiden (DIMDI). Obwohl die Gründe für das Erstellen einer gemeinsamen Liste im Revisionsverfahren offengelegt und diskutiert wurden, bemängeln verschiedene Autoren die unzureichende Trennung von Aktivität und Partizipation als Nachteil und favorisieren eine Trennung der Domänen (Jette 2003; Pott 2015).

Lösungsvorschläge zur Operationalisierung des Teilhabebegriffs

Im klinischen Alltag oder bei dem Versuch, eine Liste an ICF-Items für die einrichtungsinterne Dokumentation zusammenzustellen, tauchen immer wieder Diskussionen auf, ob es sich bei einem ICF-Item um eine Aktivität oder eine Partizipation handelt. Allgemein akzeptierte Lösungsvorschläge, um dieses Dilemma aufzuheben, gibt es bis heute nicht. Dennoch existieren Konzepte, die der Diskussion nutzen und helfen, die Komponenten für den klinischen Gebrauch zu differenzieren.

Der schwedische Professor für Philosophie von Medizin und Health Care, Lennart Nordenfelt, kritisiert, dass die Konzepte Aktivität und Partizipation der ICF nicht kohärent (zusammenhängend) seien und fordert eine Trennung der Begrifflichkeiten. Als Vertreter der sogenannten **action theory** (Handlungstheorie) postuliert er die grundlegende Unterscheidung zwischen „**Capacity** / inner possibility of action" (Kapazität / innere Möglichkeit zur Aktion) und „**Opportunity** / external possibility of action" (Gelegenheit / äußere Möglichkeit zur Aktion, **Abb. 2.2**). Darauf aufbauend beschreibt Nordenfelt Capacity als Aspekt des potenziellen Handelns und Partizipation als Durchführung (engl. performance) derselben Handlung (Nordenfelt 2003). Er schlägt vor, Aktivität und Partizipation (engl. activity and participation) durch den Begriff Aktion (engl. action) zu ersetzen (Nordenfelt 2006).

Um den Begriff Teilhabe im klinischen Alltag anzuwenden, sollte das therapeutische Team zwischen den persönlichen Möglichkeiten und von außen festgelegten Zugängen zur Aktion unterscheiden.

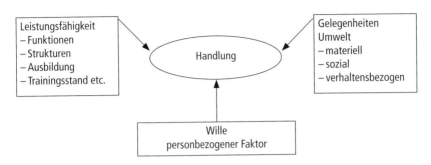

Abb. 2.2: Handlungstheorie nach Nordenfelt

Im Teilhabebericht der Bundesregierung über die Lebenslagen von Menschen mit Beeinträchtigungen wird Autonomie gleichgesetzt mit „Nutzen-Können" und definiert als das Kondensat resultierend aus dem „Dürfen", d.h. dem kontextbezogenen Zugang, dem räumlich-technische und soziale Schranken entgegenstehen können, und dem „Wollen", d. h. den individuellen Wünschen und Absichten, die durch Faktoren der Lebenserfahrung, Selbst- und Fremdsicht beeinflusst sein können (Bundesministerium für Arbeit und Soziales 2013). Dieser Zusammenhang ist in **Abbildung 2.3** dargestellt.

Die Betrachtungsweise des Teilhabeberichts affirmiert Nordenfelts handlungstheoretische Argumentation einer grundlegenden Separation zwischen **„inneren" und „äußeren" Zugangsmöglichkeiten zur und Anteilen an Partizipation** (Nordenfelt 2003). Schuntermann, als maßgeblicher Akteur der Implementierung der ICF ins deutsche Gesundheitssystem, befürwortet Nordenfelts Ansatz. Er untermauert das Konzept der Aktivitäten

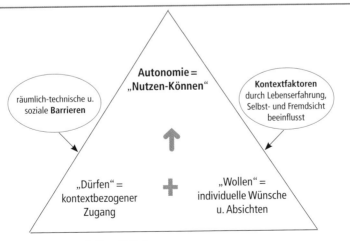

Abb. 2.3: Autonomie ist Bestandteil von Teilhabe

Tab. 2.2: Die Tabelle stellt die unterschiedlichen Interpretationen des Teilhabe- bzw. Aktivitätsbegriffs dar

Aktivität	Partizipation
= Capacity als potentielles Handeln Nordenfeldt	= Performanz einer Handlung Nordenfeldt
= Leistungsfähigkeit und Leistung Schuntermann	= ? Schuntermann
= Interventionsebene Ewert u. Schliehe	= Sozialrechtliche Ebene Ewert u. Schliehe
= Leistungsfähigkeit Wendel u. Schweinsberg (nach Geyh)	= Leistung Wendel u. Schweinsberg (nach Geyh)

und bezieht die Begriffe „Leistungsfähigkeit" und „Leistung" auf die Aktivitätsebene (Schuntermann 2009). Für den Begriff der Partizipation stünde dann jedoch ein entsprechender theoretischer Bezug bzw. eine dementsprechende Operationalisierung noch aus. Ewert und Schliehe weisen auf die Diskussion hin, das Aktivitätskonzept der „Interventionsebene" und das „Teilhabekonzept" der sozialrechtlichen Ebene, speziell den Menschenrechten zuzuordnen (Ewert und Schliehe 2011). Wendel und Schenk zu Schweinsberg beschreiben (den bisher nicht publizierten) Vorschlag Geyhs, „Leistungsfähigkeit" auf Aktivitäten und „Leistung" auf Partizipation zu beziehen (Wendel und Schenk zu Schweinsberg 2012) und nähern sich damit ebenfalls der Sichtweise Nordenfelts an.

Da die Trennung der Komponenten Aktivität und Partizipation im klinischen Alltag Schwierigkeiten bereitet, schlagen verschiedene Autoren ein Umbenennen vor. Aktuell diskutieren sie, innere und äußere Zugangsmöglichkeiten zu berücksichtigen, die Begriffe den Therapieinterventionen versus Sozialrecht zuzuordnen oder Leistungsfähigkeit auf Aktivitäten und Leistung auf Partizipation zu beziehen.

Die **Tabelle 2.2** stellt die unterschiedlichen Interpretationen des Teilhabe- bzw. Aktivitätsbegriffs dar.

Kontextfaktoren

Die ICF unterscheidet zwischen Umweltfaktoren und personbezogenen Faktoren (**Abb. 2.1**). „Umweltfaktoren bilden die materielle, soziale und einstellungsbezogene Umwelt, in der Menschen leben und ihr Leben gestalten. Externe Kontextfaktoren oder Umweltfaktoren können weiter spezifiziert werden als Faktoren der Physischen Umwelt, der Institutionellen und der Sozialen Umwelt" (**Abb. 2.4**). Defekte Rolltreppen im Öffentlichen Nahverkehr, barrierefreie Gebäude, Kopfsteinpflaster etc. zählen zu den Faktoren der Physischen Umwelt. Kulturelle Besonderheiten, gesellschaftliche Normen, Ressourcen des Gesundheitssystems gehören zu den Institutionellen Faktoren, das Wertesystem von Familien, Bezugspersonen, Freunden und Arbeitskollegen zur Sozialen Umwelt.

„Personenbezogene Faktoren sind der spezielle Hintergrund des Lebens und der Lebensführung eines Menschen und umfassen Gegebenheiten des Menschen, die nicht Teil ihres Gesundheitsproblems oder -zustands sind." (DIMDI). Bei den internen, personbezogenen Faktoren sollte zwischen prä- und postmorbiden Merkmalen unterschieden werden. Prämorbide Eigenschaften, wie erhöhter Leistungsanspruch, erfordern an-

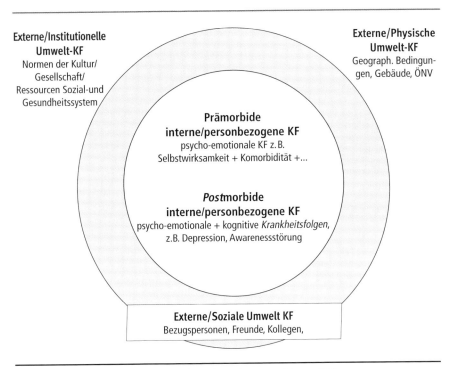

Externe/Institutionelle Umwelt-KF
Normen der Kultur/ Gesellschaft/ Ressourcen Sozial-und Gesundheitssystem

Externe/Physische Umwelt-KF
Geograph. Bedingungen, Gebäude, ÖNV

Prämorbide interne/personbezogene KF
psycho-emotionale KF z. B. Selbstwirksamkeit + Komorbidität +...

***Post*morbide interne/personbezogene KF**
psycho-emotionale + kognitive *Krankheitsfolgen*, z.B. Depression, Awarenessstörung

Externe/Soziale Umwelt KF
Bezugspersonen, Freunde, Kollegen,

Abb. 2.4: Komplexität der auf Teilhabe einflussnehmenden Kontextfaktoren **(KF)**

dere psychologische oder neuropsychologische Interventionen als z.B. eine Awareness-Störung. **Abbildung 2.4** stellt die Komplexität der einflussnehmenden prä- und postmorbiden internen/personbezogenen und externen/ Umweltfaktoren dar.

Die WHO-Forschungsgruppen klassifizierten die Umweltfaktoren in fünf Kapiteln, die personbezogenen Faktoren jedoch nicht, und begründeten dies mit einer großen soziokulturellen Unterschiedlichkeit. Kritiker einer Klassifikation der personbezogenen Faktoren argumentieren mit ethischen Aspekten im Sinne einer Stigmatisierung und dem Hinweis auf datenschutzrechtliche Bedenken. Befürworter auf Seiten des Medizinischen Dienstes der Krankenkassen nehmen Stellung zu den Befürchtungen, negieren eine Gefährdung der Patienten,

heben die Valenz einer Klassifikation der Kontextfaktoren für das Wiedererlangen der Teilhabe hervor und formulieren eine eigene Klassifikation (Nüchtern 2012; Grotkamp et al. 2012). Müller und Geyh identifizierten mittels systematischer Literaturrecherche derzeit acht existierende Klassifikationen der personbezogenen Faktoren, die auf unterschiedlichen Hintergründen basieren, aber eine deutliche Kongruenz aufweisen (Müller und Geyh 2015). Die Existenz einer solch großen Anzahl belegt den Bedarf einer Klassifikation auch dieser Faktoren. Es muss nicht betont werden, dass nicht das bloße Sammeln und Listen der Faktoren, sondern die präzise Analyse der multifaktoriellen Zusammenhänge in Bezug auf Ziele und Einschränkungen das Punctum saliens der Rehabilitation bildet.

Operationalisierung des Schweregrades funktionaler Probleme

Die ICF ist kein Assessment-Instrument, aber sie enthält Ansätze, um den Schweregrad eines funktionalen Problems zu operationalisieren. Verschiedene Beurteilungsmerkmale quantifizieren die ICF-Komponenten auf Item-Ebene. Das erste (allgemeine) Beurteilungsmerkmal erfasst das Ausmaß eines Problems von „nicht vorhanden" bis „erheblich ausgeprägt", gemessen mittels fünfstufiger Skala von 0 bis 4. Beim Verwenden des Skalierungsvorschlages im klinischen Alltag tauchen Unsicherheiten auf, denn der Skalierungsvorschlag mischt zeitliche Aspekte mit dem Aspekt der Beeinträchtigung der täglichen Lebensführung: „kein Problem heißt, dass die Person keine Schwierigkeiten hat, leichtes Problem heißt, dass eine Schwierigkeit weniger als 25 % der Zeit mit einer Intensität vorliegt, die die Person tolerieren kann, und die in den letzten 30 Tagen selten auftrat, mäßiges Problem heißt, dass eine Schwierigkeit weniger als 50 % der Zeit mit einer Intensität vorliegt, die die Person in ihrer täglichen Lebensführung stört, und die in den letzten 30 Tagen gelegentlich auftrat, erhebliches Problem heißt …" etc. Ein Problem kann aber *dauerhaft* auftreten und die tägliche Lebensführung nur wenig beeinträchtigen. Eine weitere Schwierigkeit liegt darin, dass die fünfstufige Skala im klinischen Alltag als Intervallskala interpretiert wird. Ein Blick auf die prozentuale Verteilung zeigt jedoch, dass die Abstände nicht gleich groß sind (5–24 %, 25–49 % und 50–95 % (Tab. 2.3).

Beurteilungsmerkmale Leistungsfähigkeit und Leistung

Für Aktivitäten und Partizipation repräsentieren die **Qualifikatoren Leistungsfähigkeit und Leistung** weitere Beurteilungsmerkmale. Die ICF definiert das Beurteilungsmerkmal Leistung mit „was ein Mensch in seiner gegenwärtigen tatsächlichen Umwelt tut. Weil die übliche Umwelt seinen sozialen Kontext umfasst, kann unter Leistung auch das [Einbezogen sein in eine Lebenssituation] oder die [gelebte Erfahrung] von Menschen in ihrem üblichen Kontext, in welchem sie leben, verstanden werden". „Leistungsfähigkeit" ist „die Fähigkeit eines Menschen, eine Aufgabe oder eine Handlung durchzuführen" (DIMDI), dieses Konstrukt zielt darauf, das höchste Ausmaß an Funktionsfähigkeit in einer standardisierten Umwelt zu erfassen, um die verschiedenen Einflüsse der jeweils unterschiedlichen Umwelt auf die Fähigkeit des Menschen zu eliminieren. Solch eine standardisierte Umwelt kann „eine reale künstliche standardisierte Testumwelt oder eine fiktive Umwelt, von der angenommen werden kann, dass sie einen einheitlichen Einfluss ausübt" (DIMDI) sein. Die Konzeption der sich gegenüberstehenden Qualifikatoren wirft Fragen auf, die bis heue nicht beantwortet werden. Einige Experten empfehlen das Zuordnen der Konstrukte zu den Komponenten „Aktivität" und „Teilhabe" (s. o.; Tab. 2.2).

Tab. 2.3: Das erste ICF-Beurteilungsmerkmal als 5-stufige Skala mit Prozentangaben

xxx.4:	Problem voll ausgeprägt (vollständig, komplett …)	96–100 %
xxx.3:	Problem erheblich ausgeprägt (hoch, extrem …)	50–95 %
xxx.2:	Problem mäßig ausgeprägt (mittel, ziemlich …)	25–49 %
xxx.1:	Problem leicht ausgeprägt (gering, niedrig …)	5–24 %
xxx.0:	Problem nicht vorhanden (kein, ohne, vernachlässigbar …)	0–4 %

2.2
Clinical Reasoning

Ich habe sehr sichere Instinkte, aber nicht die Gabe, eingehend zu begründen, zu erklären. Die Mehrzahl der Heutigen hat umgekehrt die Gabe des Begründens und Erklärens in hohem Maße, aber dafür keine innere Direktion. Es ist unendlich quälend, die Berechtigung seines Urteils immer wieder aufs neue beweisen zu sollen (Christian Morgenstern).

Ein länger im Arbeitsleben stehender Therapeut greift auf inhärente (innewohnende) Muster der Lebens- und Berufserfahrung zurück. Der Praktiker denkt über sein eigenes Denken kontinuierlich nach und überprüft es kritisch. Im klinischen Alltag läuft dieses Überlegen, das sogenannte „Clinical Reasoning", häufig wenig bewusst und relativ unsystematisch ab. Der dafür verwendete englische Begriff *Clinical Reasoning* kann wörtlich mit „Klinischer Beweisführung" übersetzt werden. Diese multidimensionale Sichtweise umfasst sämtliche Denkvorgänge und Entscheidungsfindung während der Untersuchung und Behandlung eines Patienten (Feiler 2003). Es basiert auf drei Säulen (Klemme et al. 2015): Die wichtigste Säule bildet das Fachwissen, also die Kenntnis evidenzbasierter Therapie und abgespeicherter klinischer Muster und Regeln, die Therapeuten in ihrer täglichen Praxis anwenden. Entscheidend dabei ist nicht allein die Menge des angesammelten Wissens, sondern die Fähigkeit, es in der konkreten klinischen Situation effizient anzuwenden. Zweitens beruht Clinical Reasoning auf den allgemeinen kognitiven Fähigkeiten des abwägenden und schlussfolgernden Denkens. Die Metakognition bildet den „Überbau", die Spitze der Pyramide (**Abb. 2.5**).

Metakognition bedeutet die bewusste Reflexion der eigenen Überlegungen und Handlungen. Gemeint ist die Reflexionsfähigkeit über das individuelle Wissen, über die eigene Person mit persönlichen Stärken und Schwä-

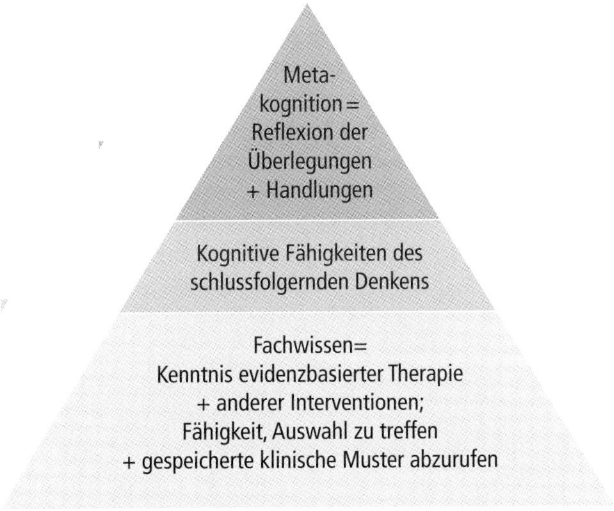

Abb. 2.5: Clinical Reasoning beruht auf Fachwissen, kognitiven Fähigkeiten des schlussfolgernden Denkens und der Metakognition

Tab. 2.4: Theoretische Modelle des Clinical Reasoning (modifiziert nach Feiler 2003)

Theoretische Modelle des Clinical Reasoning	
Scientific Reasoning (Synonym: Prozedurales oder Diagnostisches Reasoning)	*Funktion:* dient dem Ermitteln der therapeutischen Diagnose und Funktionsfähigkeit im Hinblick auf alle ICF-Komponenten, meist in vorgegebenen Assessments *Inhalt:* Denken über das klinische Problem und Störungszusammenhänge *Vorgehen:* Entscheidungen treffen auf Grundlage von Leitlinien, Standards und beruflichem Erfahrungswissen
Interaktives Reasoning	*Funktion:* Therapieverhältnis gestalten *Inhalt:* Entscheidungen, die auf der Grundlage der Interaktion zwischen Therapeuten und Patienten bzw. Bezugspersonen getroffen werden *Vorgehen:* Systematisches Denken und Handeln wie Mobile; geleitetes Denken beeinflusst durch Wahrnehmen der Äußerungen des Patienten (nonverbal und verbal), Fühlen, Beobachten
Konditionales Reasoning (verbindet Scientific R. mit Interaktivem R.)	*Funktion:* dient dem Formulieren einer Prognose *Inhalt:* Situationsanalyse mit Blick auf mögliche Zukunftsentwürfe *Vorgehen:* durch das Vorstellungsvermögen des Therapeuten geleitetes Denken; Gegenwart; Vergangenheit („Lebensrekonstruktion") und Zukunft in sinnvolle Zusammenhänge bringen; Nutzen der bildhaften Vorstellung
Ethisches Reasoning	*Funktion:* Einnehmen der ethisch-moralischen Perspektive *Inhalt:* Entscheidungen und Denkprozesse, die auf behandlungsrelevanten Werten, Normen und Lebensführungsmaximen von Patient und Therapeut beruhen *Vorgehen:* kritische Reflexion ethisch-moralischer Aspekte
Narratives Reasoning	*Funktion:* Berücksichtigung der individuellen Lebens- und Krankengeschichte des Patienten; Erfassen und Einbeziehung des individuellen Krankheitserlebens durch Biographie *Inhalt:* Lebensbiographie und -perspektive in erzählender Form; „Interaktionsgeschichte" *Vorgehen:* Denken in/durch Geschichten; unterstützt durch bildnerisches/ gestalterisches Darstellen, erlebte Geschichten finden; Austausch interdisziplinäres Team zum verbesserten Verständnis des Krankheitserlebens
Pragmatisches Reasoning	*Funktion:* Reflexion von sachlichen Aspekten *Inhalt:* liegt außerhalb der direkten Patient-Therapeuten-Beziehung *Vorgehen:* sachlich pragmatisches tatsachenbezogenes Denken, umfasst alle sachlichen Aspekte im Kontext der Therapie (Organisation, Finanzen, Umwelt und Politik)

chen und die Kenntnis der eigenen Denkprozesse. Rationale, pragmatische oder ethische Beweggründe können therapeutische Entscheidungsprozesse beeinflussen. **Tabelle 2.4** differenziert nach diesen Kriterien unterschiedliche Formen des Clinical Reasonings und liefert Beispiele.

Sämtliche Schritte der Prognosestellung, Zielvereinbarung, Interventionsplanung und Evaluation basieren auf den genannten klinischen Denk- und Entscheidungsprozessen.

Restitution, Kompensation, Adaptation und Akzeptanz

Um die gesetzliche Forderung nach dem Wiederherstellen von Teilhabe zu erfüllen, müssen in frühen Phasen der Rehabilitation zunächst vorrangig basale Aktivitäten des täglichen Lebens geübt werden. Dafür ist ein gewisses Ausmaß an Körperfunktionen erforderlich. Damit Funktionsrestitution nach erworbener Hirnschädigung erreicht werden kann, müssen Funktionen ausreichend viel trainiert werden. Unter Einbezug der Prognose und der Betrachtung des Rehabilitationsverlaufes wird abgewogen, welche Aktivitäten in welchem Kontext geübt werden müssen.

Prognose

Leitlinien- und erfahrungsbasiertes therapeutisches Wissen ermöglicht eine Einschätzung darüber, wie viel funktionelles Üben notwendig ist, um angestrebte Ziele zu erreichen. Frühzeitig nach einer erworbenen Hirnverletzung drängen Bezugspersonen und Patienten darauf, eine prognostische Einschätzung zu erhalten. Diese zu formulieren, fällt schwer, da neben der Verletzungsschwere viele Kontextfaktoren den Restitutionsprozess bestimmen. Obwohl das Formulieren einer Prognose von vielen Variablen abhängt, lassen sich z. B. für motorische Leistungen Parameter identifizieren, die eine spezifische Funktionsfähigkeit zu einem späteren Zeitpunkt bestimmen (KGNF-Leitlinie; Veerbeek et al. 2011; Nijland et al. 2010).

In erster Linie sind es personbezogene Faktoren, wie Alter oder Komorbidität, aber auch Familienstand, die das Outcome der Rehabilitation mit beeinflussen. Umweltfaktoren spielen eine wichtige Rolle, wie Einstellung oder Verhalten z. B. im Sinne einer Unterstützung versus Überfürsorglichkeit. Psycho-emotionale personbezogene Faktoren wie Depression, Apathie und Selbstwirksamkeit bestimmen den Transfer der erreichten Leistungen in die reale Lebenswelt. Betrachtet man langfristige Individualverläufe, spielen auch Art und Ausmaß der zur Verfügung stehenden Interventionen und deren Finanzierung durch die Kostenträger entscheidende Rollen, weil z. B. starke Gedächtnis- oder Ori-

entierungsprobleme ebenso wie ausgeprägte Paresen enorme Ressourcen bezüglich der Intensität und des Trainingsintervalls benötigen. Das Clinical Reasoning entscheidet, auf welcher Ebene die therapeutische Intervention stattfinden soll, dies kann die Ebene der Restitution, des Automatisierens, der Generalisierung, des Transferierens sowie die Ebene der Kompensation, Adaptation und Akzeptanz sein.

Restitution versus Kompensation

Um die Frage „Üben oder Anpassen?" (Fries et al. 2007) zu beantworten und den Therapieplan hinsichtlich der Inhalte, des Settings (Einzel-, Gruppen, Eigentraining), der Frequenz und Dosis zu strukturieren, wägt das therapeutische Team bzw. jede Profession ab, wie hoch der Anteil für den Übungs-, Kompensations- bzw. Anpassungsprozess sein sollte. Die Leitlinie „Multiprofessionelle Rehabilitation" der Deutschen Gesellschaft für Neurologie DGN empfiehlt „… Zunächst sollte in der Akut- bzw. Postakutphase versucht werden, diese Restitutionsvorgänge durch spezifische therapeutische Maßnahmen zu unterstützen". Restitution bedeutet Funktionswiederherstellung der ursprünglichen (physiologischen) Funktionen. Akut nach dem Ereignis versuchen Ärzte und Therapeuten, ursprüngliche Funktionen durch ärztliche Maßnahmen und spezifisches intensives Training wiederherzustellen. Unterschiedliche Mechanismen sind am Rückbildungsprozess der Defizite im Zeitverlauf von der akuten bis zur chronischen Phase nach einer Verletzung des zentralen Nervensystems beteiligt. Fries und Freivogel beschreiben drei Arten der motorischen Restitutionsmechanismen nach erworbener Hirnverletzung: einerseits die Aktivierung zusätzlicher nicht motorischer

Areale sowie andererseits die inter- und intra-areale Plastizität (Fries u. Freivogel 2010). Die Funktionsübernahme bei multiplen motorischen Arealen (primär-motorischer Kortex, prämotorische Areale, supplementär motorisches Areal – SMA) entspricht der „Stellvertretertheorie" oder auch inter-arealen Plastizität. Übungsabhängige Plastizität als Vergrößerung des primär motorischen bzw. sensorischen Corticis ist Zeichen der intra-arealen Plastizität und vielfach durch bildgebende Verfahren belegt. Neuroplastische Vorgänge ermöglichen die Funktionswiederherstellung, die daraus resultierenden funktionellen Verbesserungen sind aber durch Ausmaß der Beeinträchtigung, der Einflussfaktoren und dem zeitlichen Verlauf limitiert. Eine Reihe von Autoren beleuchten die Grenzen der Funktionsrestitution: Die Generalisierbarkeit ist eingeschränkt, die alleinige Konzentration auf die Funktionsrestitution birgt die Gefahr einer Vernachlässigung psycho-emotionaler Probleme sowohl der Patienten als auch der Bezugspersonen, eine repetitive und intensive Trainingsphase erfordert eine sehr große Trainingsmotivation und die Bereitschaft, auch ohne Therapeuten zu üben (Gauggel 2007; Fries et al. 2007).

Wenn eine Abnahme der Funktionsdefizite nicht beobachtbar ist bzw. nicht erwartet werden kann, beispielsweise aufgrund der Ausdehnung und Lokalisation einer Läsion, ist die Kompensation der Auswirkungen neurologischer Defizite auf Alltagsverrichtungen oder die Teilhabe (Partizipation) am beruflichen bzw. gesellschaftlichen Leben durch den Erwerb von „Ersatzstrategien" (= Kompensation) anzustreben (Leitlinien DGN). Kompensation heißt, Funktionen, Fähigkeiten oder Fertigkeiten, die sich nicht durch Üben allein wiederherstellen lassen,

durch Alternativen, körperinhärente oder externe Hilfen, auszugleichen; Orthesen unterstützen beispielsweise die fehlende bzw. mangelnde Funktion wie die Fußheberschiene bei der Lokomotion, Hilfsmittel wie ein Einhänderbrett gleichen die fehlende Funktion bei der Manipulation aus. Levin und seine Arbeitsgruppe befürworten EMG-Messungen und die Erhebung kinematischer Parameter zur wissenschaftlichen Untersuchung bzw. besseren Differenzierung zwischen Wiederherstellungs- und Kompensationsmechanismen (Levin et al. 2009). Denn kinematische Studien belegen, dass funktionelle Verbesserungen nicht nur als Folge des Wiederherstellens von Funktionsstörungen, sondern ebenso auf dem Entwickeln von Kompensationsstrategien interpretiert werden müssen. Befunde zur Constraint Induced Movement Therapy (CIMT) unterstützen diese These, wobei die Ergebnisse auf einer kleinen Zahl an untersuchten Patienten basieren (Kitago et al. 2013). Im Review folgert die Arbeitsgruppe um Kwakkel, dass die Verbesserungen bei Patienten mit geringer Willküraktivierung von Handgelenks- und Fingerextensoren nach CIMT auf adaptiven Prozessen zur Optimierung der noch intakten Endeffektor beruhen (Kwakkel et al. 2015). Kompensationsstrategien führen zu funktionellen Verbesserungen der Gehfähigkeit, ohne dass sich das Maß der Kraftentwicklung im betroffenen Bein verändert (Buurke et al. 2008), gleiches gilt für Balance und Gewichtsübernahme (van Asseldonk et al. 2006). Mit Verweis auf die Alltagsrelevanz priorisiert Kollen sogar das Verwenden von Kompensationen, wie die Gewichtsverlagerung auf die nicht paretische Seite vor dem Wiederherstellen der Muskelkraft, um Gehfähigkeit zu erreichen (Kollen et al. 2005). Kompensation und Funktionstraining stehen sich häufig antagonistisch gegenüber, da die geschädigte Funktion nicht (mehr) geübt, sondern ersetzt wird. Dies kann aber nicht regelhaft angenommen werden: So bewirkt z. B. der Einsatz einer funktionellen elektronischen Orthese eine Kompensation mangelnder Kraft der Fußheber in der Lokomotionsaktivität, appliziert aber gleichzeitig eine intensive Stimulation mit dem Effekt eines repetitiven Trainings auf Funktionsebene.

Adaptation und Akzeptanz

Unter „Adaptation" definieren die oben zitierten Leitlinien Maßnahmen bei Fähigkeitsstörungen, die über die Kompensation „durch den Einsatz von Hilfsmitteln" hinausgehen, wie Anpassung der „Umweltgegebenheiten wie z. B. Wohnung oder Arbeitsplatz. Ein höheres Ausmaß an Partizipation kann erzielt werden, auch wenn sich der neurologische Befund nicht weiter verbessert. Grundlage dafür sind die durch die Rehabilitation vermittelten Strategien zur Verbesserung der rationalen und emotionalen Akzeptanz bei den Betroffenen, aber auch bei den Bezugspersonen.

Automatisierung

Wird eine zu erlernende Fertigkeit nicht ausreichend automatisiert und damit hinsichtlich des Kraft-, Energie- und Zeitaufwandes nicht hinreichend ökonomisch erbracht, wird sie nicht genutzt und geht nachfolgend gänzlich verloren. Um sich dem Begriff der „Automatisierung" zu nähern, ist es wichtig, zunächst zwischen Lernen und Leistung zu differenzieren: Leistung ist eine kurzfristig abrufbare Fähigkeit, Lernen ist der Prozess der Aneignung von neuen Erfahrungen, Kenntnissen und Fertigkeiten, der zu einer relativ stabilen Verhaltensänderung führt. Automatisierung ist der konsekutive Prozess, der durch Training das Ausführen einer Bewegung oder Handlung ermöglicht, ohne darüber nachzudenken. Viele der Aufgaben, die Menschen durchführen, sind ursprünglich im Speicher des deklarativen Gedächtnisses als verbalisierbare Regeln kodiert, Üben wandelt die deklarativen Fakten in prozedurale Verfahrensregeln um. „Kupplung treten, Gang einlegen, Kupplung langsam kommen lassen; Blinker setzen, Schulterblick, abbiegen" sind verbale Instruktionen, um eine Handlung zu erlernen, die später unbewusst und automatisch abläuft. Motorisches Lernen führt zur Vereinfachung einer Bewegung und Automatisierung. Der Prozess des Vereinfachens beinhaltet das Weglassen unnötiger Bewegungen und die Verringerung des Energieverbrauchs. Beim Erlernen einer neuen Sportart, wie z. B. Ski fahren, wird der Anfänger auch Muskeln anspannen, die für die Bewegung nicht notwendig wären oder zumindest nicht in einem so großen Ausmaß an Kraftgenerierung. Neu bzw. wieder neu zu erlernende Handlungen beanspruchen einen viel größeren Teil der Aufmerksamkeitsressourcen. Durch einen höheren Grad des Automatisierens wird zur Ausführung der Aufgabe weniger Aufmerksamkeit und reduzierte kognitive Anstrengung benötigt. Automatisierung durch repetitives Üben entspricht dem Prinzip des Ökonomisierens im Zentralnervensystem (Fries et al. 2007). Dadurch steht mehr Kapazität für neue Aspekte in der Aufgabe oder für andere, parallel zu erledigende Aufgaben zur Verfügung, wie dem im Alltag notwendigen Dual-Tasking. Bildgebende Verfahren weisen den Effekt der geänderten neuronalen Aktivierungsmuster als Ausdruck eines zunehmenden Grades der Automatisierung nach. Bei Untersuchungen an gesunden Kontrollpersonen zeigte sich, dass im Übungsverlauf die neuronale Aktivität zunehmend von frontalen neokortikalen Strukturen in die Basalganglien, den Thalamus und das Kleinhirn verlagert wird (Floyer-Lea u. Matthews 2004). Erhebungen mit bildgebenden Verfahren zum Aktivierungsmuster bei Hemiparese belegen, dass sich bei den Patienten mit guter funktioneller Restitution die neuronale Aktivierung der im gesunden Zustand aktiven Areale annähert (Nelles et al. 2011).

Generalisierung und Transfer

Der Begriff „Generalisierung" meint, dass vorangegangene Lernerfahrungen auf neue Situationen und Probleme transferiert werden können. Dieser Prozess erfordert „ein Gleichgewicht zwischen Spezifität – zu wissen, wie eine bestimmte Regel anzuwenden ist – und Generalität – zu wissen, wie breit eine bestimmte Regel anzuwenden ist" (Gluck et al. 2011). Die Generalisierung von Bewegungsabläufen beruht auf strukturiertem Lernen (Braun et al. 2010), das aus dem Identifizieren der Kontrollparameter einer Bewegungs- bzw. Aufgabenklasse besteht. Hat ein Mensch einmal Fahrradfahren gelernt, wird er auch auf fremden Fährrädern fahren können, da die motorische Leistung eine sogenannte „Aufgabenklasse" darstellt. Aufgabenklassen zeichnen sich durch spezifische immer wiederkehrende Bewegungsparameter aus. Die Skaggs-Robinson-Kurve stellt den Zusammenhang zwischen Ähnlichkeiten bestimmter Aufgabenklassen dar: Je höher der Verwandtschaftsgrad bestimmter Aufgaben bzw. motorischen Handlungen ist, desto größer ist der Übertrag (Huber 2015). Die bekannteste Transfertheorie basiert auf dem von Thorndike

1901 veröffentlichten „law of identical elements" (Gesetz der identischen Elemente). Dies besagt, dass der Transfereffekt von einer erlernten Aufgabe auf die andere umso größer ist, je ähnlicher beide Aufgaben sind, oder anders ausgedrückt: „je mehr gemeinsame Elemente" die beiden enthalten. Lerneffekte von einer auf eine andere Klasse sind jedoch nicht anzunehmen, dafür existieren zahlreiche wissenschaftliche Belege (Huber 2015).

Transfertests fordern die Leistung in einem anderen Kontext bzw. in einer ähnlichen Aufgabe. An 11.430(!) Probanden wurde geprüft, ob sich die Leistung in kognitiven Tests durch ein vorhergehendes Computertraining verbessern lässt. Die Studienteilnehmer zeigten eine Zunahme der Leistung in den trainierten Aufgaben, aber Transfereffekte existierten nicht (Owen et al. 2010). Eine Reihe von Studien und Reviews belegen, dass viele Verbesserungen z. B. in motorischen Funktionsskalen keine Veränderungen in realen Lebenssituationen wie der tatsächlichen ADL-Fähigkeit bewirken (Kwakkel et al. 2008; Prange et al. 2006; Kollen et al. 2006). So konnte bis heute keine Intervention identifiziert werden, die außerhäusliche Gehfähigkeit verbessert (Barclay et al. 2015). Eine Studie, die Laufbandtraining und Gehen auf dem Boden verglich, kommt zu dem Schluss, dass beide Methoden gleich wirksam sind (De Paul et al. 2015). Diese Ergebnisse werfen die Frage auf, ob eher unter Alltagsbedingungen oder in „künstlicher" Umgebung bzw. im Therapiebereich trainiert werden sollte. Es ist noch nicht abschließend geklärt, in welchem Verhältnis funktionelles Üben, Training von Aktivitäten und Teilhabeleistungen im realen Alltagskontext notwendig sind, um selbstbestimmte Teilhabe zu ermöglichen. Die mit dem Top-down-Modell und in der

Projektarbeit (Fries et al. 2005) gesammelten klinischen Erfahrungen sprechen aber dafür, dass Patienten gelernte Fähigkeit eher und nachhaltiger in den Alltag integrieren können, wenn sie diese ausreichend häufig und intensiv therapeutisch supervidiert im realen Leben trainiert haben.

Nachhaltigkeit

Retentionstests evaluieren, ob eine Leistung auch eine gewisse Zeit nach der Lernphase abrufbar ist. Häufig enthalten Publikationen über neurowissenschaftliche Studien den Hinweis, dass ein Langzeiteffekt bzw. die Nachhaltigkeit der erzielten Ergebnisse in Follow-up-Studien überprüft werden müssen. Daten über Langzeitverläufe liegen derzeit leider in viel zu geringer Anzahl vor.

Das **Clinical Reasoning**, basierend auf den Merkmalen des Patienten und der Erfahrung bzw. dem Wissen des Therapeuten, entscheidet, welches Ziel die Interventionen verfolgen, den **Prozess der Restitution, Kompensation, Adaptation oder Akzeptanz**. Wiedererlernte Fähigkeiten durch diese Prozesse müssen **automatisiert** werden und in vielen Situationen des täglichen Lebens **dauerhaft anwendbar** sein.

2.3
Zielvereinbarungen

„Wer nicht weiß, wo er hin will, darf sich nicht wundern, wenn er ganz woanders ankommt." (Mark Twain).

Zielsetzung als Basis der Rehabilitation

Nicht selten weichen Patienten- und Therapeutenziele voneinander ab. Klassisches Beispiel ist der global geäußerte Wunsch „es soll so werden wie früher" oder „wieder gehen können".

Häufig sehen sich Therapeuten mit unrealistischen Zielen konfrontiert, z. B. wenn Patienten in der chronischen Phase das Ziel formulieren, den stark paretischen Arm wieder vollständig bewegen zu können. Eine mangelnde Awareness, aber auch unterschiedliches Wissen über die neurologische Krankheit führen zu divergierenden oder unrealistischen Zielvorstellungen. Der Zielfindungsprozess kann dann besonders mühsam sein, speziell unter dem Druck limitierter zeitlicher Ressourcen in der eigenen Berufsdisziplin, aber auch und besonders im Hinblick auf interdisziplinäre Teambesprechungen.

Die Notwendigkeit einer einrichtungsinternen Implementierung eines standardisierten Zielsetzungsprozesses liegt auf der Hand, und viele wissenschaftliche Ergebnisse stützen diese These. Ein Review, welches die Gruppe von Schlaganfallpatienten untersuchte, belegt die positiven Effekte von Zielvereinbarungen im Hinblick auf funktionelle Verbesserungen, Performanz, positiven Einfluss auf die Selbstwirksamkeit und das Gefühl des Eingebundenseins in den Rehabilitationsprozess (Sugavanam et al. 2014). Gut definierte Ziele stärken die Arbeitsbeziehung zwischen Therapeuten und Patienten und sorgen für messbare Fortschritte. Wade fordert, dass Zielsetzung eine Kernkompetenz eines jeden Mitglieds des Rehabilitationsteams sein sollte (Wade 2009). Zielsetzung unterstützt den Patienten auch in anderen Belangen: Sie kann Angst reduzieren (McGrath u. Adams 1999) und die Bewältigung der Grenzen von Funktionswiederherstellung fördern (Playford et al. 2009).

Das Setzen und Erreichen von Zielen kann im Lichte des operanten Konditionierens, d. h. des lerntheoretischen Prinzips einer Erfolgsrückkopplungsverstärkung wie beim Shaping (Fries

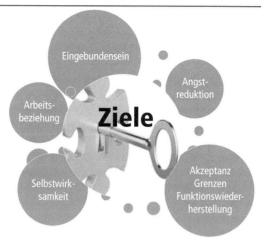

Abb. 2.6: Ein standardisierter Zielsetzungsprozess ist der Schlüssel für erfolgreiche Rehabilitation

et al. 2007), gesehen werden. Der amerikanische Psychologe Skinner entwickelte das Konzept der operanten Konditionierung als sogenannte „Behavioristische Lerntheorie" (behaviour engl.=Verhalten) durch Versuche mit Tauben und Ratten, die auf eine bestimmte Aktion hin, z. B. einen Hebel drücken, mit Essen belohnt oder durch Schmerzreize bestraft wurden.

Die Aktivierung des dopaminergen Belohnungssystems durch Erfolgsmeldung beim Üben in der Therapie verstärkt den Lernerfolg und die Motivation (Spitzer 2007). Das Rückmelden der Zielerreichung spielt daher eine große Rolle in standardisierten Zielsetzungsprozessen, wie dem SMARTAAR-Goal-Prozess (s. u.; Badge et al. 2013).

Nichterreichen von Zielen

Häufig äußern Therapeuten Bedenken bezüglich des emotionalen Wohlbefindens der Patienten, wenn gemeinsam festgelegte Ziele nicht erreicht werden können. Aber weder der Patient noch der Therapeut können die Gesamtheit aller Faktoren voraussehen, die Ziele unerreichbar machen, oder welche Ziele möglicherweise erst zu einem zukünftigen späteren Zeitpunkt erreicht werden können. Therapeuten müssen der herausfordernden Situation gerecht werden, wenn sie zur gleichen Zeit die Hoffnung und Motivation der Patienten aufrecht halten, mit Enttäuschungen umgehen und eine realistische Erwartungshaltung fördern möchten. Das Nichterreichen von Zielen führt nicht zwangsläufig zu Enttäuschung und Frustration, im Gegenteil: Diese therapeutisch begleiteten Erfahrungen helfen, Grenzen zu akzeptieren und sich von unerreichbaren Zielen zu lösen (Scobbie 2013). Ein standardisierter Zielsetzungsprozess stellt somit den Schlüssel für die erfolgreiche teilhabeorientierte Rehabilitation dar **(Abb. 2.6)**.

Wade forderte schon 2009 das Erstellen einer Review-basierten Synthese zum Thema „Zielfindung in der Neurologischen Rehabilitation" auf Grundlage der vorliegenden Evidenz in benachbarten Feldern, wie der Sportwissenschaft, oder in völlig anderen Bereichen, wie der Unternehmensführung. Außerdem betont er die Notwendigkeit von Studien im Feld der Rehabilitationsforschung zur Bestätigung der

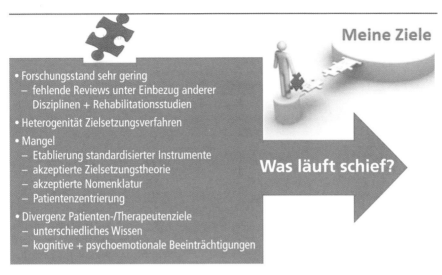

Abb. 2.7: Ursachen der fehlenden Implementierung von standardisierten Zielsetzungsverfahren

These, dass die Erkenntnisse aus anderen Bereichen in die Rehabilitation übertragen werden können – und speziell, ob die Ergebnisse bei der Gruppe von Betroffenen mit kognitiven Defiziten und psychiatrischen Problemen generalisierbar sind (Wade 2009).

Mangelnde Implementation
patientenzentrierter Zielfindung

Die meisten klinischen Praktiker wissen um die Wertigkeit der Zieldefinition und die Effektivität von standardisierten Zielinstrumenten liegt auf der Hand, doch das praktische Umsetzen scheint gebremst und muss angesichts der aktuell vorliegenden Forschungsergebnisse als insuffizient beurteilt werden. So kritisieren die Autoren eines systematischen Reviews die fehlende Implementierung von patientenzentrierten Zielvereinbarungen in der Rehabilitation von Schlaganfallpatienten (Rosewilliam et al. 2011). Die Übersichtsarbeit von Buchholz und Kohlmann fasst zusammen, dass der Forschungsstand zum Thema „Reha-

Ziele" basierend auf empirischer Datenlage in Deutschland als sehr gering einzustufen ist (Buchholz u. Kohlmann 2013). Sie begründen dies mit der mangelnden Etablierung eines als Standard geltenden und akzeptierten Zielerfassungsinstruments. Die Autoren eines anderen Reviews kritisieren ebenfalls die Heterogenität der Zielsetzungsverfahren in der Schlaganfallrehabilitation (Sugavanam et al. 2013). Ein neueres Review aus dem Jahr 2015 stellt die Verbesserungen physischer Defizite durch Zielsetzung infrage, betont aber deren Bedeutung für psychische Outcome-Parameter (Levack et al. 2015). Rosewilliam und Kollegen identifizieren als Gründe für die unzureichende Patientenzentrierung bei der Zielfestlegung eine Inkongruenz zwischen dem Therapeuten und dem Patienten beim Festlegen, Kommunizieren und Festlegen von Zielen sowie den Einfluss von Glaubensüberzeugungen, persönliche (Charakter-)Eigenschaften, Arbeitskultur, den Ansatz/das Interventionsmodell der Einrichtung und die Limitierungen im Wissen auf beiden Seiten (Rosewilliam et al. 2015). Locke und Latham betonen den Mangel an einer akzeptierten universalen Zielsetzungstheorie, dem stünden eine Vielzahl verfügbarer – aber nicht überprüfter – Theorien bezüglich des Konstrukts „Ziel" gegenüber; der Mangel an standardisierter Terminologie erschwert das Herstellen von Evidenz zusätzlich (Locke und Latham 2002). **Abbildung 2.7** stellt die Gründe für die fehlende Implementierung von patientenzentrierter Zielvereinbarungen zusammenfassend dar.

Theoretische Basiszielfindung

Theoretische Basis des Zielfindungsprozesses bildet die Zielfindungstheorie (engl. goal-setting-theory), die Locke und Latham Ende der 1960er-Jahre publizierten und immer wieder in Bezug zur klinischen Umsetzung reflektierten (Locke und Latham 2002). Laut Goal-Setting-Theory führen schwierige und herausfordernde Ziele bis zu einer bestimmten Leistungsobergrenze, im Vergleich zu mittleren oder leicht zu erreichenden Zielen, zu besseren Leistungen; präzise Ziele bewirken, im Vergleich zu allgemeinen oder unspezifischen Zielen (z. B. auf die Instruktion „gib Dein Bestes"), bessere Leistungen.

Methoden

Beim Etablieren formalisierter Zielsetzung in der Rehabilitation können Teams auf systematisch strukturierte Prozesse zurückgreifen, als Beispiele formalisierter Methoden seien hier die Prozesse G-AP, SMARTER und SMARTAAR genannt.

Methode Goal Setting and Action Planning

Bei der Methode „Goal Setting and Action Planning (G-AP) Framework"

(„Zielsetzung und Aktionsplanungsansatz") handelt es sich um einen systematischen, patientenzentrierten Zielsetzungsprozess. Dieser Ansatz wurde von der englischen Ergotherapeutin Leslie Scobbie in der ambulanten wohnortnahen Schlaganfallrehabilitation entwickelt (Scobbie et al. 2013). Die theoretische Basis bilden neben der oben genannten Zielfindungstheorie, die sozial-kognitive Theorie (engl. social cognitive theory) und der prozessorientierte Ansatz (engl. health action process approach). Bestandteile des G-AP sind das Zielgespräch, die Zielfestlegung, die Aktions- und Coping-Planung, die Evaluation und das Feedback. Im Prozess wird die Selbstwirksamkeitserwartung mittels Selbstbeurteilung durch die Patienten eingeschätzt. Als Kernelement enthält der G-AP-Ansatz das gemeinsame antizipatorische Entwickeln von Coping-Strategien des interdisziplinären Reha-Teams gemeinsam mit dem Patienten bei vermuteten Barrieren durch vorab identifizierte Kontextfaktoren.

Methode SMARTER

In australischen Behandlungspfaden zur Aphasie-Therapie wird der SMARTER-Prozess als Methode zur patientenzentrierten Zielsetzung bei Menschen mit Sprachbeeinträchtigung durch eine Hirnverletzung empfohlen (Clinical Centre for Research Excellence in Aphasia Rehabilitation). Über die „Wade'sche" Definition des Akronyms SMARTER hinaus beschreibt die australische Arbeitsgruppe um Hersh und Kollegen SMARTER als strukturierten, in einer multizentrischen Studie evaluierten Zielsetzungsprozess **(Abb. 2.8)** in der Aphasie-Therapie (Hersh et al. 2012; Power 2015).

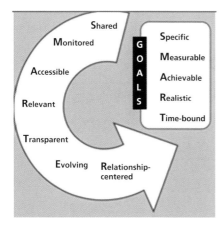

Abb. 2.8: SMARTER-Prozess zur patientenzentrierten Zielsetzung bei Menschen mit Sprachbeeinträchtigung durch eine Hirnverletzung (Hersh et al. 2012)

Methode SMARTAAR Goal Process

Theoretisches Fundament des SMARTAAR Goal Process **(Tab. 2.5)** ist der „Ermöglichungsansatz" (engl. enablement approach). Die Agentur für Klinische Innovation (Agency for Clinical Innovation ACI) in New South Wales NSW, Australien, entwickelte ein im Netz frei zugängliches Zieltrainingsarbeitsbuch, das auf Erfahrungen mit Schädel-Hirn-Verletzten basiert (Badge et al. 2013). Das Arbeitsbuch beschreibt die Strukturierung des Zielsetzungsprozesses und enthält zudem eine Reihe von pragmatischen Hinweisen und Beispielen, um die praktische Umsetzung leichter zu machen. Die Arbeitsgruppe differenziert bezüglich

des Vorgehens zwei Instrumente: informelle und formale Werkzeuge, d. h. standardisierte Assessments.

Zu den informellen Strategien gehört z. B. das Identified Oriented Goal Setting, basierend auf dem Motivational Interviewing, das sich wiederum aus Carl Rogers Ansatz der nondirektiven, klientenzentrierten Gesprächsführung formierte (Miller u. Rollnick 2013). Falls Patienten Schwierigkeiten in der Formulierung von Zielen zeigen, können Fragen helfen: „Wie können Sie wissen, wann es an der Zeit ist, die Reha zu beenden und nicht mehr zu uns zu kommen?", „Was finden Sie schwieriger seit dem Ereignis?", „Was möchten Sie, dass es Ihnen leichter fällt?", „Bitte visualisieren Sie einen ‚idealen Tag'… wie würde dieser Tag aussehen?" (Badge et al. 2013).

Neben den informellen Strategien kommen standardisierte Assessments, wie das Canadian Occupational Performance Measure COPM oder die Goal Attainment Scale, zum Einsatz.

Instrumente

Die folgenden Abschnitte stellen beispielhaft Instrumente und Modelle vor, um die Zielvereinbarungen und -dokumentation zu erleichtern, sie ersetzen nicht die systematische Literatursuche, um einen Überblick über aktuell empfohlene vorhandene Instrumente zu gewinnen (Stevens et al. 2013).

Tab. 2.5: Erweiterung des bekannten Akronyms SMART zum SMARTAAR-Goal-Prozess (nach Badge et al. 2013)

A	*Action:* Plan/Strukturierung der Aktivitäten des Reha-Teams, anderen Diensten des Sozial- und Gesundheitssystems und der Bezugspersonen
A	*Achievement:* Rating/Messen der Zielerreichung; die Autoren des Handbuches betonen die Wichtigkeit, den Fortschritt zu messen, dies scheint ihnen wichtiger als die Frage, welche Skala benutzt wird
R	*Reporting:* Fortschritte innerhalb des Zielsetzungsprozesses müssen berichtet werden, um sicherzustellen, dass die Ziele ihre motivierende Funktion behalten und um das weitere geplante Vorgehen, basierend auf dem Grad der aktuellen Zielerreichung, zu planen

Tab. 2.6: Das RUMBA-Akronym als Instrument für die Zielfestlegung

R	Relevant: kausaler Zusammenhang zwischen formuliertem Ziel und Person
U	Understandable/verständlich: Das Ziel ist nachvollziehbar formuliert
M	Mesurable/messbar: Das Erreichen eines Ziels ist einfach, zuverlässig und wiederholbar messbar
B	Behaviorable: Das Ziel muss durch eine Verhaltensänderung erreichbar sein
A	Achievable/erreichbar: Das Erreichen des Ziels ist realistisch

Instrument RUMBA

Die RUMBA-Regel wurde 1973 von der kalifornischen Medizinischen Gesellschaft entwickelt (Schmidt 2010). Das Akronym „RUMBA" steht dabei für die in **Tabelle 2.6** aufgeführten Parameter.

Tab. 2.7: Das SMART-Akronym als Instrument für die Zielfestlegung

S	Spezifisch/spezifisch, genau
M	Measurable/messbar, überprüfbar
A	Achievable/erreichbar, realistisch
R	Relevant/relevant, für den Patienten bedeutsam
T	Timed/zeitlich geplant und begrenzt

Instrument SMART

Originär stammt der Begriff „Smart" aus dem Bereich des Projektmanagements (Doran 1981), hat aber inzwischen Einzug in viele Bereiche gehalten z. B. in die Mitarbeiterführung und auch in die Rehabilitation. „Smart" kann übersetzt werden mit „schlau", „flink", „gewitzt", SMART steht als Akronym aber auch für die Zielfestlegung (**Tab. 2.7**).

Beispiele für SMART-Ziele könnten lauten: „in 3 Tagen den Weg zur Toilette in 10 Minuten sicher mit einem Stock gehen können" oder „in 1 Woche ohne Hilfe selbstständig den Oberkörper in 45 Minuten bekleiden". Das Formulieren von SMART-Zielen eignet sich aus mehreren Gründen für die Neurogische Reha: Es ist simpel, wenig zeitintensiv und für alle Beteiligten, d. h. Patienten, Bezugspersonen und das Reha-Team, leicht verständlich (Cott und Finch 1990). Koinzident bietet das Arbeiten mit SMART-Zielen Vorteile für den Therapeuten, weil es das zielgerichtete Arbeiten und das Clinical Reasoning im Hinblick auf die prognostische Einschätzung bzgl. funktioneller Verbesserungen schult. Das Formulieren von SMART-Zielen fällt leichter, wenn Patienten über eine ungestörte Krankheitseinsicht und Möglichkeiten zur realistischen Selbsteinschätzung verfügen. SMART-Ziele eignen sich aber auch zur Befähigung, sich mit dem Ereignis oder der Krankheit und möglichen Behinderungsfolgen kognitiv und emotional besser auseinandersetzen zu können, und sind deshalb auch für Patienten mit Awareness-Störungen geeignet. Die Frage, ob Ziele in der Neurologischen Rehabilitation „SMART" (s. u.) sein müssen, wird bis heute kontrovers diskutiert. Wade fordert: „In der Zwischenzeit sollten wir Ziele mit unseren Patienten vereinbaren, die nicht notwendigerweise komplett ‚SMART'sein müssen, und einige Ziele müssen überhaupt nicht SMART sein" (Wade 2009); der Fokus müsse auf einer Performance-Verbesserung, nicht auf Zielerreichung liegen (Locke und Latham 2002).

SMARTERE Ziele

SMART-Ziele können weiter „smarter" spezifiziert werden (Wade 2009). Eine kursorische Literaturrecherche ergab,

Tab. 2.8: Das SMARTER-Akronym als Instrument für die Zielfestlegung (nach Wade 2009)

S	Specific/spezifisch
M	Measurable/messbar
A	Achievable/erreichbar
R	Relevant/relevant
T	Timed/zeitlich terminiert
E	Ethical, exciting, enjoyable, extending, evaluated, engaging, energizing/ethisch, anregend, angenehm, ausgedehnt, bewertet, verpflichtend, antreibend
R	Recorded, reviewed, rewarded, realistic, relevant, resourced, research-based/aufgezeichnet, geprüft, belohnt, realistisch, relevant, mit Ressourcen ausgestattet, forschungsbasiert

dass die Erweiterung um die Buchstaben „E" und „R" bisher nur im angloamerikanischem Sprachgebrauch verwendet werden, dabei stehen die Buchstaben „E" für ethical, exciting, enjoyable, extending, evaluated, engaging, energizing und „R" für recorded, reviewed, rewarded, realistic, relevant, resourced, research-based (**Tab. 2.8**).

Das Akronym SMARTER beziffert ebenfalls einen strukturierten, in einer multizentrischen Studie evaluierten Zielsetzungsprozess in der Aphasie-Therapie (Hersh et al. 2012; Powers 2015; siehe oben und **Abbildung 2.8**).

Instrument Goal Attainment Scale (GAS)

Thomas Kiresuk und Robert Sherman entwickelten die Goal Attainment Scale (1968) für die Evaluation im Bereich der klinischen Psychologie. Aufgrund der guten Responsivität eignet sich die Goal Attainment Scale insbesondere für die Verlaufsmessung. Es handelt sich um ein zuverlässiges, empfindliches und aussagekräftiges Assessment und wird z. B. bei MS-Patienten empfohlen (Rannisto 2015). Sie Skala ist je nach individuellen Patientenzielen

modifizierbar und variabel. Im klinischen Alltag ist die GAS einfach durchführbar und auch für Patienten mit leichten verbalen und/oder kognitiven Einschränkungen gut verständlich. Die fünfstufige Skalierung der GAS reicht von −2 bis +2. Das realistischerweise angestrebte verbal bzw. schriftlich fixierte Ziel kodiert der Interviewer mit 0, ein davon abweichendes etwas schlechteres Ergebnis mit −1 und ein noch entfernteres Ziel mit −2 ; einem Ziel, das besser als das angenommene angestrebte ausfallen könnte, wird +1 zugewiesen, einem sehr viel besseren Outcome + 2.

Aktuell sieht sich die Neurologische Rehabilitation mit einer geringen Anzahl von Daten zum Thema GAS konfrontiert. Beim Einsatz als Messinstrument bei Menschen mit erworbenen Hirnverletzungen ist der Einsatz der GAS durch Mangel an Einsicht, das Leiden unter Komorbidität und psychischen Problemen erschwert (Bouwens et al. 2009) und die weitere kritische rehabilitationswissenschaftliche Auseinandersetzung erforderlich (Krasny-Pacini et al. 2016). Angesichts der geäußerten Einwände und des nicht zu vernachlässigenden Zeitaufwandes sollte der Einsatz der GAS im klinischen Setting kritisch vom gesamten Rehabilitationsteam geprüft werden.

Instrument COPM

Das Canadian Occupational Performance Measure (COPMLaw et al. 1994) eignet sich als betätigungsorientiertes und patientenzentriertes Assessment-Instrument für die Befunderhebung, Therapieplanung und Ergebnisevaluation (George 2002). Das COPM dient dem Erfassen von Tätigkeiten, die eine Person in ihrem täglichen Leben durchführt bzw. vor der Erkrankung regelmäßig bewältigte. Mit Unterstützung der Therapeutin bewertet der Patient das Ausführen der Handlung vor dem Hintergrund der affektiven, kognitiven und physischen Fähigkeiten. Der Einfluss der Umwelt auf die Betätigung und das Rollenverständnis sind relevant. Das kanadische Modell bietet den theoretischen Bezugsrahmen des Instruments: Es definiert „Betätigung" als sinnvolle und zweckgebundene Aktivität in den drei Bereichen Selbstversorgung, Produktivität und Freizeit. Das Modell beleuchtet Zusammenhänge zwischen der Betätigung, der Person und der Umwelt. Im Vordergrund steht die Evaluation der individuellen Patientenziele, daraus resultiert die Therapieplanung. Zum Einsatz des COPM liegen viele Publikationen vor, die eine Empfehlung des COPMs im klinischen Alltag stützen. Der relativ hohe Zeitaufwand sollte allerdings Berücksichtigung beim Beantworten der Frage finden, welches Instrument in der Einrichtung implementiert werden könnte.

Ausblick Zielvereinbarungen

Wie oben ausgeführt, ist ein strukturierter Zielsetzungsprozess noch nicht flächendeckend in der Neurorehabilitation implementiert. Notwendige Schritte dafür sind die theoretische und praktische Auseinandersetzung mit vorhandenen Prozessen und Instrumenten, die Reflexion zugrunde liegender Modelle und psychologischer Prozesse, die Entwicklung eines Leitfadens, die Schulung des Teams, eine Probephase und eine Evaluationsphase.

2.4
Teams

Die neurologische Rehabilitationslandschaft beinhaltet unterschiedliche

Modelle von Teamarbeit: multidisziplinäres, interdisziplinäres und transdisziplinäres Arbeiten. Diese unterscheiden sich weniger in ihrer Struktur als in der Beschaffenheit der Therapie- und Teamprozesse. Personelle Zusammensetzung und zeitliche Dauer von Fallbesprechungen variieren stark, je nach Art des rehabilitativen Settings (Latella 2000; Wood 2003). In der Regel sind folgende Bereiche in einem Neuro-Reha-Team vertreten: Physio-, Ergo- und Sprachtherapie, Neuropsychologie. Im stationären Bereich gehört der Pflegebereich so selbstverständlich dazu wie die Sozialtherapie. Musik-, Kunst-, Tanz- oder Gestaltungstherapie zählen bisher nicht zwingend zum Rehabilitationseam, zunehmend erbringen aber auch diese Professionen Wirksamkeitsnachweise. Diätassistenten, Orthopädietechniker oder Orthoptisten, häufig als externe Ressourcen hinzugezogen, ergänzen das „große" Team in Besprechungen oder Fallkonferenzen. Manche Experten favorisieren die Anwesenheit des Patienten bei Fallkonferenzen (Bühler et al. 2005). Der Bereich „Therapieplanung" erstellt in großen, überwiegend stationären, Abteilungen mit vielen Mitarbeiten Therapiepläne nach formalen bzw. gesetzlichen Vorgaben. Auch in multidisziplinären ambulanten Settings findet die Planung häufig extern, ohne Mitsprache der Therapeuten statt. Anders ist dies in inter- bzw. transdisziplinär organisierten Einrichtungen (s. u.). Auf Basis der Patientenziele und der vorhandenen therapeutischen Ressourcen entscheidet das gesamte Reha-Team gemeinsam, welche Therapieinhalte, in welchem Umfang und Setting zielführend sind.

Multidisziplinäre Teams

In multiprofessionellen Teams verfolgen die Fachbereiche ihre Therapieziele und wählen weitestgehend selbstständig oder in Absprache mit der therapeutischen Leitung Therapieinhalt, Frequenz und Intensität. Hinsichtlich der festgelegten Ziele fungiert der Arzt als Teamleiter mit entsprechender Leitungs- und Koordinierungsfunktion. Das Feststellen und Quantifizieren von Funktionsdefiziten erfolgt in der Regel in den jeweiligen Fachdisziplinen. Durch ein historisch gewachsenes Berufsverständnis bedingt widmen sich Ergotherapeuten in der Regel „Betätigungen", und Physiotherapeuten arbeiten an Verbesserungen von Funktionen und Strukturen. Der lapidare Spruch „Ergo macht Arm, Physio macht Bein" entspricht häufig der Realität. Multidisziplinäres Arbeiten ist gekennzeichnet durch Einhalten (ausgesprochener oder unausgesprochener) Berufsgrenzen. Dadurch können Schwierigkeiten bei der übergeordneten Zielfindung, -formulierung und Priorisierung auftreten.

Interdisziplinäre Teams

Das individuelle Rehabilitationsziel des Patienten bildet die Basis der Entscheidung für Therapieintervention beim interdisziplinären Arbeiten. Das therapeutische Team stimmt gemeinsam Teilziele bzw. Nah- und Fernziele über die Bereichsgrenzen hinweg mit- und aufeinander ab. In der Frühphase kann dies z. B. eine gemeinsame Co-Therapie zum Verbessern des Schluckens sein, die Sprach- und Physiotherapie gemeinsam leisten. Das Abwägen der Gewichtung von Einzel-, Gruppen- oder Selbsttherapie erfolgt im Gesamtteam. Vergleiche zwischen stationären und ambulanten Settings offenbaren mangelndes Berücksichtigen der Interdisziplinarität in der ambulanten Versorgung und Nachsorge; die selektierte Leistungserbringung durch Physio-,

Ergo- und Sprachtherapeuten ist weit entfernt von interdisziplinärer Zusammenarbeit (Barzel et al. 2007; Böhle et al. 2011).

Transdisziplinäre Teams

Der intensive Austausch über Ziel-Priorisierung und Absprachen bezüglich der therapeutischen Interventionen kennzeichnet transdisziplinäres Arbeiten. Es ist geprägt von der Bereitschaft, den „gewöhnlichen" berufsspezifischen Aufgabenbereich zu verlassen. Voraussetzungen für diese Art der Teamarbeit sind freie Gestaltungsmöglichkeiten von Therapieinhalten, -intensitäten und -frequenzen. Offenheit für das gemeinsame therapeutische Vorgehen und das Vertrauen in die Kompetenzen der jeweils anderen Berufsgruppen bilden die Basis des transdisziplinären Arbeitens. Charakteristisch ist die Rolle des Primärtherapeuten, gewählt in Abhängigkeit von den vorrangigen Fähigkeitsstörungen eines Patienten. Er fungiert als Koordinator und Ansprechpartner für die Bezugspersonen, ggf. auch für den Arbeitgeber im Rahmen der beruflichen Wiedereingliederung (Fries et al. 2007). Ebenfalls kennzeichnend sind interdisziplinäre Gruppenangebote, wie z. B. die von Neuropsychologie und Physiotherapie durchgeführte Sturzpräventionsgruppe bei Sturzangst (Fries et al. 2010). Die „Projektarbeit" (Fries et al. 2007) ist herausragendes Beispiel des transdisziplinären Arbeitens im ambulanten Setting: Die Projektgruppe trainiert losgelöst von den üblichen „Behandlungseinheiten" Fertigkeiten und von zwei Therapeuten unterschiedlicher Fachbereiche moderiert wird im Hinblick auf individuelle Teilhabeziele (z. B. „Berufliche Wiedereingliederung", „Mobilität" etc.).

Shared Decision Making

Die Übersetzung des im angloamerikanischen Sprachgebrauch schon seit den 1970er-Jahren etablierten Shared Decision Making (SDM), lautet „geteilte Entscheidungsfindung" (Scheibler 2003). „Partizipative Entscheidungsfindung" (PEF) wird häufig synonym verwendet. SDM steht im Gegensatz zum paternalistischen Verständnis, im dem der Arzt die Rolle des Informationsträgers innehat und die für den Patienten relevanten Entscheidungen trifft. Dieses Modell gründet sich auf die Annahme allgemeingültiger Gesundheitsziele und deren Kongruenz zwischen Arzt und Patient. Das SDM-Modell hingegen ist mit dem Konzept des patientcentredness vergleichbar, das auf einer biopsychosozialen Perspektive basiert. Diese fokussiert das Wahrnehmen des Patienten als Individuum mit dem Ziel einer „therapeutischen Allianz", um die Verantwortung zu teilen (Mead und Bower 2000). SDM umfasst den gesamten Prozess zwischen dem Patienten und dem ärztlich-therapeutisch-pflegenden Team und beinhaltet alle Elemente des Informationsaustausches und der Entscheidungsfindung von der Diagnose bis zur Therapie. Inwieweit der Patient in Informations-und Entscheidungsprozesse einbezogen werden kann, hängt vom Krankheitsereignis und Stadium ab. Es ist wichtig, Bezugspersonen so intensiv wie möglich in das SDM einzubeziehen. Der Patientenwunsch, an Entscheidungen teilzuhaben, fällt höher aus als das tatsächliche Ausmaß der Einbindung – obwohl die wenigen vorhandenen Untersuchungen zum SDM indizieren, dass eine SDM-Strategie zu gesteigerter Patientenzufriedenheit, verbesserten Behandlungsergebnissen und weiteren positiven Effekten wie einer geringeren Inanspruchnahme von Ge-

sundheitsleistungen führt (Scheibler 2003). Ein RCT belegt die Abnahme der Schubrate bei MS-Patienten (Heesen et al. 2012). Bezogen auf die Datenlage in Deutschland steckt die Forschung zum SDM noch in den Kinderschuhen, und es sind nur wenige Studien bekannt, in denen das Konzept des SDM empirisch erfasst wurde. Vor dem Hintergrund des zunehmenden Rationalisierungsbedarfs im Gesundheitswesen ist jedoch ein wachsendes Interesse zu beobachten.

Top-down-Modell

Der Top-down-Ansatz ist ein geeigneter interdisziplinärer Prozess zur patientenzentrierten Zielfindung und Therapieplanung (Fries et al. 2007) (**Abb. 2.9**).

Das Top-down-Modell beschreibt das Vorgehen bei der Anamnesebefragung, Befunderhebung und Therapiegestaltung. Das übergeordnete Ziel liegt im Erreichen einer bestmöglichen Alltagskompetenz. Der Ansatz integriert eine teilhabeorientierte Zielsetzung und eine sehr genaue multifaktorielle Betrachtung aller Kontextfaktoren. Der Therapeut der jeweiligen Disziplin erfasst durch Befragen des Patienten und der Bezugspersonen, was die Teilhabe beeinträchtigt und welche konkreten Schwierigkeiten beim Bewältigen des Alltags auftreten. Ausgehend vom im Team reflektierten und mit dem Patienten festgelegten Teilhabeziel und unter Berücksichtigung der einflussnehmenden hemmenden und fördernden Faktoren werden Aktivitäten im Alltagskontext geübt. Ein „smartes" Teilhabeziel lautet beispielsweise „Sicher in 45 Minuten mit Unterarmgehstütze den Weg mit öffentlichen Verkehrsmitteln zur Arbeitsstelle zurücklegen können". Lokomotionstraining findet unter Berücksichtigung der Prinzipien des motorischen Lernens vorrangig

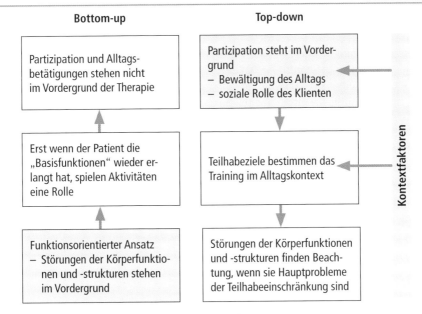

Bottom-up	Top-down
Partizipation und Alltags-betätigungen stehen nicht im Vordergrund der Therapie	Partizipation steht im Vorder-grund – Bewältigung des Alltags – soziale Rolle des Klienten
Erst wenn der Patient die „Basisfunktionen" wieder er-langt hat, spielen Aktivitäten eine Rolle	Teilhabeziele bestimmen das Training im Alltagskontext
Funktionsorientierter Ansatz – Störungen der Körperfunktio-nen und -strukturen stehen im Vordergrund	Störungen der Körperfunktionen und -strukturen finden Beach-tung, wenn sie Hauptprobleme der Teilhabeeinschränkung sind

Kontextfaktoren

Abb. 2.9: Das Top-down-Modell der Neurologischen Rehabilitation

im Alltagskontext statt (Pott 2010). Störungen der Körperfunktion und -struktur finden erst später und nur dann Beachtung, wenn sie Hauptprobleme der Teilhabebeeinträchtigung sind. So vereinbaren der Therapeut und der Patient z.B. ein individuelles Selbsttrainingsprogramm zur Kontrakturprophylaxe, Verbesserung der posturalen Kontrolle usw. Demgegenüber steht in funktionsorientierten Rehabilitationsansätzen bzw. Bottom-up-Ansätzen das Training von Basisfunktionen im Vordergrund mit der inhärenten Annahme, dass sich die Behinderung linear aus der Funktionsstörung erklärt. Janssen und Barucchieri sprechen sich für eine Integration beider Modelle aus, da das lineare Vorgehen nach dem einen oder anderen Ansatz nicht immer zielführend sei. Sie favorisieren eine Befunderhebung, die Teilhabe, Kontextfaktoren, Aktivität und Funktionsstörung, gleichberechtigt – mit dem Wissen der gegenseitigen Wechselwirkungen – nebeneinander stellt (Janssen und Barucchieri 2013).

2.5
Assessments

„Wenn du messen und in Zahlen ausdrücken kannst, wovon du sprichst, weißt du etwas über den Gegenstand. Aber wenn du es nicht messen kannst, sind deine Kenntnisse dürftig und unzulänglich." (William Thomson alias Lord Kelvin, Ingenieur, Mathematiker und Physiker)

In der Rehabilitation müssen alle Komponenten der ICF hinsichtlich ihres Ausmaßes bzw. ihrer Mängel gemessen werden. Der Begriff „Assessment" (von engl. „to assess" = messen) wird für Messinstrumente verwendet. Sie erfassen den Schweregrad einer Einschränkung, das Funktionsniveau oder die Fortschritte im Behandlungsverlauf und überprüfen außerdem Zielvereinbarungen. Ein Assessment, Test oder Fragebogen besteht in der Regel aus einer verschiedenen Anzahl an Items (item, engl. = Aufgabe). Bei der Entwicklung eines Tests oder Fragenbogens spielt das Skalenniveau (Nominal-, Ordinal-, Intervall-, Verhältnisskala) eine wichtige Rolle, das die Möglichkeiten der statistischen Auswertung bestimmt. Fragebögen liegen sowohl in Form der Fremd- als auch Selbsteinschätzung vor. Man unterscheidet generische und spezifische Instrumente. Spezifität kann im Hinblick auf die Diagnose bzw. Erkrankung oder das Alter (Kinder versus Erwachsene) vorliegen. Assessments kommen zu verschiedenen Zeitpunkten im akuten oder chronischen Stadium zum Einsatz. So verwenden Pflegekräfte oder Reha-Teams je nach Früh- versus Spätphase den Frühreha-Barthel-Index (FRB) (Schönle 1995) oder den „herkömmlichen" Barthel (Mahoney und Barthel 1965). Ein Rahmenmodell zum Klassifizieren von Assessments teilt Messinstrumente nach dem Anwendungsziel in die Gruppen Diskrimination, Prognose und Evaluation (Guyatt et al. 1989). Die Zustandsmessung verfolgt die Diskrimination und Prognose, die Verlaufsmessung das Ziel der Evaluation (**Tab. 2.9**).

Tab. 2.9: Rahmenmodell zur Klassifizierung von Assessments nach dem Anwendungsziel (mod. nach Guyatt et. al. 1987)

Form Messung	Anwendungsziel
Zustandsmessung	Diskrimination, z. B. von klinischen Gruppen
Zustandsmessung	Prognose, z. B. des Krankheitsverlaufes/Restitutionsprozesses
Verlaufsmessung	Evaluation, z. B. von Veränderungen

Gütekriterien

Gütekriterien geben an, wie gut sich ein Test oder eine Skala überhaupt für eine bestimmte Fragestellung eignet. Der Entwickler eines Messinstruments bestimmt die Gütekriterien Reliabilität (Zuverlässigkeit) und Validität (Gültigkeit). Diese beiden Gütekriterien beziehen sich auf Messinstrumente zur Zustandsmessung, bei der Verlaufsmessung kommt die Responsivität hinzu (s. o.). Zu den Hauptkriterien kommen weitere, die Nebengütekriterien hinzu. Die Nebengütekriterien Testnormierung, Ökonomie, Nützlichkeit und Fairness spielen in der Praxis eine wichtige Rolle.

Reliabilität als Gütekriterium der Zustandsmessung

Unter Reliabilität versteht man die Genauigkeit, mit der ein Messverfahren misst. Ein Test ist dann reliabel (zuverlässig), wenn er das Merkmal, das er misst, exakt ohne Messfehler misst. Bei der Interraterreliabilität kommen zwei unterschiedliche Untersucher zu einem übereinstimmenden Ergebnis. Objektivität wird häufig als eigenständiges Gütekriterium, aber ebenso auch als Kriterium für diese Interraterreliabilität verstanden. Unter Objektivität versteht man die Unabhängigkeit des Tests in Bezug auf den Testleiter, Testauswerter, den Ort und die Zeit. Man unterscheidet Durchführungs-, Auswertungs- und Interpretationsobjektivität. Um die Objektivität zu gewährleisten, benötigt man ein Manual, das die Durchführung und Auswertung genau beschreibt. Bei der Test-Retest- oder Intraraterreliabilität erhält eine Patientin z. B. zu zwei Testzeitpunkten unter gleichen Bedingungen das gleiche Ergebnis z. B. bei der Messung des passiven Bewegungsausmaßes im

Schultergelenk am Morgen und am Nachmittag.

Validität als Gütekriterium der Zustandsmessung

Unter Validität versteht man die Gültigkeit des Instruments oder anders gesagt, die Übereinstimmung mit dem, was der Test misst und vorgibt zu messen. Ein Test gilt dann als valide (gültig), wenn er das Merkmal, das er messen soll, auch wirklich misst und nicht irgendein anderes. Man unterscheidet Inhalts-, Konstrukt- und Kriteriumsvalidität. Ein Test zur Erfassung der Mobilität ist nicht inhaltsvalide, wenn er nur einen Aspekt wie das Gehen auf Unebenheiten misst und die anderen Aspekte wie den Transfer Sitz-Stand, Gehen in der Ebene etc. nicht erfasst. Dann ist keine Inhaltsvalidität gegeben, da nicht alle Aspekte des zu messenden Konstrukts berücksichtigt werden. Die Inhaltsvalidität beschreibt den sogenannten Repräsentationsschluss, d.h. den Grad der Genauigkeit, mit dem von der Testsituation auf eine reale Situation geschlossen werden kann. Bei einer hohen Inhaltsvalidität stimmen die Anforderung im Test und in der Realität überein. Für die Konstruktvalidität muss man das zu messende Konstrukt genau definieren und die Stimmigkeit mit bestehenden Theorien prüfen. Heute existieren eine Reihe von Testverfahren, mit denen Intelligenz gemessen werden kann; es ergibt aber keinen Sinn, Intelligenz mit der Größe des Kopfumfanges messen zu wollen – anders war dies in der zweiten Hälfte des 19. Jahrhunderts, wo eine positive Beziehung zwischen der Kopfgröße und der Intelligenz beobachtet wurde. Das Maß des Kopfumfanges besitzt also eine geringe Konstruktvalidität im Hinblick auf das Bestimmen der Intelligenz.

Responsivität als Gütekriterium der Verlaufsmessung

Verlaufsmessungen haben die Aufgabe, die Wirksamkeit einer therapeutischen Intervention zu belegen. Das Gütekriterium „Responsivität" beschreibt die Empfindlichkeit eines Tests, um Veränderungen einer Merkmalsausprägung zu erfassen.

Patientenperspektive bei der Assessment-Wahl

Aus zweierlei Gründen ist das Erfassen der Patientenperspektive beim Messen des Reha-Outcomes bedeutsam: Erstens gibt es Divergenzen in der Einschätzung, zweitens entscheidet die subjektive Meinung über Wohlbefinden und Zufriedenheit mit der Rehabilitation. Das Reha-Team schätzt Patienten in der Regel besser ein, da es diese häufig mit einer Referenzgruppe schwerer beeinträchtigter Patienten oder die Fortschritte im Verlauf mit dem Eingangsstatus vergleicht; Wendel und Schenk zu Schweinsberg vermuten „Aggravationen auf Seiten der Betroffenen und Bezugspersonenn ... (und) ... eine zu optimistische Einschätzung der TherapeutInnen" (Wendel und Schenk zu Schweinsberg 2012). Pöppl postuliert die „Möglichkeit des Selbsturteils zunehmend als Methode der Wahl" und beruft sich dabei auf verschiedene Rehabilitationsexperten (Pöppl 2013). Reed schlägt vor, Aktivitäten durch Fremdeinschätzung zu erfassen und bei Teilhabe auf die Selbsteinschätzung zurückzugreifen (Reed 2005). Das Verwenden von Fragebögen, die als Selbst- oder Fremdbeurteilung durch Bezugspersonen oder Therapeuten vorliegen, ermöglicht das Erfassen des Reha-Ergebnisses aus verschiedenen Perspektiven und deckt Diskrepanzen in der Einschätzung auf. Dies formiert einen differenzierteren Blick auf die Ergebnisqualität und dient darüber hinaus einer weiterführenden Auseinandersetzung mit dem Teilhabebegriff. Das Patient Reported Outcome Measurement Information System (PROMIS) entwickelt Instrumente zum standardisierten Bewerten aus der Patientenperspektive (Patient Reported Outcomes, PROs).

Standardisierte Messinstrumente zur Erfassung der Teilhabe

Es gibt eine große Anzahl von Outcome-Messinstrumenten, die zur Teilhabe-Messung in der Neurologischen Rehabilitation eingesetzt werden können. Ein systematisches Review gibt einen Überblick bezüglich der Unterschiede und Hinweise auf die Praktikabilität z. B. im Hinblick auf Item-Anzahl und das Vorliegen einer validierten deutschen Version, denn die große Mehrheit der Messinstrumente wurde in englischer Sprache publiziert (Pott 2015). In originär deutscher Sprache validiert wurden der Index zur Messung der Einschränkungen der Teilhabe IMET (Deck et al. 2015) und der Selbständigkeits-Index für die Neurologische und Geriatrische Rehabilitation SINGER (Gerdes et al. 2012; Pöppl et al. 2015), übersetzt und evaluiert wurden Measure of Participation and Activities Questionnaire IMPACT-S (Schenk zu Schweinsberg et al. 2015), Impact of Partizipation Questionnaire und das World Health Organization Disability Assessment Schedule II WHODAS II (Pösl et al. 2007). Zusätzlich existieren weitere, nicht validierte bzw. publizierte Übersetzungen (Pott 2015). Das Integrieren von standardisierten Teilhabe-Assessments in die Rehabilitation gelingt nur schleppend. Um es zu fazilitieren, sollte die wissenschaftliche Auseinandersetzung verschiedener Berufsgruppen mit Assessments zur Erfassung der Teilhabe fokussiert auf einzelne Domänen stattfinden; z. B. der Ergotherapie mit „Selbstversorgung", Physiotherapie mit „Mobilität", der Neuropsychologie mit „Lernen und Wissensanwendung" etc. Dadurch werden spezifische Parameter der einzelnen Domänen besser beleuchtet und die Operationalisierung gefördert. Eine zunächst berufsgruppeninterne Beschäftigung mit Assessments für spezifische Domänen bzw. untergeordneten Items und der unerlässliche anschließende interdisziplinärere Diskurs über Messinstrumente zur Erfassung der Teilhabe wird das Verständnis von Partizipation vertiefen (Pott 2015).

Akzelerometer für die motorische Rehabilitation

Der Einsatz von Beschleunigungsmessgeräten (Akzelerometer) ist eine weitere Möglichkeit, den objektivierbaren Aspekt von Partizipation in der motorischen Rehabilitation zu dokumentieren. Tragbare Systeme quantifizieren Bewegungseinsatz im realen Lebensumfeld im und außer Haus (Shull et al. 2014; Gebruers et al. 2010). Eine Dokumentation mit Akzelerometern bildet ab, in welchem Ausmaß Aktivitäten ins tägliche Leben integriert werden. Das einrichtungsinterne Dokumentationssystem sollte aber Erfassungsmöglichkeiten subjektiver Aspekte wie Anstrengungsgrad oder Zufriedenheit addieren.

2.6 Zusammenfassung

Neurorehabilitation orientiert sich am biopsychosozialen Modell der Internationalen Klassifikation der Funktionsfähigkeit, Behinderung und Gesundheit. Das Clinical Reasoning begleitet alle Schritte der Prognosestellung, Zielvereinbarung, Therapieplanung, -durchführung und Evaluation. Teilhabe ist ein gesetzlich verankertes Ziel der Rehabilitation. Inter- bzw. transdisziplinäres Arbeiten bietet Vorteile gegenüber multidisziplinären Reha-Strukturen. Im Sinne des Shared-Decision-Making und mittels Top-down-Betrachtung werden der Patient und seine Bezugspersonen in Informations- und Entscheidungsprozesse eingeschlossen. Das Verwenden geeigneter Verfahren und Assessments aller ICF-Komponenten zur Zielformulierung und -evaluation verbessert die Qualität der Rehabilitation.

Literatur

Badge H, Weekers H, Jones B, Strettles B. Goal Training Participant Workbook. 2013. www.aci.health.nsw.gov.au/__data/assets/pdf_file/0014/272210/Rehab_Goal_Training_Workbook.pdf. Abruf am 17.05.2016.

Barclay RE, Stevenson TJ, Poluha W, Ripat J, Nett C, Srikesavan CS. Interventions for improving community ambulation in individuals with stroke. The Cochrane Database of Systematic Reviews, 3, CD010200. 2015. http://doi.org/10.1002/14651858.CD010200.pub2. Abruf am 17.05.2016.

Barzel A, Eisele M, van den Bussche H. Ambulante Versorgung von Schlaganfallpatienten aus der Sicht Hamburger Physio- und Ergotherapeuten. physioscience 2007; 3(4): 161-6.

Böhle E, Heise K-F, Pott C. Kluft zwischen therapeutischem Anspruch und der Versorgungsrealität. neurorehа 2011; 3(03): 129-133. http://doi.org/10.1055/s-0031-1287638.

Bouwens SFM, van Heugten CM, Verhey FRJ. The practical use of goal attainment scaling for people with acquired brain injury who receive cognitive rehabilitation. Clinical Rehabilitation 2009; 23(4): 310–320. http://doi.org/10.1177/0269215508101744.

Braun DA, Mehring C, Wolpert DM. Structure learning in action. Behavioural Brain Research 2010; 206(2): 157-65.

Buchholz I, Kohlmann T. Ziele von Patienten der medizinischen Rehabilitation -– Eine Übersicht zum Forschungsstand in Deutschland. Die Rehabilitation 2013; 52(02): 75-85.

Bundesarbeitsgemeinschaft für Rehabilitation (BAR). ICF-Praxisleitfaden 3: Trägerübergreifende Informationen und Anregungen für die praktische Nutzung der Internationalen Klassifikation der Funktionsfähigkeit, Behinderung und Gesundheit (ICF). Retrieved from http://www.bar-frankfurt.de/fileadmin/dateiliste/publikationen/icf-praxisleitfaeden/downloads/ICF3.pdf. Abruf am 17.05.2016.

Bundesministerium für Arbeit und Soziales; Referat Information, Publikation, Redaktion (Hrsg.). Teilhabebericht der Bundesregierung über die Lebenslagen von Menschen mit Beeinträchtigungen Teilhabe – Beeinträchtigung – Behinderung. Bonn 2013. Unter: www.bmas.de/SharedDocs/Downloads/DE/PDFMeldungen/ 2013-07-31- teilhabebericht.pdf;jsessionid=C0671D9DDCB7384C6AB85E5AEC2E9D3E?__ blob=publicationFile. Abruf am 17.05.2016.

Bühler, H. Grötzbach, P. Frommelt. ICF-basierte Zieldefinition in der Neurorehabilitation. Neurol Rehabil 2005; 11 (4): 204–11.

Buurke JH, Nene AV, Kwakkel G, Erren-Wolters V, Ijzerman MJ, Hermens HJ. Recovery of gait after stroke: what changes? NeurorehabilNeural Repair 2008; 22(6): 676-683.

Cott C, Finch E. Goal-setting in physical therapy practice. Physiother Can 1991 Jan-Feb; 43(1): 19-22.

Deck R, Walther A, Staupendahl A, Katalinic A. Einschränkungen der Teilhabe in der Bevölkerung – Normdaten für den IMET auf der Basis eines Bevölkerungssurveys in Norddeutschland. Die Rehabilitation 2015; 54(06): 402-8.

DePaul VG, Wishart LR, Richardson J, Thabane L, Ma J, Lee TD. Varied overground walking training versus body-weight-supported treadmill training in adults within 1 year of stroke: a randomized controlled trial. Neurorehabil Neural Repair 2015; 29(4): 329-40.

DIMDI. Deutsches Institut für Medizinische Dokumentation und Information (DIMDI). Internationale Klassifikation der

Funktionsfähigkeit, Behinderung und Gesundheit. Köln (2005, Stand Oktober). Unter: www.dimdi.de/dynamic/de/klassi/downloadcenter/icf/endfassung/icf_endfassung-2005-10-01.pdf. Abruf am 17.05.2016.

Doran G. There's a S.M.A.R.T. way to write management's goals and objectives. Management Review 1981; Volume 70, Issue 11(AMA FORUM): 35-36.

Ewert T, Schliehe F. Die Internationale Klassifikation der Funktionsfähigkeit, Behinderung und Gesundheit (ICF) – Aktualisierung der problemorientierten Bestandsaufnahme. Die Rehabilitation 2011; 50(1): 63-4.

Feiler M. Die verschiedenen Formen des klinischen Reasonings im Überblick. In: Feiler M, Schell B. (Eds.). Klinisches Reasoning in der Ergotherapie Überlegungen und Strategien im therapeutischen Handeln. Berlin: Springer 2003.

Floyer-Lea A, Matthews PM. Changing brain networks for visuomotor control with increased movement automaticity. J Neurophysiol 2004; 92(4): 2405-12.

Fries F, Dustmann D, Fischer S, Lojewski N, Ortner K, Petersen C, Pot, C., Rehbeim M,Scholler I. Projektarbeit: Therapeutische Strategien zur Umsetzung von ICF und SGB IX in der ambulanten wohnortnahen neurologischen Rehabilitation zur Verbesserung der Teilhabe am Leben in der Gesellschaft. Neurol Rehabil 2005; 11 (4): 218-26.

Fries W, Freivogel S. Motorische Rehabilitation. In: Frommelt P, Lösslein H. NeuroRehabilitation. Berlin, Heidelberg: Springer 2010:223-66.

Fries W, Lössl H, Wagenhäuser S (Eds.). Teilhaben! Neue Konzepte der NeuroRehabilitation für eine erfolgreiche Rückkehr in Alltag und Beruf. Stuttgart, New York: Thieme 2007.

Fries W, Lojewski N, Pott C. Üben oder Anpassen? In: Fries W, Lössl H, Wagenhäuser S. (Eds.). Teilhaben! Neue Konzepte der NeuroRehabilitation für eine erfolgreiche Rückkehr in Alltag und Beruf. Stuttgart, New York: Thieme 2007.

Gauggel S. Auf dem Weg zu einem einheitlichen Behandlungsansatz. Neurol Rehabil 2007; 13 (2): 90-9.

Gebruers N, Vanroy C, Truijen S, Engelborghs S, De Deyn PP. Monitoring of physical activity after stroke: a systematic review of accelerometry-based measures. Arch Phys Med Rehab 2010; 91(2): 288–97.

George S. Praxishandbuch COPM: Darstellung des COPM und Entwicklung eines Praxisleitfadens zur Durchführung des Interviews in der neurologischen Klinik. Idstein: Schulz-Kirchner 2002.

Gerdes N, Funke U-N, Schüwer U, Themann P, Pfeiffer G, Meffert C. Selbständigkeits-Index für die Neurologische und Geriatrische Rehabilitation (SINGER) – Entwicklung und Validierung eines neuen Assessment-Instruments. Die Rehabilitation 2012; 51(5): 289-9.

Gluck MA, Mercado E, Myers CE. Lernen und Gedächtnis: Vom Gehirn zum Verhalten. Heidelberg: Spektrum Akademischer Verlag 2010.

Grotkamp S, Cibis W, Nüchtern E, Baldus A, Behrens J, Bucher P, … Seger W. Personbezogene Faktoren der ICF. Das Gesundheitswesen 2012; 74(07): 449-58.

Guyatt G, Walter S, Norman G. Measuring change over time: assessing the usefulness of evaluative instruments. J Chronic Dis 1987; 40(2): 171-8.

Heesen C, Kasper J, Schäffler N, Bingel U, Rosenkranz M, Hamann J, Köpke S. Shared Decision Making in der Neurologie – wieso? wann? wie viel? Neurol Rehabil 2012; 18 (4): 207-15.

Hersh D, Worrall L, Howe T, Sherratt S, Davidson B. SMARTER goal setting in aphasia rehabilitation. Aphasiology 2012; 26(2): 220-33.

Huber M. Aufgabenorientierte Therapie. neuroreha 2015; 07(04): 164-7.

Janssen C, Barucchieri L. Top-down und Bottom-up – Es gibt nicht nur den einen Weg. ergopraxis 2013; 6(11/12): 30-37.

Jette AM, Haley SM, Kooyoomjian JT. Are the ICF Activity and Participation dimensions distinct? J Rehabil Med 2003; 35(3): 145-9.

Kiresuk T, Sherman S. Goal attainment scaling: a general method for evaluating comprehensive community mental health programs. Community Ment Health 1968; 1 (4): 443-53.

Kitago T, Liang J, Huang VS, Hayes S, Simon P, Tenteromano L, … Krakauer JW. Improvement after constraint-induced movement therapy: recovery of normal motor control or task-specific compensation? Neurorehabil Neural Repair 2013; 27(2): 99-109.

Klemme B, Siegmann G, Köster J (Eds.). Clinical Reasoning: therapeutische Denkprozesse lernen (2., überarb. und erw. Aufl). Stuttgart: Thieme 2015.

KNGF Clinical Practice Guideline for Physical Therapy in patients with stroke. www.

fysionet-evidencebased.nl/index.php/ kngf-guidelines-in-english. Abruf am 17.05.2016.

Kollen B, van de Port I, Lindeman E, Twisk J, Kwakkel G. Predicting improvement in gait after stroke: a longitudinal prospective study. Stroke 2005; 36(12): 2676-2680.

Krasny-Pacini A, Evans J, Sohlberg MM, Chevignard M. Proposed Criteria for Appraising Goal Attainment Scales Used as Outcome Measures in Rehabilitation Research. Arch Phys Med Rehabil 2016; 97(1): 157-70.

Kwakkel G, Kollen BJ, Krebs HI. Effects of robot-assisted therapy on upper limb recovery after stroke: a systematic review. Neurorehabil Neural Repair 2008; 22(2): 111-21.

Kwakkel G, Veerbeek JM, van Wegen EEH, Wolf SL. Constraint-induced movement therapy after stroke. The Lancet 2015; 14(2): 224-34.

Law M, Polatajko H, Pollock N, McColl MA, Carswell A, Baptiste S. Pilot testing of the Canadian Occupational Performance Measure: clinical and measurement issues. Can J Occup Ther 1994; 61(4): 191-7.

Leitlinie Multiprofessionelle Rehabilitation. unter: www.awmf.org/leitlinien/detail/ll/030-122.html.

Levack WMM, Weatherall M, Hay-Smith EJC, Dean SG, McPherson K, Siegert RJ. Goal setting and strategies to enhance goal pursuit for adults with acquired disability participating in rehabilitation. The Cochrane Database of Systematic Reviews 2015; 7, CD009727. http://doi.org/10.1002/14651858.CD009727.pub2.

Levin MF, Kleim JA, Wolf SL. What Do Motor "Recovery" and "Compensation" Mean in Patients Following Stroke? Neurorehabil Neural Repair 2009; 23(4): 313–319.

Locke EA, Latham GP. Building a practically useful theory of goal setting and task motivation. A 35-year odyssey. Am Psychol 2002; 57(9): 705–17.

Mahoney FI, Barthel DW. Functional Evaluation: The Barthel Index. MD State Med 1965; 14: 61-5.

McGrath JR, Adams L. Patient-Centered Goal Planning: A Systemic Psychological Therapy? Top Stroke Rehabil 1999; 6(2): 43–50. http://doi.org/10.1310/J2G9-UVA8-UE5D-N693.

Mead N, Bower P. Patient-centredness: a conceptual framework and review of the empirical literature. Soc Sci Med 2000; 51(7): 1087-110.

Miller WR, Rollnick S, Brueck R. Motivierende Gesprächsführung. Freiburg im Breisgau: Lambertus, 3., unveränd. Aufl. 2009.

Miller WR, Rollnick S. Motivational Interviewing. Helping People Change. New York, London: The Guilford Press, 3. Aufl. 2013.

Müller R, Geyh S. Lessons learned from different approaches towards classifying personal factors. Disabil Rehabil 2015; 37(5): 430-8.

Nelles G, Jentzen W, Bockisch A, Diener HC. Neural substrates of good and poor recovery after hemiplegic stroke: a serial PET study. Neurol 2011; 258(12): 2168-75.

Nijland, RHM, van Wegen EEH, Harmeling-van der Wel BC, Kwakkel G, EPOS Investigators. Presence of finger extension and shoulder abduction within 72 hours after stroke predicts functional recovery: early prediction of functional outcome after stroke: the EPOS cohort study. Stroke 2010; 41(4): 745-50.

Nordenfelt L. Action theory, disability and ICF. Disabil Rehabil 2003; 25(18): 1075-1079.

Nordenfelt L. On health, ability and activity: comments on some basic notions in the ICF. Disabil Rehabil 2006; 28(23): 1461-5.

Nüchtern E. Personbezogene Faktoren der ICF – ethische Aspekte. Das Gesundheitswesen 2012; 74(08/09): 449-58.

Owen AM, Hampshire A, Grahn JA, Stenton R, Dajani S, Burns AS, Howard RJ, Ballard CG. Putting brain training to the test. Nature 2010; 465(7299): 775-8.

Playford ED, Siegert R, Levack W, Freeman J. Areas of consensus and controversy about goal setting in rehabilitation: a conference report. Clin Rehabil 2009; 23(4): 334–44.

Pöppl D, Deck R, Fries W, Reuther P. Messung von Teilhabe in der wohnortnahen ambulanten Neurorehabilitation – eine Pilotstudie. Fortschr Neurol Psychiatr 2013; 81(10): 570-8.

Pöppl D, Deck R, Gerdes N, Funke U-N, Kringler W, Friedrich N, Kohlmann T, Reuther P Eignung des SINGER als Assessmentinstrument in der ambulanten neurologischen Rehabilitation. Rehabilitation 2015; 54(01): 22-9.

Pösl M, Cieza A, Stucki G. Psychometric properties of the WHODASII in rehabilitation patients. Qual Life Res 2007; 16(9): 1521-31.

Pott C. Stolpersteine überwinden – außerhäusliche Gehfähigkeit erreichen. neuroreha 2010; 2(01): 34-9.

Pott C. Assessments zur Erfassung der Teilhabe in der Neurologischen Rehabilitation. Neurol Rehabil 2015; 21 (3): 117-132.

Power E, Thomas E, Worrall L, Rose M, Togher L, Nickels L, Hersh D, Godeck E, O'Halloran R, Lamont S, O'Connor C, Clarke K. Development and validation of Australian aphasia rehabilitation best practice statements using the RAND/UCLA appropriateness method. BMJ Open 205; 5(7): e007641.

Prange GB, Jannink MJA, Groothuis-Oudshoorn CGM, Hermens HJ, Ijzerman MJ. Systematic review of the effect of robotaided therapy on recovery of the hemiparetic arm after stroke. J Rehabil Res Dev 2006; 43(2): 171-84.

Rannisto M, Rosti-Otajärvi E, Mäntynen A, Koivisto K, Huhtala H, Hämäläinen P. The use of goal attainment scaling in neuropsychological rehabilitation in multiple sclerosis. Disabil Rehabil 2015; 37(21): 1984-91.

Reed GM, Lux JB, Bufka LF, Trask C, Peterson DB, Stark S, Threats T, Jacobson JW, Hawley JA. Operationalizing the International Classification of Functioning, Disability and Health in Clinical Settings. Rehabilitation Psychology, 2005;50(2): 122-31.

Rosewilliam S, Roskell C A, Pandyan AD. A systematic review and synthesis of the quantitative and qualitative evidence behind patient-centred goal setting in stroke rehabilitation. Clinical Rehabilitation 2011; 25(6), 501–14.

Rosewilliam S, Sintler C, Pandyan AD, Skelton J, Roskell CA. Is the practice of goal-setting for patients in acute stroke care patient-centred and what factors influence this? A qualitative study. Clin Rehabil 2015; 30(5): 508-9.

Scheibler, F., Janssen, C. & Pfaff, H. [Shared decision making: an overview of international research literature]. Soz Praventivmed 2003; 48: 11-23.

Schenk zu Schweinsberg E, Lange J, Schucany M, Wendel C. [Participation Following Stroke – Validation of the German Version of IMPACT-S]. Rehabilitation 2015; 54(3): 160-5.

Schmidt S. Das QM-Handbuch. Qualitätsmanagement für die ambulante Pflege. Berlin, Heidelberg: Springer 2. Auflage 2010: 118ff.

Schönle P. Der Frühreha-Barthelindex (FRB) – eine frührehabilitationsorientierte. Erweiterung des Barthelindex. Rehabilitation 1995 May; 34(2): 69-73.

Schuntermann M. Zwölf Jahre ICF – Ein Rückblick auf die Entwicklung und Implementierungsbemühungen. Retrieved from http://www.reha-recht. de/fileadmin/download/foren/c/2013/C6-2013_12_Jahre_ICF.pdf. Abruf am 17.05.2016.

Schuntermann MF. Einführung in die ICF: Grundkurs, Übungen, offene Fragen. Heidelberg: ecomed Medizin 2009

Scobbie L, McLean D, Dixon D, Duncan E, Wyke S. Implementing a framework for goal setting in community based stroke rehabilitation: a process evaluation. BMC Health Services Research 2013; 13: 190.

Scobbie L, Wyke S, Dixon D, Brady M, Dunca E. Theory-Based Approach to Goal Setting. Phys Med Rehab Kuror 2015; 25(03).

Shull PB, Jirattigalachote W, Hunt MA, Cutkosky MR, Delp SL. Quantified self and human movement: a review on the clinical impact of wearable sensing and feedback for gait analysis and intervention. Gait Posture 2014; 40(1): 11-9.

Spitzer M. Lernen: Gehirnforschung und die Schule des Lebens. München: Spektrum Akademischer Verlag 1. Auflage 2007.

Stevens A, Beurskens A, Köke A, van der Weijden T. The use of patient-specific measurement instruments in the process of goal-setting: a systematic review of available instruments and their feasibility. Clin Rehabil 2013; 27(11): 1005-19.

Sugavanam T, Mead G, Bulley C, Donaghy M, van Wijck F. The effects and experiences of goal setting in stroke rehabilitation - a systematic review. Disabil Rehabil 2013; 35(3): 177-90.

Turner-Stokes L, Rose H, Ashford S, Singer B. Patient engagement and satisfaction with goal planning: Impact on outcome from rehabilitation. IJTR 2015; 22(5): 210-6.

van Asseldonk EHF, Buurke JH, Bloem BR, Renzenbrink GJ, Nene AV, van der Helm FCT, van der Kooij H. Disentangling the contribution of the paretic and non-paretic ankle to balance control in stroke patients. Exp Neurol 2006; 201(2): 441-51.

Veerbeek JM, Van Wegen EEH, Harmeling-Van der Wel BC, Kwakkel G, EPOS Investigators. Is accurate prediction of gait in nonambulatory stroke patients possible within 72 hours poststroke? The EPOS study. Neurorehabil Neural Repair 2011; 25(3): 268-74.

Wade DT. Goal setting in rehabilitation: an overview of what, why and how. Clin Rehabil 2009; 23(4): 291-5.

Wendel C, Schenk zu Schweinsberg E. ICF-orientierte klinische Dokumentation und Evaluation in der Neurorehabilitation. 2012; 23 (4): 251-53.

3
OPS-Ziffer 8.552: Therapeutische Pflege durch besonders geschultes Fachpersonal – Was ist das Therapeutische an der Pflege?

SINDY LAUTENSCHLÄGER

3.1
Einleitung

Pflege ist therapeutisch! Es scheint zunächst nichts Neues zu sein, dass Pflege therapeutisch ist, denn schließlich wird der Begriff der therapeutischen Pflege bereits in den Pflegetheorien der 50er Jahre in den USA verwendet (Peplau 1952; Travelbee 1971; Orem 1995). Darüber hinaus ist dieser international Gegenstand quantitativer und qualitativer Untersuchungen (Lautenschläger et al. 2013) und wird geradezu inflationär verwendet. Allerdings zeigen die Forschungsarbeiten keine theoretisch fundierte Definition therapeutischer Pflege auf, sondern nennen lediglich den Begriff (Lautenschläger et al. 2013). Dabei ist unklar, wie therapeutische Pflege definiert werden kann. Was machen Pflegende, wenn sie therapeutisch pflegen? Wie führen sie diese durch? Und was ist das Therapeutische an dieser Pflege?

Diese Fragestellungen spielen aktuell in Deutschland in der neurologisch-neurochirurgischen Pflege eine besonders große Rolle. Nicht zuletzt vor dem Hintergrund, dass therapeutische Pflegeleistungen mit Beginn des Jahres 2005 innerhalb des G-DRG-Systems mit der neurologisch-neurochirurgischen Komplexbehandlung abgerechnet werden können (Hagen et al.

2007; DIMDI 2016). Die neurologisch-neurochirurgische Komplexbehandlung besteht aus fünf Mindestmerkmalen. Eines dieser Mindestmerkmale ist die Durchführung aktivierend-therapeutischer Pflege durch besonders geschultes Fachpersonal. Alle genannten Mindestmerkmale müssen erfüllt sein, damit die Komplexbehandlung vergütet werden kann. In diesem Zusammenhang sind unter anderem therapeutische Leistungen von Pflegenden zu erbringen und zu dokumentieren (Wallesch 2009). Die in Deutschland bereits vorliegenden Leistungskataloge zur Dokumentation therapeutischer Pflege wurden bisher auf Grundlage praxisbasierten Wissens entwickelt und in die Versorgungspraxis implementiert. Folgende Leistungskataloge liegen vor:

– Klassifikation therapeutischer Leistungen in der medizinischen Rehabilitation (KTL) (Deutsche Rentenversicherung 2007)
– Katalog über zentrale Inhalte der Rehabilitationspflege in der neurologischen Frührehabilitation (FRP-Katalog) (Arbeitsgemeinschaft neurologische Frührehabilitationspflege [AGnFP 2011])
– Katalog therapeutischer Pflege (KtP) (Arbeitskreis neurologischer Kliniken in Bayern und Thüringen 2007)

– Asklepios Katalog für pflegetherapeutische Leistungen (AKpL) (Arbeitsgruppe Neurologische Frührehabilitation der Asklepios Kliniken
2010)
– Elzacher Konzept und Leistungskatalog über therapeutische Leistungen in der Pflege (Himaj et al. 2011)

In den Leistungskatalogen therapeutischer Pflege wird nicht definiert,
was unter therapeutischer Pflege zu
verstehen ist (Lautenschläger et al.
2013). Aufgrund dessen besteht sowohl bei den Kostenträgern als auch
in der Praxis Unklarheit darüber, was
mit dem Begriff der therapeutischen
Pflege gemeint ist (Himaj et al. 2011).
Das Kapitel zeigt auf, welche Merkmale therapeutischer Pflege anhand einer
systematischen Literaturanalyse identifiziert und auf Grundlage von teilnehmenden Beobachtungen pflegerischer
Praxis entwickelt werden können (Girtler 2001; Lamnek 2005). Zuerst werden
bestehende Begriffe wie Rehabilitation, Therapie und Pflege definiert. Des
Weiteren werden die Ergebnisse der
Literaturanalysen zum Begriff „therapeutische Pflege" vorgestellt. Die
existierenden therapeutischen Leistungskataloge wurden hinsichtlich der
aufgelisteten Handlungen untersucht
und verglichen. Aus diesen ist ersichtlich, welche Handlungen Pflegende in
der neurologischen (Früh-)Rehabili-
tation dokumentieren können. Da die
Kataloge auf Praxiswissen basieren,
kann jedoch nicht davon ausgegangen
werden, dass die darin aufgeführten
therapeutischen Aspekte in der Praxis
umgesetzt werden, sodass die Kataloge nur einen Anhaltspunkt über mögliche Interventionen in diesem Bereich
geben können. Werden teilnehmende
Beobachtungen pflegerischer Praxis
in wissenschaftlichen Untersuchungen eingesetzt, können die in den Ka-

talogen gelisteten Handlungen verifiziert oder falsifiziert werden. Dieses
methodische Vorgehen ermöglicht zu
erfassen, wie therapeutische Pflege
durchgeführt wird, was das Therapeutische an der Pflege ist, und trägt somit
zur Weiterentwicklung des therapeutischen Pflegebegriffs bei. In diesem Kapitel werden exemplarisch Ausschnitte
aus zwei teilnehmenden Beobachtungen dargestellt und es wird aufgezeigt,
wie anhand dieser Beobachtungen
Merkmale therapeutischer Pflege herausgearbeitet werden können. Weiterhin wird aufgezeigt, wie therapeutische
Pflege im klinischen Setting umgesetzt
werden kann. Die Beobachtungen der
nachfolgenden Fallbeispiele beziehen
sich auf die neurologische Rehabili-
tationsphase C und stehen in Zusammenhang mit einer Forschungsstudie
(Deutsches Register Klinischer Studien
(DRKS) Registrierungsnummer: UTN
U1111-1122-0051), mit der eine Theorie zur therapeutischen Pflege in der
neurologischen (Früh-)Rehabilitation
entwickelt wurde.

3.2
Begriffsdefinitionen

Ausgangspunkt, um sich dem Begriff
„therapeutische Pflege" in der neurologischen (Früh-)Rehabilitation zu
nähern, ist die Definition der Begriffe
Rehabilitation, Therapie und Pflege.
Bestehende Definitionen können hierfür erste Merkmale und Ansatzpunkte
therapeutischer Pflege aufzeigen.

Was ist Rehabilitation?

Der Begriff Rehabilitation kann mit
den lateinischen Wörtern „re" = zurück
und „habilis" = tauglich brauchbar und
kompetent in Verbindung gebracht
werden. Rehabilitation behinderter

Menschen kann als Prozess verstanden werden, der darauf abzielt, beeinträchtigte Menschen zu befähigen, einen optimalen Grad an körperlicher, geistiger, psychischer und sozialer Funktionalität zu erreichen. Rehabilitation stellt behinderten Menschen die Hilfsmittel zur Verfügung, die sie benötigen, um Unabhängigkeit und Selbstbestimmung zu erlangen (WHO 2014). Da Pflegende Teil des therapeutischen Teams in der Rehabilitation sind, trifft diese Definition auch auf sie zu. Das bedeutet, dass Pflegende in der Rehabilitation an dem zielorientierten Prozess teilhaben, um gemeinsam mit dem Rehabilitanden das Rehabilitationsziel zu erreichen. Anhand dieser Definition kann die Zielorientierung als Merkmal von Pflege in der Rehabilitation abgeleitet werden.

Was ist Therapie?

Etymologisch stammt der Begriff Therapie aus dem Griechischen und wurde im 18. Jahrhundert als Terminus den Wörtern θεραπεια (therapeia) und θεραπευω (Therapeut) entlehnt (Drosdowski 1997; Seebold 2002). θεραπεια (therapeia) wird übersetzt mit Pflege der Kranken, Wartung des Körpers, Heilung und Dienstleistung. Die Pflege der Kranken wird von den Therapeuten durchgeführt. Der Begriff θεραπευω (Therapeut) wird vom Griechischen ins Deutsche übersetzt mit Diener, der Aufwartende, Wärter und Pfleger (Pape 1954; Kassühlke 1997). Im Wahrig Fremdwörterlexikon werden die Berufsgruppen Arzt, Physiotherapeut, Psychotherapeut und Pfleger unter dem Begriff Therapeut subsumiert (Wahrig-Burfeind 2007). Laut dem „Wörterbuch" ist Therapie eine Heilbehandlung, die zielgerichtet erfolgt (Meyers Grosses Universallexikon 1986). Der etymologischen Herkunft zufolge ist Pflege Therapie. Dass der Begriff „therapeutische Pflege" in der Literatur als nahezu selbstverständlich verwendet wird, verwundert vor dem Hintergrund der etymologischen Herkunft des Begriffs Therapie nicht mehr. Zielorientierung wird hier als Merkmal von Therapie dargestellt, und da Pflege etymologisch gesehen therapeutisch ist, sollte die Durchführung pflegerischer Handlungen zielgerichtet sein.

Was ist Pflege?

Die erste und größte internationale Organisation für Pflegende ist das International Council of Nursing (ICN), das Pflege wie folgt definiert: „Pflege umfasst die eigenverantwortliche Versorgung und Betreuung, allein oder in Kooperation mit anderen Berufsangehörigen, von Menschen aller Altersgruppen, von Familien oder Lebensgemeinschaften sowie von Gruppen und sozialen Gemeinschaften, ob krank oder gesund, in allen Lebenssituationen. Pflege schließt die Förderung der Gesundheit, Verhütung von Krankheiten und die Versorgung und Betreuung kranker, behinderter und sterbender Menschen ein. Weitere Schlüsselaufgaben der Pflege sind die Wahrnehmung der Interessen und Bedürfnisse, Förderung einer sicheren Umgebung, Forschung, Mitwirkung in der Gestaltung der Gesundheitspolitik sowie im Management des Gesundheitswesens und in der Bildung" (ICN 2010).

Anhand dieser Definitionen lässt sich mit Bezug auf den Indikationsbereich der Rehabilitation ableiten, dass Pflege therapeutisch ist, wenn sie sich am Rehabilitationsziel ausrichtet, zielgerichtet erfolgt und sich an den Bedürfnissen der Rehabilitanden orientiert. Die Definitionen liefern damit zwar erste Merkmale therapeutischer

Pflege, aber es bleibt weiterhin unklar, was Pflegende in der neurologischen (Früh-)Rehabilitation machen, wie sie Pflege durchführen und was das Therapeutische daran ist.

3.3
Forschungsstand zum Begriff „therapeutische Pflege"

Eine systematische Literaturübersicht (Lautenschläger et al. 2013) zeigt, dass der Begriff „therapeutische Pflege" zwar in zahlreichen Publikationen verwendet wird, dass aber bisher nur wenige empirische Untersuchungen vorliegen, die ihn definieren. Das Ziel des Reviews bestand darin, nach Definitionen zur therapeutischen Pflege zu recherchieren und Beschreibungen zu identifizieren, die charakterisieren, wie therapeutische Pflege durchgeführt wird und was das Therapeutische an diesen Handlungen ist. Das Ergebnis der Literaturanalyse zeigt auf, dass lediglich in zwei Artikeln der Begriff definiert wurde. Jedoch handelt es sich bei diesen Artikeln nicht um empirische Untersuchungen, sondern die Ergebnisse der Publikationen beruhen auf Expertenmeinungen erfahrener Praktiker und einzelner Pflegewissenschaftler. Neben diesen beiden Artikeln wurden in das Review weitere Studien und Theorien eingeschlossen, die zwar keine Begriffsdefinition aufführen, aber dennoch Merkmale therapeutischer Pflege benennen, wie kommunikative Fähigkeiten, Beobachtungs- und Entscheidungsfähigkeiten, die Fähigkeit zur kritischen Reflexion sowie eine entsprechende Einstellung zur Rehabilitation (Lautenschläger et al. 2013). Neben der Ziel- und Patientenorientierung, die anhand der Begriffsdefinitionen im Abschnitt 3.2 aufgezeigt werden, sind dies Merkmale

therapeutischer Pflege, die Voraussetzungen zur Durchführung therapeutischer Pflege darstellen. Aufgaben und Ziele von Pflegenden sind insbesondere die Aufrechterhaltung und Integration erworbener Fähigkeiten in den Alltag sowie die Informationsweitergabe über den Entwicklungszustand des Patienten an das Team und die Angehörigen des Betroffenen (Lautenschläger et al. 2013). Auch wenn das Review Merkmale therapeutischer Pflege identifizieren konnte, wird auch mit diesem nicht die Frage beantwortet, wie therapeutische Pflege durchgeführt wird und was das Therapeutische an dieser ist. Dieser Umstand wird bereits von O'Conner (1993) kritisiert, was deutlich macht, dass Dissonanzen in Bezug auf den Begriff der therapeutischen Pflege nicht nur in Deutschland, sondern auch international vorherrschen. Darüber hinaus ist anzumerken, dass die in das Review einbezogenen Primärpublikationen aus unterschiedlichen Fach- und Indikationsbereichen der Pflege stammten. Aus diesem Grund bleibt fraglich, inwiefern die Ergebnisse aus dem Originalkontext in den Zielkontext, d. h. auf das deutsche Rehabilitationswesen, insbesondere das Setting „neurologische Rehabilitation", übertragbar sind (Lautenschläger et al. 2013).

3.4
Therapeutische Leistungskataloge

In der Kapiteleinführung wurde darauf verwiesen, dass bereits einige therapeutische Leistungskataloge publiziert wurden. Ebenso wurde erwähnt, dass in den Katalogen therapeutische Pflegeleistungen aufgelistet sind. Wenngleich der Begriff therapeutische Pflege nicht in diesen Katalogen definiert wird, geht hervor, welche pflegeri-

Tab 3.1: Pflegetherapeutische Leistungen im Elzacher Konzept und Leistungskatalog der therapeutischen Pflege in der neurologischen (Früh-)Rehabilitation Phase B und C (Himaj et al. 2011)

Training der Körperpflege	TP16 Gehübungen
TP1 Waschtraining komplett	TP17 Stehübungen
TP2 Waschtraining inkomplett	TP18 Bewegungstrainer
TP3 Duschen oder Baden	**Kognitive und emotionale Aktivitäten**
TP4 Persönliche Pflege	TP19 Orientierungstraining
TP5 Stimulierende Mundpflege	TP20 Gedächtnistraining
TP6 Mundpflege	TP21 situative Krisenintervention
TP7 An-/Ausziehtraining	TP22 Motivation und Antrieb
TP8 Kontinenztraining	TP23 Affektregulation
TP9 Toilettentraining	TP24 Absaugen
Ernährung	TP25 Versorgung von Patienten mit Trachealkanüle/-Entwöhnung
TP10 Esstraining bei Kau-/Schluckstörung	TP26 Trachealkanülenwechsel
TP11 Esstraining ohne Kau-/Schluckstörung	TP27 Management bei Isolierung infolge Besiedlung multiresistenter Keime
Therapeutische Positionierung (Lagerung) und Mobilität	TP28 Wahrnehmungstraining
TP12 Mobilisation	TP29 Kommunikationstraining
TP13 Therapeutische Positionierung	TP30 Angehörigenberatung/-schulung, Pflegeüberleitung
TP14 Therapeutischer Transfer	TP31 Dokumentationszeiten
TP15 Sturzprophylaxe	

schen Leistungen in der neurologisch-neurochirurgischen (Früh-)Rehabilitation erbracht werden. Im Vergleich der einzelnen therapeutischen Leistungskataloge differieren diese hinsichtlich der gelisteten therapeutischen Pflegehandlungen nur gering. KtP und AKpL unterscheiden sich vor allem durch die ihnen zugrunde liegende Pflegetheorie nach Orem (1995) vom Elzacher Konzept und Leistungskatalog zur therapeutischen Pflege. Sowohl der KtP als auch der AKpL verlangen mit Bezug auf Orem (1995) eine zusätzliche Entscheidung, ob die pflegerische Handlung vollkompensatorisch, teilkompensatorisch oder anleitend-unterstützend durchgeführt wird. Im KTL, FRP-Katalog und im Elzacher Konzept und Leistungskatalog wird diese Differenzierung nicht vorgenommen. Exemplarisch werden die therapeutischen Pflegehandlungen des Elzacher-Konzept und Leistungskatalogs vorgestellt (Himaj et al. 2011) **(Tab. 3.1)**.

3.5
Analyse eines Fallbeispiels

Anhand der systematischen Literaturrecherche über bestehende Definitionen zum Begriff Rehabilitation, Pflege und Therapie konnten erste Merkmale therapeutischer Pflege aufgezeigt werden (Lautenschläger et al. 2013). Um zu erfahren, wie pflegerische Handlungen durchgeführt werden und ob die Merkmale therapeutischer Pflege aus Literaturanalysen auf die neurologische (Früh-)Rehabilitation übertragbar sind, stellt die Methode der Beobachtung von pflegerischen Handlungssituationen eine mögliche Vorgehensweise dar. Die Anwendung der Beobachtung als methodisches Vorgehen ermöglicht es herauszuarbeiten, wie Pflegende zielgerichtet und bedürfnisorientiert an der Erreichung des Rehabilitationsziels arbeiten, also wie sie therapeutisch oder nicht therapeutisch arbeiten. Anhand von zwei in der neurologischen Rehabilitation beobachteten Fallbeispielen wird gezeigt, wie diese analysiert und Merkmale therapeutischer Pflege herausgearbeitet werden können. Vor der Darstellung der Fallbeispiele wird zunächst die Durchführung der Beobachtungen skizziert.

Durchführung der Beobachtung

Die Beobachtungen erfolgten während regulärer Frühdienste mit zwei Pflegekräften. Die Forscherin arbeitete mit diesen zusammen und beobachtete sie bei der Durchführung ihrer Handlungen. Nach einer Handlungssequenz, zum Beispiel dem Waschtraining, wurden Notizen über die Handlungsdurchführung angefertigt. Diese wurden nur in der Abteilung durchgeführt, wenn es die Handlungsabläufe der Pflegekraft nicht behinderte, beispielsweise wenn diese selbst im Anschluss an die Behandlung ihre Dokumentation vornahmen. War die Situation nicht angemessen, erfolgten die Aufzeichnungen auch erst nach dem Verlassen der Station der Rehabilitationseinrichtung. Die Mitschriften über die Handlungsdurchführung dienten als Grundlage zum Anfertigen von Beobachtungs-

protokollen, die ohne Wertung in Berichtform verfasst wurden. Diese wurden anschließend einer umfassenden Analyse unterzogen. Der Analyseprozess wird nach der Darstellung der Fallbeispiele beschrieben.

Fallbeispiel

Herr S. wurde mit folgenden Diagnosen in die Abteilung der Frührehabilitation verlegt:

- Hypertensive intrakranielle Blutung (ICB) rechts und links mit Ventrikelbereich (ICD-10: I62.9)
- Hirnödem (ICD-10: G93.6)
- Ausbildung eines passageren Hydrocephalus (ICD-10: G91.9)
- Zustand nach Anlage zweier externer Ventrikeldrainagen (ICD-10: Z98.2)
- PEG-Anlage (ICD-10: Z93.1)
- Arterielle Hypertonie (ICD-10: I10.90)
- Persistierende schlaffe Hemiparese und Hemiplegie links (ICD-10: G81.0)
- Apraxie (ICD-10: R48.2)
- Aphasie (ICD-10: R47.0)

Seit der 10. Behandlungswoche zeichnen sich Veränderungen insbesondere auf der motorischen Ebene ab. Herr S. kann sich mit minimaler Unterstützung einer Pflegekraft im Bett aus einer liegenden in eine sitzende Position bewegen. Mit taktiler Unterstützung einer Pflegekraft kommt Herr S. in den Stand und kann sich durch das Halten an einem Bettgitter etwa eine Minute in der Position halten. Ein selbstständiger Transfer vom Stand in den Rollstuhl ist noch nicht möglich, da er das betroffene linke Bein nicht eigenständig setzen kann. Die posturale Kontrolle des Rumpfes ist ausreichend, und Herr S. schafft es bereits, 45 Minuten im Rollstuhl zu sitzen. Beim Be- und Entkleiden sowie bei der Körperpflege ist Herr S. in der Lage, geführte und verbal instruierte Handlungen auszuführen. Dabei benötigt er eine reizarme Umgebung und klare Anweisungen.

Im Folgenden werden zwei Beobachtungssituationen des gleichen Patienten durch zwei verschieden agierende Pflegekräfte beschrieben. Es handelt sich dabei um Beobachtungen während des Waschtrainings. Nach Vorstellung dieser Handlungssituationen werden beide Fallbeispiele analysiert und Unterschiede im Hinblick auf die therapeutischen Elemente einer pflegerischen Handlung aufgezeigt.

Pflegerische Handlungssituation Pflegekraft 1

Die Pflegende sitzt neben dem Bett auf einem Stuhl … und zieht dem Patienten einen Waschlappen über seine rechte Hand. Während sie ihm den Waschlappen über seine Hand zieht, dreht der Patient seinen Kopf und schaut auf seine rechte Hand. Jetzt schaut sie ihn an und fordert ihn auf, sich sein Gesicht zu waschen. Die Pflegekraft wartet einige Sekunden ab und schaut den Patienten weiter an. Dieser schaut den Waschlappen an und dreht seine Hand mit dem Waschlappen hin und her. Sein Gesicht wäscht er sich nicht. Sie fordert ihn jetzt erneut auf, sich sein Gesicht zu waschen. Auch daraufhin schaut der Patient weiter auf seine rechte Hand und dreht diese mit dem Waschlappen hin und her. Die Pflegekraft nimmt jetzt die Hand des Patienten und unterstützt seinen Arm mit einer Hand am Ellbogen und führt seinen Arm zu seinem Gesicht, bis der Waschlappen seine rechte Wange berührt. Sie fordert ihn nun auf, sich den Schlafsand aus seinen Augen zu waschen. Daraufhin beginnt der Patient, sich sein Gesicht zu waschen.

Pflegerische Handlungssituation Pflegekraft 2

Die Pflegende steht neben dem Bett des Rehabilitanden. Sie greift nach dem Waschlappen, der sich in der Waschschale auf dem Nachtisch befindet, und wäscht das Gesicht des Rehabilitanden. Dieser verzieht sein Gesicht und dreht seinen Kopf von der Pflegenden weg. Die Pflegekraft schaut den Patienten an, legt dann den Waschlappen weg und trocknet sein Gesicht ab. Sie spricht nicht mit dem Rehabilitanden. Auch beim Abtrocknen wendet der Patient sei-

nen Kopf ab und dreht ihn von der Pflegenden weg. Daraufhin nimmt die Pflegekraft erneut den Waschlappen und beginnt seinen Oberkörper zu waschen. In dem Moment, wo sie beginnt seinen Oberkörper zu waschen, nimmt der Patient seine rechte Hand und streicht mit flacher Hand über seinen Oberkörper. Die Pflegekraft fasst den Patienten am Handgelenk an und legt seine Hand auf das Bett. Dabei wäscht sie weiter seinen Oberkörper. Sie spricht dabei nicht mit dem Patienten. Daraufhin legt sie den Waschlappen in die Waschschale und beginnt seinen Oberkörper abzutrocknen. In dem Augenblick nimmt der Patient wieder seine rechte Hand und streicht mit flacher Hand über seinen Oberkörper. Die Pflegekraft entgegnet: „Herr S., so wird das nichts, ich muss Sie doch waschen." Während sie spricht, fasst sie erneut den Patienten am Handgelenk an und legt seine Hand auf das Bett und trocknet ihn weiter ab.

Analyse der pflegerischen Handlungssituationen

In der Forschungsstudie kam das Verfahren der Grounded Theory nach Glaser und Strauss (1967) zur Anwendung Das Verfahren intendiert, eine Theorie zu entwickeln, die objektiv und generalisierbar ist und getestet werden kann. Zur systematischen Entwicklung einer Theorie wenden Glaser und Strauss (1967) die Methode des kontinuierlichen Vergleichens an, die sich in vier Phasen gliedert (Glaser u. Strauss 1967):

1. Vergleich von Vorkommnissen
2. Integration der Kategorien und ihrer Eigenschaften
3. Begrenzung der Theorie und
4. Abfassen der Theorie.

In Bezug auf die hier vorgestellten Fallbeispiele pflegerischer Handlungssituationen wird lediglich die erste Phase dieser Analysemethode vorgestellt. Die weiteren Schritte des methodischen Vorgehens werden erst nach

Tab 3.2: Analyse: pflegerische Handlungssituation 1

Beobachtung	Kode	Kategorie
Die Pflegende sitzt neben dem Bett auf einem Stuhl … und zieht dem Patienten einen Waschlappen über seine rechte Hand.	zieht dem Patienten einen Waschlappen über seine rechte Hand	Waschtraining
Während sie ihm den Waschlappen über seine Hand zieht, dreht der Patient seinen Kopf und schaut auf seine rechte Hand. Jetzt schaut sie ihn an …	schaut ihn an	Beobachtung / Wahrnehmung
… und fordert ihn auf, sich sein Gesicht zu waschen.	fordert auf, das Gesicht zu waschen	Kommunikation (verbal)
Die Pflegekraft wartet einige Sekunden ab und schaut den Patienten weiter an. Dieser schaut den Waschlappen an und dreht seine Hand mit dem Waschlappen hin und her. Sein Gesicht wäscht er sich nicht.	wartet einige Sekunden ab	Beobachtung / Wahrnehmung
Sie fordert ihn jetzt erneut auf, sich sein Gesicht zu waschen.	erneutes Auffordern, das Gesicht zu waschen	Kommunikation (verbal)
Auch daraufhin schaut der Patient weiter auf seine rechte Hand und dreht diese mit dem Waschlappen hin und her.	schaut den Patienten an	Beobachtung/ Wahrnehmung
Die Pflegekraft nimmt jetzt die Hand des Patienten und unterstützt seinen Arm mit einer Hand am Ellbogen und führt seinen Arm zu seinem Gesicht, bis der Waschlappen seine rechte Wange berührt.	führt den Arm zum Gesicht	Kommunikation (nonverbal)
Sie fordert ihn nun auf, sich den Schlafsand aus seinen Augen zu waschen.	fordert auf, sich den Schlafsand aus den Augen zu waschen	Kommunikation (verbal)
Daraufhin beginnt der Patient, sich sein Gesicht zu waschen.	beginnt sich zu waschen	Beobachtung/ Wahrnehmung

und nach im Forschungsverlauf einbezogen, wenn eine Reihe von Beobachtungen analysiert, Kategorien entwickelt und miteinander verglichen wurden sowie eingeschätzt werden kann, welche Ergebnisse in die Erhebung einbezogen und welche verworfen werden können.

■ *Vergleich von Vorkommnissen*
Zuerst werden die zugrunde liegenden Beobachtungsprotokolle, hier die dargestellten pflegerischen Handlungssituationen, Zeile für Zeile analysiert. Für jedes neue Vorkommnis wird ein Kode zugeordnet. Diese Kodes stellen keine Interpretationen dar, sondern werden textgetreu formuliert. Anschließend werden die entwickelten Kodes miteinander verglichen. Durch den Vergleich werden Eigenschaften der Kodes deutlich. Kodes, die Gemeinsamkeiten aufzeigen, können in einer Kategorie zusammengeführt werden (Glaser u. Strauss 1967). Die Kodes und Kategorien, die in der Analyse der dargestellten pflegerischen Handlungssituationen entwickelt wurden, werden in den **Tabellen 3.2** und **3.3** dargestellt.

Tab. 3.3: Analyse: pflegerische Handlungssituation 2

Beobachtung	Kode	Kategorie
Die Pflegende steht neben dem Bett des Rehabilitanden. Sie greift nach dem Waschlappen, der in der Waschschale, die auf dem Nachtisch vor ihr steht, und wäscht das Gesicht des Rehabilitanden.	wäscht das Gesicht	Waschen
Dieser verzieht sein Gesicht und dreht es leicht von der Pflegenden weg. Die Pflegekraft schaut den Patienten an, legt dann den Waschlappen weg …	schaut ihn an	Beobachtung/ Wahrnehmung
… und trocknet sein Gesicht ab.	trocknet das Gesicht ab	Waschen
Sie spricht nicht mit dem Rehabilitanden. Auch beim Abtrocknen wendet der Patient seinen Kopf ab und dreht ihn leicht von der Pflegenden weg.	spricht nicht mit dem Patienten	Kommunikation (nonverbal)
Jetzt nimmt die Pflegekraft erneut den Waschlappen und beginnt seinen Oberkörper zu waschen.	wäscht den Oberkörper	Waschen
In dem Moment, in dem sie beginnt, seinen Oberkörper zu waschen, nimmt der Patient seine rechte Hand und streicht mit flacher Hand über seinen Oberkörper.	Patient bewegt seine rechte Hand über seinen Oberkörper	Beobachtung/ Wahrnehmung
Die Pflegekraft fasst den Patienten am Handgelenk an und legt seine Hand auf das Bett.	legt seine Hand auf das Bett	Kommunikation (nonverbal)
Dabei wäscht sie weiter seinen Oberkörper. Sie spricht dabei nicht mit dem Patienten. Jetzt legt sie den Waschlappen in die Waschschale …	wäscht seinen Oberkörper	Waschen
… und beginnt seinen Oberkörper abzutrocknen.	trocknet den Oberkörper ab	Waschen
In dem Augenblick nimmt der Patient wieder seine rechte Hand und streicht mit flacher Hand über seinen Oberkörper.	Patient bewegt seine rechte Hand über seinen Oberkörper	Beobachtung/ Wahrnehmung
Die Pflegekraft entgegnet daraufhin: „Herr S., so wird das nichts, ich muss Sie doch waschen und abtrocknen!"	„Ich muss Sie doch waschen!"	Kommunikation (verbal)
Während sie spricht, fasst sie erneut den Patienten am Handgelenk an und legt seine Hand auf das Bett …	legt seine Hand auf das Bett	Kommunikation (nonverbal)
… und trocknet ihn weiter ab.	trocknet den Oberkörper ab	Waschen

Diese Beobachtung zeigt das „Waschtraining" als pflegerische Handlungssituation. Aus diesem Beispiel geht als mögliches Ziel hervor, dass der Rehabilitand sich nach verbaler Aufforderung sein Gesicht wieder selbst waschen kann. Dabei wird das Wechselspiel zwischen Aktion, Reaktion und Interaktion in der Handlungssituation besonders deutlich. Es wird ersichtlich, dass die Pflegende nach jeder ihrer Aktionen, z. B. nach der Auf-

forderung, das Gesicht zu waschen, oder nach dem Führen des Armes zum Gesicht des Rehabilitanden, die Reaktionen der betreffenden Person beobachtet und auf diese eingeht. Die Pflegende fördert in diesem Beispiel die Fähigkeiten des Rehabilitanden. Wie Fallbeispiel 2 zeigt, kann der Rehabilitand seinen Arm bewegen. Apraktische Patienten können meist Bewegungen mit normaler Kraft und Geschwindigkeit ausführen, aber ihnen fehlt der

Plan, eine Bewegung zu komplexen Handlungsfolgen aufzubauen (Goldenberg 1998). Typischerweise zeigen sich sequentielle Fehler (Vertauschungen, perseveratorische Wiederholungen oder Auslassungen von Teilhandlungen) sowie ratlose Abbrüche von Handlungen. Die Pflegende im Fallbeispiel 1 ändert ihre Handlungsstrategie und demonstriert die richtige Bewegung durch direktes Führen der Hand mit dem Waschlappen zum Gesicht, worauf der Rehabilitand beginnt, sich sein Gesicht zu waschen. Die Bewegungsplanung und der Umgang mit dem Objekt „Waschlappen" wird in diesem Fallbeispiel im alltagsnahen Kontext und unter Kontrolle der Körperbewegungen durch das direkte Führen trainiert. Der Rehabilitand schafft es noch nicht, anhand einer verbalen Aufforderung die Handlung auszuführen, aber es gelingt ihm, wenn er direkt geführt wird. Die meisten apraktischen Patienten sind mit den an sie gestellten Anforderungen überfordert und benötigen deshalb gezielte Hilfestellungen in den entsprechenden Alltagssituationen. So auch im Fallbeispiel 1, indem zunächst durch direktes Führen interveniert wird, bevor der Rehabilitand die Handlungssequenzen mitmacht. Eine mögliche Steigerungsform und pflegetherapeutisches Ziel wäre, dass der Rehabilitand die Handlung nach der Demonstration ohne sequentielle Fehler nachmacht. Die Pflegende im Fallbeispiel 1 interveniert gezielt und fördert durch mehrmalige Versuche mittels verbaler Aufforderung auch das sprachliche Verständnis. Sie wiederholt ihre Aussage, nachdem der Rehabilitand nicht reagiert, und wartet seine Reaktion ab. Da er auf die verbale Aufforderung nicht reagiert, wird er direkt geführt und kann die Handlungsdurchführung wahrnehmen. Es wird beabsichtigt, dass der Rehabilitand die

Handlungssequenzen und Handlungsanweisungen, die in der Handlungssituation geäußert werden, verinnerlicht und eine korrekte Handlungsfolge ohne Hilfestellung durchführt. Die Pflegende im Fallbeispiel 1 reagiert direkt auf die Reaktionen des Patienten und ignoriert diese nicht. Sie nimmt sich Zeit und wartet seine Reaktionen ab. In diesem Beispiel steht die Interaktion mit dem Rehabilitanden durch Kommunikation (verbal/nonverbal), Beobachtung/Wahrnehmung und Einbezug in die Handlungssituation im Vordergrund (**Tab. 3.2**). Auf diese Weise kann individuell auf die Bedürfnisse des Rehabilitanden eingegangen werden.

Tabelle 3.3: Diese Beobachtung zeigt das „Waschen" als pflegerische Handlungssituation. Aus diesem Beispiel geht jedoch im Vergleich zum Vorhergehenden kein klares Handlungsziel hervor. Das Wechselspiel zwischen Aktion, Reaktion und Interaktion in der Handlungssituation zeigt sich hier in einer anderen Art und Weise. Es wird ersichtlich, dass die Pflegende nach jeder ihrer Aktionen, z. B. Waschen des Gesichts, Waschen des Oberkörpers, nicht adäquat auf die Reaktionen des Rehabilitanden eingeht. Wenn die Pflegekraft auf die Reaktionen des Rehabilitanden reagiert, beispielsweise indem sie seine Hand wieder zurück auf das Bett legt, dann nur, weil seine Reaktionen offenbar als störend empfunden wurden und den Handlungsablauf der Pflegekraft behinderten. In vergleichender Gegenüberstellung beider Fallbeispiele unterscheiden sich ebenfalls die therapeutischen Strategien bzw. die Aktionen der Pflegenden voneinander. Während die Pflegende im ersten Beispiel den Rehabilitanden einbezieht und auffordert, etwas zu tun, steht im zweiten Beispiel das Waschen durch die Pflegekraft im Vordergrund. Sie bezieht den Rehabilitanden nicht mit ein und empfindet seine Reaktion als störend („SIE MUSS ihn waschen"). Die Pflegende erkennt nicht die apraktischen Symptome und das Potential des Betroffenen, der seinen rechten Arm selbst bewegen und Teilhandlungen abrufen kann. Sie bezieht die Fähigkeiten nicht in die Handlungssituation ein. Ebenso reagiert sie auf die nonverbale Kommunikation des Rehabilitanden, z. B. Verziehen des Gesichts beim Waschen, Abwenden des Kopfes beim Abtrocknen und Waschen, Nachahmen der Bewegung (wie beim Waschen) mit der flachen Hand auf dem Oberkörper mit Ignoranz. Sie wäscht weiter oder trocknet ihn weiter ab oder legt seinen Arm ungeachtet seiner Fähigkeiten beiseite. In diesem Beispiel steht nicht die Interaktion mit dem Rehabilitanden durch Kommunikation (verbal/nonverbal), Beobachtung/Wahrnehmung und Einbezug in die Handlungssituation im Vordergrund, was die Kategorien rechts neben der Beobachtung in der Tabelle widerspiegeln, sondern das ungestörte Waschen durch die Pflegekraft. Auf

diese Weise kann nicht auf die individuellen Bedürfnisse des Rehabilitanden eingegangen werden. Der rehabilitative Handlungsauftrag nach WHO (2014) ist den Rehabilitanden zu befähigen einen optimalen Grad an körperlicher, geistiger, psychischer und sozialer Funktionalität zu erreichen. Das geschieht in diesem Beispiel nicht. Es wird nicht zielorientiert und nicht bedürfnisorientiert im Sinne der WHO, ICN und der Definition von Therapie vorgegangen. Es kann nicht davon ausgegangen werden, dass im zweiten Fallbeispiel therapeutisch gepflegt wird, vollkommen im Gegensatz zu Beispiel 1. Die Autorin postuliert, dass im Beispiel 1 von Waschtraining und im Beispiel zwei lediglich von Waschen gesprochen wird.

Merkmale therapeutischer Pflege

Merkmale therapeutischer Pflege, die mit diesem Kapitel bisher anhand der Analyse gewonnen werden konnten, werden in **Tabelle 3.4** dargestellt und beschrieben.

Tab. 3.4: Merkmale therapeutischer Pflege

Merkmale	Beschreibung
Zielorientierung	• Orientierung an übergeordneten Zielen der Rehabilitation (siehe Definition Rehabilitation, WHO 2014 und SGB IX) • Definition individueller Rehabilitationsziele, unter Einbindung des Rehabilitanden und seiner Angehörigen (Patientenorientierung) • Zu beachten ist, dass Funktions- und Aktivitätsziele mit Teilhabezielen verbunden sind • Zielfindung und Evaluation der Zielerreichung erfolgen zwischen Rehabilitand und Angehörigen und im Austausch aller am Behandlungsprozess beteiligten Berufsgruppen (Interdisziplinarität)
Patientenorientierung	• Rehabilitand und Angehörige werden mit ihren Bedürfnissen und Wünschen in den Rehabilitationsprozess (Assessment, Zielfindung, Planung und Durchführung von Interventionen, Entscheidungsfindungsprozesse, Evaluation von Outcomes und Entlassplanung) eingebunden • Voraussetzung dafür sind Beobachtung und Wahrnehmung von Reaktionen des Rehabilitanden über einen längeren Zeitraum, Interpretation dieser, Einbezug in Entscheidungsfindungsprozesse, Verinnerlichung einer Grundhaltung und Einstellung zur Rehabilitation sowie die kritische Reflexion eigener Handlungen

Kommunikation	• Verbale und nonverbale Kommunikation • Schulung im Umgang mit Kommunikationshilfen • Gestik und Mimik mit/ohne verbale Kommunikation • Berührung mit/ohne verbale Kommunikation • Taktil-kinästhetisches Führen in Handlungssituationen • Training von Konversationsroutinen • Steuerung der Aufmerksamkeit auf sprachliche Äußerungen eingebettet in nonverbale Handlungen • Training des Verstehens sprachlicher Äußerungen, eingebettet in nonverbale Handlungen
Beobachtung/ Wahrnehmung	• Zielgerichtete Beobachtung, Wahrnehmung und Interpretation von Reaktionen des Rehabilitanden über einen längeren Zeitraum in pflegerischen Handlungssituationen • Voraussetzung dafür sind vor allem fachliche, aber auch soziale, personale und methodische Kompetenzen
Entscheidungs- findung	• Auf der Fachebene im kollegialen Austausch Pflegender: Abwägen von Entscheidungen (z.B. bzgl. Zielfindung, Interventionen) • Auf interdisziplinärer Ebene im Reha-Team: Abwägen von Entscheidungen (z.B. bzgl. interdisziplinärer Ziele, Interventionen, Beendigung oder Fortsetzung der Reha-Leistungen, Entlassplanung) • Gemeinsam mit Rehabilitand und Angehörigen: Abwägen von Entscheidungen (z.B. bzgl. Zielfindung, Interventionen, Beendigung oder Fortsetzung der Reha-Leistungen, Entlassplanung)
Reflexion	• Rückspiegeln pflegerischer Handlungen- und Handlungssituationen unter Einbezug der eigenen Berufserfahrung und Fachliteratur zur Förderung des eigenen Lernprozesses und zur Optimierung pflegerischer Handlungen im Sinne der Patientenorientierung
Haltung/Einstellung zur Rehabilitation	• Verinnerlichung von Grundlagen zur Rehabilitation • Haltung/Einstellung zur therapeutischen Pflege • Grundhaltung gegenüber Rehabilitanden und Angehörigen • Einbezug ethischer Aspekte
Interdisziplinarität	Nach OPS-Ziffer 8-552 des G-DRG Systems müssen folgende Berufsgruppen in einer Rehabilitationseinrichtung vorgehalten werden (DIMDI 2014): • Facharzt für Neurologie, Neurochirurgie, physikalische und rehabilitative Medizin oder Kinder und Jugendmedizin mit der Zusatzbezeichnung Neuropädiatrie, der über eine mindestens 3-jährige Erfahrung in der neurologisch-neurochirurgischen Frührehabilitation verfügt. Im Frührehateam muss der neurologische oder neurochirurgische Sachverstand kontinuierlich eingebunden sein • Physiotherapie • Physikalische Therapie • Ergotherapie • Neuropsychologie • Logopädie • Therapeutische Pflege • Diese arbeiten gemeinsam und interdependent mit dem Rehabilitanden und seinen Angehörigen, um das Rehabilitationsziel zu erreichen
Integration erlernter Fähigkeiten in den Alltag	• Das primäre Ziel der Rehabilitation besteht in der Förderung von Alltagkompetenzen und der Integration erlernter Fähigkeiten in Alltagsaktivitäten (Platz 2013) • Das Training von Fähigkeiten kann von Pflegenden jederzeit in alltagspraktische Handlungen integriert werden

Auf die Merkmale Beobachtung, Kommunikation und Individualität als Elemente therapeutischer Pflege wird im Folgenden mit Bezug auf das Fallbeispiel näher eingegangen.

Beobachtung und Wahrnehmung

Beide vorgestellten Beispiele zeigen, dass Pflegende Rehabilitanden während der Durchführung von Handlungen beobachten. Die Pflegenden wurden wiederum von der Forscherin dabei beobachtet. Wenn Dritte Menschen beobachten, wie sie beobachten, kann von Beobachtung der zweiten Ebene gesprochen werden (Luhmann 2009). Anhand der nonverbalen Kommunikation und an der Reaktion auf eine vorhergehende Aktion, ist zu erkennen, ob jemand gerade beobachtet. Das bedeutet, dass nur beobachtet werden kann, was stattfindet oder nicht stattfindet (Sein/Nichtsein) und was ein Mensch in dem Moment selbst beobachtet und wahrnimmt. An dieser Stelle wurden zwei Fallbeispiele vorgestellt. Aus dem Beispiel der pflegerischen Handlungssituation 1 geht hervor, dass die Pflegende den Rehabilitanden bewusst und zielgerichtet beobachtet. Sie erkennt, dass der Rehabilitand noch nicht in der Lage ist, auf ihre verbale Aufforderung adäquat zu reagieren. Dennoch bezieht sie seine Fähigkeiten, den rechten Arm bewegen zu können, ein, indem sie diesen beim Waschen führt. Sie nimmt das Potential des Rehabilitanden wahr und trifft eine Entscheidung. Sie erkennt, dass die verbale Aufforderung nicht ausreichend ist, um das Ziel zu erreichen, und entscheidet sich dafür, ihn in die Handlungssituation hineinzuführen. Anschließend beobachtet sie, dass er nach der verbalen Aufforderung (sich den Schlafsand aus den Augen zu waschen) beginnt, sich selbst das Ge-

sicht zu waschen. Indem sie ihn dabei beobachtet, kann sie den Handlungsprozess reflektieren und evaluieren. Beobachtung ist demnach eine essentielle Voraussetzung, um Fähigkeiten der Rehabilitanden einschätzen, Behandlungsziele formulieren, Entscheidungen treffen und das Erreichen von Zielen evaluieren zu können. Damit stellt die Beobachtung eine bedeutende Determinante für pflegetherapeutische Handlungen dar. Im Kontrast zu Fallbeispiel 2 kann mit dem Fallbeispiel 1 gezeigt werden, wie entscheidend die bewusste und zielgerichtete Beobachtung von Rehabilitanden bei der Handlungsdurchführung ist.

Kommunikation

In der neurologischen (Früh-)Rehabilitation kommt neben der verbalen auch der nonverbalen Kommunikation eine besondere Bedeutung zu, was vor allem am Beispiel der pflegerischen Handlungssituation 1 deutlich wird. Die Pflegekraft fordert den Rehabilitanden mehrfach auf, sich sein Gesicht zu waschen. Sie wartet seine Reaktion ab und erkennt, dass er nicht auf ihre verbale Aufforderung reagiert. Daraufhin unterstützt sie ihn durch direktes Führen. Bei Patienten, die schwer betroffen sind, kognitive Einschränkungen oder neuropsychologische Symptome aufweisen, können in Abhängigkeit vom Störungsbild auch nonverbale Kommunikationselemente zum Einsatz kommen. Diese gilt es zu etablieren, um die Handlungskompetenz der betroffenen Person zu fördern und um eine Beziehung zu diesen Menschen aufzubauen. Wenn Rehabilitanden – wie Herr S. im Fallbeispiel – in der Lage sind, ihre Aufmerksamkeit für einen Zeitraum zu fokussieren, oder sogar eine geteilte Aufmerksamkeit aufweisen, kann damit begonnen werden, das Führen auch verbal zu begleiten. Das Ziel besteht darin, eine Vernetzung zwischen verbaler und nonverbaler Kommunikation zu etablieren. Während der taktilen Führung ergibt sich für den Rehabilitanden die Möglichkeit, die Bewegung zu spüren und parallel dazu Handlungsanweisungen zu internalisieren. Durch kontinuierliche Wiederholungen soll erreicht werden, dass sich der Rehabilitand die Handlungsanweisungen einprägt und abspeichert. Auch ist im Fallbeispiel 1 zu sehen, dass die Pflegende die nonverbalen Antworten des Rehabilitanden beobachtet, interpretiert und daraufhin die Entscheidung trifft, ihn in die Handlung hineinzuführen, und in diesem Zusammenhang erneut die verbale Kommunikation integriert, um zu testen, ob der Rehabilitand dann auf ihre Aufforderung reagieren kann. Was passiert in Bezug auf die Kommunikation in der pflegerischen Handlungssituation 1? Die Pflegende bindet a) den Rehabilitanden durch verbale und nonverbale Kommunikation in die Handlungssituation ein, baut b) auf der bereits etablierten nonverbalen Kommunikation mit dem Führen in die Handlungssituation auf, beobachtet c) die Gestik und Mimik des Rehabilitanden und interpretiert diese, lenkt d) seine Aufmerksamkeit gezielt auf die Handlung anhand nonverbaler Cues und fördert e) das Verstehen sprachlicher Äußerungen, eingebettet in die nonverbale Handlung des Führens.

Individualität

Um einen Kontakt zu Rehabilitanden aufbauen zu können, ist es notwendig, sie zu beobachten, ihre Reaktion wahrzunehmen, mit ihnen zu kommunizieren und entsprechend ihre pflegerischen Handlungen an ihren Reaktionen auszurichten. Dies ist die Voraussetzung, um die Individualität eines Menschen berücksichtigen zu können und sie in pflegerische Handlungssituationen einzubinden (Patientenorientierung).

3.6
Diskussion

Bisher ist unklar, wie therapeutische Pflege definiert werden kann. Da mit der OPS-Ziffer 8-552 des G-DRG-Systems die Durchführung therapeutischer Pflege gefordert wird, sind pflegetherapeutische Leistungen zu erbringen und zu dokumentieren. Vor diesem Hintergrund wurden Literaturanalysen sowie eine Forschungsstudie durchgeführt, um „therapeutische Pflege" zu definieren. Anhand der Literaturanalysen konnten folgende Merkmale therapeutischer Pflege sowie Anforderungen und Aufgaben Pflegender herausgearbeitet werden:
1) Zielorientierung,
2) Patientenorientierung,
3) Kommunikation
4) Beobachtung und Wahrnehmung
5) Entscheidungsfindung,
6) Reflexion
7) Einstellung und Haltung zur Rehabilitation
8) Interdisziplinarität sowie die
9) Integration erlernter Fähigkeiten in den Alltag (ICN 2010; Lautenschläger et al. 2013; WHO 2014).

Anhand der teilnehmenden Beobachtung konnten Kategorien und Merkmale therapeutischer Pflege, wie Kommunikation, Beobachtung, Ziel- und Patientenorientierung, entwickelt und damit die Ergebnisse der Literaturanalysen zum Teil verifiziert werden. Es konnte gezeigt werden, wie durch teilnehmende Beobachtungen pflegerischer Praxis und deren Analyse Merkmale therapeutischer Pflege entwickelt werden können. Anhand der Darstellung der Fallbeispiele konnte exemplarisch die Durchführung therapeutischer Pflege dargestellt werden.

Die Bezeichnung der zuvor aufgeführten Merkmale ist jedoch nicht neu, denn schließlich werden diese auch in der Literatur in Zusammenhang mit therapeutischer Pflege erwähnt (siehe Punkt 3.3). Wenngleich die Literatur aus unterschiedlichen Ländern und Indikationsbereichen der Pflege stammt (Lautenschläger et al. 2013), kann mit der Analyse der Beobachtungen gezeigt werden, dass diese eine große Rolle in Bezug auf die Durchführung therapeutischer Pflege in der neurologischen (Früh-)Rehabilitation spielen. Neu hingegen ist, wie therapeutische Pflege und damit die genannten Merkmale innerhalb der neurologischen (Früh-)Rehabilitation ausgefüllt werden. Also wie therapeutische Pflege durchgeführt wird, und was das Therapeutische daran ist. Die kontrastierenden Beispiele im Punkt 3.5 zeigen exemplarisch, dass es starke Unterschiede in der Durchführung von Pflege in der neurologischen (Früh-)Rehabilitation geben kann. Für die Darstellung der Unterschiede darüber, was therapeutische Pflege ist oder nicht ist, ist dies erforderlich, da nur so erkennbar ist, wie sich therapeutische von anderer Pflege abgrenzt. Zwischen den Handlungssituationen am Beispiel des Waschtrainings wird deutlich, was therapeutische Pflege (Beispiel 1) ausmacht. Im Beispiel 2 geht es nicht um das Training des Waschens, sondern das Waschen steht als Reinigungsprozess im Vordergrund, die sogenannte Grundpflege. Im Beispiel 2 sind keine therapeutischen Ansätze von Pflege erkennbar (siehe Punkt 3.5). Darin besteht per Definition nicht das Ziel von

Rehabilitation (siehe Punkt 3.2). Dennoch hat auch die Grundpflege ihre Berechtigung und kann partiell und der Situation angemessen Einsatz finden.

Die prototypischen Fallbeispiele und deren Unterschiede in der therapeutischen Leistungserbringung in der Praxis regen zur kritischen Diskussion darüber an, welches Wissen, welche Haltung und welche Skills derzeit im Bereich der Aus-, Fort- und Weiterbildung gezielt und ausschließlich im Bereich der neurologischen (Früh-)Rehabilitation angeboten werden, um Pflegende zu befähigen, therapeutisch zu pflegen. Die Ausbildung kann hier sicher eine breitgefächerte Grundlage über alle Indikationsbereiche der Pflege hinweg bieten. Sie wird jedoch nicht den fachspezifischen Anforderungen und Herausforderungen, wie sie in der Pflege der komplexen Krankheitsbilder in der Neurologie erforderlich sind, gerecht werden können. Spezielles Wissen, Methoden und Skills zur Durchführung von therapeutischer Pflege in der neurologischen Rehabilitation werden in der Ausbildung nur in Ansätzen behandelt. Aufgrund dessen bedarf es weiterer Qualifizierungsmöglichkeiten, welche Inhalte therapeutischer Pflege einbeziehen. Diesbezüglich werden gegenwärtig zunehmend Weiterbildungen in der neurologischen Rehabilitation mit unterschiedlichen Schwerpunkten angeboten. Des Weiteren besteht ein Curriculum der Deutschen Gesellschaft für neurologische Rehabilitation über die Weiterbildung Gesundheits- und Krankenpfleger(in) für neurologisch-neurochirurgische Frührehabilitation in aktivierend-therapeutischer Pflege (DGNR 2011). Allerdings sind die bestehenden Weiterbildungsangebote hinsichtlich der Vermittlung theoretischer Grundlagen häufig medizinorientiert und enthalten wenige pflegerelevante Aspekte. Ebenso ist kritisch zu diskutieren, ob Pflegende in Praktika, die im Rahmen von Weiterbildungen stattfinden, tatsächlich die praktische Umsetzung von therapeutischer Pflege lernen können. Arbeiten Pflegende dort nicht therapeutisch und sind die Voraussetzungen für die Lernenden nicht gegeben, kann das Ziel, die praktische Umsetzung therapeutischer Pflege zu lernen, nur in Ansätzen erreicht werden. Entscheidend ist dabei sicher auch, wie Theorie und Praxis in der Weiterbildung miteinander vernetzt sind. Da auch die OPS-Ziffer 8-552 im G-DRG-System die Forderung enthält, dass aktivierend-therapeutische Pflege durch besonders geschultes Personal erfolgen soll (DIMDI 2016), ist diesem Umstand Rechnung zu tragen.

Um die bestehenden Diskrepanzen in der Durchführung von Pflege verringern zu können, sind Qualifizierungsangebote im Bereich der neurologischen (Früh-)Rehabilitation notwendig, nicht zuletzt, um zu einem bestmöglichen Behandlungsverlauf der Rehabilitation beizutragen. Die hier dargestellten Merkmale therapeutischer Pflege können vor dem Hintergrund der in der Praxis beobachteten Diskrepanzen und des in der Ausbildung vermittelten Wissens über neurologische Pflege Ansatzpunkte möglicher Themen und Inhalte in einer Weiterbildung zur therapeutischen Pflege in der neurologischen (Früh-) Rehabilitation sein. Beispielsweise ist Grundlagenwissen über die Rehabilitation (Begriff Rehabilitation, übergeordnete Rehabilitationsziele, SGB IX u.a.) erforderlich. Um zielgerichtet beobachten und wahrnehmen zu können, sind Fachkenntnisse, z.B. über neurologische Krankheits- und Störungsbilder, elementare Voraussetzung, genauso wie soziale und perso-

nale Kompetenzen. Gegenstand von Weiterbildungen kann die Zielorientierung sein, beispielsweise wie berufsgruppenspezifische und interdisziplinäre Ziele in Anlehnung an die ICF formuliert werden können und welche Methoden innerhalb des Zielfindungsprozesses zur Anwendung kommen können. Darauf aufbauend sind Interventionen, die in der Pflege bei unterschiedlichen neurologischen Krankheits- und Störungsbildern zum Einsatz kommen können, sowohl theoretisch als auch praktisch zu vermitteln. In diesem Zusammenhang wäre z.B. ein Training im Skills-Lab vor der Umsetzung in der praktischen Routine ideal. Weitere Module können Bereiche der Kommunikation umfassen, Training der Reflexionsfähigkeit, Clinical Reasoning, Decision-Making oder Evidence-based Nursing. Voraussetzung dafür ist jedoch sowohl die Einstellung Pflegender als auch die Grundhaltung der Einrichtung zur Rehabilitation, zu therapeutischer Pflege und zum selbstgesteuerten lebenslangen, aber auch zum organisationalen Lernen. Weitere Rahmenbedingungen, die im Zusammenhang mit der Umsetzung therapeutischer Pflege diskutiert werden können, sind das Vorhandensein von Praxisanleitern und Instruktoren, die Anpassung organisationaler Strukturen (z.B. Teambesprechungen, Fallbesprechungen, Pflegevisiten, interdisziplinäre Stationsteams) oder auch die Anpassung des Pflegesystems (Verantwortungsübernahme durch Bezugspflegesysteme) sowie das Vorhalten von Fort- und Weiterbildungsmöglichkeiten.

Allerdings wird die Umsetzung therapeutischer Pflege lediglich für die Phase B innerhalb des G-DRG-Systems gefordert. Leistungen der Phase C können nicht mit dem DRG-System abgerechnet werden, könnten aber Eingang in die Rahmenempfehlungen der BAR finden. Die Forderung zur Durchführung therapeutischer Pflege und gleichzeitig die Vergütung von pflegetherapeutischen Leistungen ist nicht nur für die Phase B, sondern auch für die Phase C relevant.

Auch wenn die Darstellung in diesem Kapitel auf zwei Beispielen beobachteter Praxis beruht und aus diesem Grund nicht verallgemeinert werden kann, konnten dennoch einige Merkmale therapeutischer Pflege aufgezeigt werden. Die Publikation der Originalarbeit über die Studie zur therapeutischen Pflege, die alle Merkmale therapeutischer Pflege umfasst, steht noch aus. Diese Merkmale weisen gleichzeitig auf weitere mögliche Themen und Inhalte hin, die in Module einer Weiterbildung im Bereich therapeutischer Pflege integriert werden können.

Danksagung

Besonderer Dank wird dem BDH Bundesverband Rehabilitation e.V. ausgesprochen, der die Studie vollständig finanziert hat. Ebenso danke ich den Verwaltungsdirektoren, den Ärztlichen Direktoren und Pflegedienstleitungen aller BDH-Kliniken für die Zusammenarbeit und Unterstützung, denn sie ermöglichten den Zugang zum Untersuchungsfeld. Großer Dank gilt vor allem den Pflegenden, die es zuließen sich teilnehmend beobachten zu lassen, denn ohne deren Einwilligung wäre die Durchführung der Studie nicht möglich gewesen.

Literatur

Arbeitsgemeinschaft neurologische Frührehabilitationspflege (AGnFP). FRP-Katalog. Katalog über zentrale Inhalte der Rehabilitationspflege in der neurologischen Frührehabilitation, 2011. http://www.bdh-klinik-hessisch-oldendorf.de/wAssets-bdh-klinik-hessisch-oldendorf/docs/pdf/FRP-Katalog-der-AGnFP.pdf. Stand: 17.05.2016.

Arbeitsgruppe Neurologische Frührehabilitation der Asklepios Kliniken. Asklepios Katalog für pflegetherapeutische Leistungen (AKpL). Lich: Pictura Werbung GmbH 2010.

Arbeitskreis neurologischer Kliniken in Bayern und Thüringen. Katalog der therapeutischen Pflege (KtP) in der neurologisch-neurochirurgischen Frührehabilitation (Phase B). Entstanden in Zusammenarbeit mit dem MDK Bayern, 2007. http://www.enzensberg.de/wir-ueber-uns/qualitaetsmanagement/katalog-der-therapeutischen-pflege-ktp/. Stand: 17.05.2016.

Deutsche Gesellschaft für neurologische Rehabilitation (DGNR). Weiterbildung Gesundheits- und Krankenpfleger(in) für neurologisch-neurochirurgische Frührehabilitation. Curriculum aktivierendtherapeutische Pflege. http://www.dgnr.de/media/165/cms_519b9413090ac.pdf. Stand: 17.05.2015.

Deutsches Institut für Medizinische Dokumentation und Information (DIMDI). Operationen und Prozedurenschlüssel. Nichtoperative Therapeutische Maßnahmen. Neurologisch-neurochirurgische Frührehabilitation (OPS 8-552), vom Kapitel 8, 2016. http://www.dimdi.de/static/de/klassi/ops/kodesuche/onlinefassungen/opshtml2016/block-8-55...8-60.htm. Stand: 17.05.2016.

Deutsche Rentenversicherung. Geschäftsbereich Presse und Öffentlichkeitsarbeit, Kommunikation. Klassifikation therapeutischer Leistungen in der medizinischen Rehabilitation (KTL). 5. Aufl. Berlin 2007.

Drosdowski G. Duden Etymologie: Herkunftswörterbuch der deutschen Sprache. Überarb. Nachdruck d. 2. Aufl. Mannheim-Leipzig-Wien-Zürich: Dudenverlag 1997.

Girtler R: Methoden der Feldforschung. 4. völlig neu bearb. Aufl. Wien-Köln-Weimar: Böhlau 2001.

Glaser BG, Strauss A. The Discovery of Grounded Theory. Chicago: Aldine 1967; 101-8.

Goldenberg G. Neuropsychologie. 2. Aufl. Stuttgart u.a.: Gustav Fischer 1998; 107.

Hagen T, Bennefeld H, Diepolder V, Haase I, Leidner O, Miosge W, Pfeiffer G, Wißler J. Entwicklung eines Kataloges pflegetherapeutischer Maßnahmen in der neurologischen Frührehabilitation (Phase B). Neurol Rehabil 2007; 13: 151-58.

Himaj J, Müller E, Fey B, Neumaier S, Waibel B, Dirschedl P, Wallesch C-W. Elzacher Konzept und Leistungskatalog der therapeutischen Pflege in der neurologischen Frührehabilitation (Phase B). Rehabilitation 2011; 50: 94-102.

International Council of nursing (ICN) (2010). Definition von Pflege. http://www.icn.ch/who-we-are/icn-definition-of-nursing/. Stand: 17.05.2016.

Kassühlke R. Kleines Wörterbuch zum Neuen Testament. Griechisch-Deutsch. Stuttgart: Deutsche Bibelgesellschaft 1997.

Lamnek S. Qualitative Sozialforschung. Lehrbuch. 4. überarb. Aufl. Weinheim-Basel: Beltz 2005.

Lautenschläger S, Müller C, Immenschuh U, Muser J, Behrens J. Therapeutische Pflege und Rehabilitation: Eine systematische Literaturübersicht. Rehabilitation 2013; 52: 1-8. DOI: http://dx.doi.org/10.1055/s-0033-1358386.

Luhmann N. In: Luhmann N (Hg). Soziologische Aufklärung. Band 5. Konstruktivistische Perspektiven. 4. Aufl. Wiesbaden: VS Verlag für Sozialwissenschaften 2009; 220-226.

O'Conner SE. Nursing and rehabilitation: the interventions of nurses in stroke patient care. J Clin Nurs 1993; 2: 29-34.

Orem DE. Nursing Concepts of Practice. 5th ed. St. Louis a.o.: Mosby 1995.

Pape W: Griechisch-Deutsches Handwörterbuch. bearb. von M. Sengebusch. Nachdruck der 3. Aufl. Graz: Akademische Druck- und Verlagsgesellschaft (1 A-K) 1954.

Peplau H. Interpersonal Relations in Nursing. A Conceptual Frame of Reference for Psychodynamic Nursing. 1st ed. New York: Springer Publishing Company 1952.

Platz T. In: Rollnik JD (Hg): Die neurologisch-neurochirurgische Frührehabilitation. Berlin-Heidelberg: Springer 2013; 131-54.

Seebold E. Kluge. Etymologisches Wörterbuch der deutschen Sprache. 24. durchgesehene und erw. Aufl. Berlin: Walter de Gruyter 2002.

Travelbee J. Interpersonal Aspects of Nursing. 2nd ed. Philadelphia: F. A. Davis 1971.

Wahrig-Burfeind R. Wahrig. Fremdwörterlexikon. Renate Wahrig-Burfeind. Leitung der Neuausgabe. Gütersloh-München: Wissen Media Verlag 2007.

Wallesch CW. Frührehabilitation und OPS 8-552. Akt Neurol 2009; 36: 93-7.

Meyers Grosses Universallexikon. Meyers Lexikonverlag (Deutsches Wörterbuch, 18). Bibliografisches Institut Mannheim-Wien-Zürich 1986.

World Health Organization (WHO). Definition von Rehabilitation. http://www.who.int/topics/rehabilitation/en/. Stand: 17.05.2016.

4
Beatmungsentwöhnung (Weaning) in der neurologisch-neurochirurgischen Frührehabilitation

Jens D. Rollnik, Andrea Walter

4.1
Einleitung und historischer Rückblick

Der vorliegende Beitrag gibt einen Überblick über die Beatmungsentwöhnung (Weaning) in der neurologisch-neurochirurgischen Frührehabilitation. Dabei geht es weder um das Trachealkanülen- noch das Dysphagiemanagement, für welches auf Standardwerke verwiesen sei (z. B. Prosiegel u. Weber 2013; Rollnik 2013).

Noch vor ein bis zwei Dekaden wäre einem beatmeten Patienten regelhaft die Rehabilitationsfähigkeit abgesprochen worden. In den Empfehlungen der Bundesarbeitsgemeinschaft für Rehabilitation (BAR) aus dem Jahr 1995 war ein Eingangskriterium in die neurologisch-neurochirurgische Frührehabilitation (Phase B), dass der Patient „nicht mehr (kontrolliert) beatmungspflichtig" sein dürfe, allenfalls „bei Patienten, die mental nicht eingeschränkt sind, deren Atemantrieb aber gestört ist", seien Ausnahmen zulässig (BAR 1995). Allerdings wurde schon bei der Konzeption des Frühreha-Barthel-Indexes (FRB) zumindest die „intermittierende Beatmung" als Option berücksichtigt (Schönle 1995; Pohl et al. 2010).

Rehabilitationswissenschaftlich gibt es gute Belege dafür, dass es Sinn macht, Patienten nach einer akuten neurologischen Erkrankung rasch in die Rehabilitation zu verlegen, z. B. nach Schlaganfall (Musicco et al. 2003).

Dass auch bereits auf einer akutmedizinischen Intensivstation „zum frühestmöglichen Zeitpunkt einsetzende Leistungen zur Frührehabilitation" erfolgen müssen, hat der Gesetzgeber im § 39 SGB V niedergelegt. Allerdings versteht es sich von selbst, dass eine Frührehabilitation i. S. des OPS 8-552 („neurologisch-neurochirurgische Frührehabilitation") mit ihren besonderen strukturellen und inhaltlichen Voraussetzungen nur in spezialisierten Frührehabilitationszentren erbracht werden kann (Rollnik et al. 2011).

Frührehabilitanden weisen heute eine erhebliche Morbidität auf, was sich nicht zuletzt an der hohen Aufnahmeprävalenz mit multiresistenten Erregern zeigt (Rollnik, Samady u. Grüter 2014). Diese hohe Morbiditätslast macht das Vorhalten der besonderen Mittel des Krankenhauses unerlässlich (Rollnik et al. 2011), zu denen selbstverständlich auch intensivmedizinische Behandlungskapazitäten gehören (Rollnik 2009; Rollnik u. Janosch 2010).

In der neurologisch-neurochirurgischen Frührehabilitation verbinden sich daher heute Intensivmedizin und Rehabilitation zum Vorteil der Patienten, die zeitnah nach einer schweren

Akuterkrankung der spezialisierten Weiterbehandlung zugeführt werden können.

4.2
Grundbegriffe der Beatmungstherapie

Auch für die Grundlagen der Beatmungstherapie sei auf Standardwerke verwiesen (Bickenbach u. Dembinski 2015). An dieser Stelle werden nur die wichtigsten Begriffe erläutert.

Unter *PEEP (positive endexpiratory pressure)* versteht man das Druckniveau, das am Ende der Exspiration in der Lunge verbleibt. Hierauf baut die *CPAP-Therapie (continuous positive airway pressure)* auf. Dabei handelt es sich nicht um eine Beatmung i. e. S., denn bei der Exspiration wird lediglich die Ausatmung auf dem Wert des eingestellten PEEP gestoppt („pneumatische Schienung"). Variationen der

CPAP-Behandlung werden z. B. zur Erleichterung der Atemarbeit und Atelektasenprophylaxe eingesetzt.

Beim *CPAP/ASB (assisted spontaneous breathing)* handelt es sich um eine Beatmung, bei der der Patient weitestgehend selbstständig atmen kann. ASB unterstützt dabei die Einatmung durch einen voreingestellten Druck. Es reicht also, dass der Patient ein wenig einatmet (als Trigger), und das Gerät ergänzt den begonnenen Atemzug. CPAP soll dabei sicherstellen, dass die Atemarbeit nicht zu anstrengend wird. Atmet der Patient vollständig selbstständig, kommt nur noch CPAP zum Einsatz.

Unter *BIPAP (biphasic positive airway pressure)* ist eine weitverbreitete druckkontrollierte Beatmungsform zu verstehen **(Abb. 4.1)**. Bei der Exspiration (unteres Druckniveau) bleibt ein durch den PEEP eingestellter Druck in den Atemwegen erhalten, für die Inspiration wird ein Inspirationsdruck (oberes Druckniveau) definiert. Damit

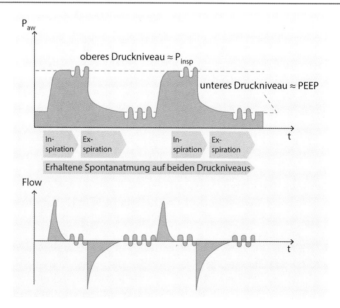

Abb. 4.1: BIPAP-Prinzip (Bickenbach u. Dembinski 2015, © Springer-Verlag GmbH, mit freundlicher Genehmigung)

ermöglicht es BIPAP, dass der Patient – und dies ist v. a. im Weaning hilfreich – selbstständig (mit verminderter Atemarbeit) atmen kann.

Bei der Beatmungsentwöhnung unterscheidet man grundsätzlich ein *kontinuierliches* von einem *diskontinuierlichen* Weaning. Beim kontinuierlichen Weaning wird dem Patienten zur Konditionierung der Atemmuskulatur die Respiratorunterstützung (i. d. R. CPAP/ASB) sukzessive reduziert. Beim diskontinuierlichen Vorgehen wechseln sich Phasen der kontrollierten Beatmung (BIPAP, s. o.) mit Spontanatmung am *Heat Moisture Exchanger (HME, „feuchte Nase")* ab.

4.3
Studien zum Weaning in der neurologisch-neurochirurgischen Frührehabilitation

Die ersten publizierten Daten zum Weaning in der neurologisch-neurochirurgischen Frührehabilitation liegen aus der BDH-Klinik Hessisch Oldendorf vor (Rollnik et al. 2010). Bei 82 Beatmungsfällen des Jahres 2009, überwiegend handelte es sich um Patienten nach Schädel-Hirn-Trauma oder intrazerebraler Blutung, war das Weaning bei ca. 70 % primär erfolgreich (**Tab. 4.1**; Rollnik et al. 2010). Bei Aufnahme in die Frührehabilitation waren die Atemwege überwiegend mit einer geblockten Trachealkanüle (80,5 %) gesichert, nur etwa jeder fünfte Patient wurde über einen Endotrachealtubus beatmet (Rollnik et al. 2010). Bei 2/3 der mit Endotrachealtubus aufgenommenen Patienten erfolgte im Verlauf eine dilatative Tracheotomie (Rollnik et al. 2010). Nicht-invasive Beatmung (NIV) wurde nur bei einem Patienten eingesetzt, die Mortalität lag bei 6,1 %

Tab. 4.1: Outcome der Beatmungsfälle in einer monozentrischen Studie (Rollnik et al. 2010)

Outcome-Kategorie	n	[%]
1. Primär erfolgreiches Weaning	56	68,3
2. Verlegung in eine andere Klinik (beatmet)	16	19,5
3. Heimbeatmung	5	6,1
4. Exitus	5	6,1
Summe	82	100

(Rollnik et al. 2010). Zur Dauer des Weanings lassen sich folgende Aussagen treffen: In der zuweisenden Klinik waren die Patienten im Mittel bereits 14,2 ± 13,4 Tage beatmet, die Weaning-Dauer in der Frührehabilitation betrug 15,1 ± 16,3 Tage (Rollnik et al. 2010). Als Faustregel lässt sich also festhalten, dass die Patienten insgesamt etwa vier Wochen beatmet waren, davon zwei in der zuweisenden und zwei in der Frührehabilitationsklinik. Alter, Geschlecht und Hauptdiagnose hatten keinen signifikanten Einfluss auf die Beatmungsdauer (Rollnik et al. 2010).

Ein wesentliches Fazit der Studie war, dass neurologisch-neurochirurgische Frührehabilitanden keinen grundsätzlich schlechteren Weaning-Erfolg und keine längere Entwöhnungszeit als andere, nicht neurologische Patienten aufweisen (Rollnik et al. 2010). Dieses Ergebnis ist konform mit der Beobachtung, dass auch bereits im Akutkrankenhaus neurologische und neurochirurgische Patienten zu der Patientengruppe mit kürzester Weaning-Zeit gezählt werden können (van der Lely et al. 2006).

Die monozentrischen Studienergebnisse wurden nachfolgend in einer großen, multizentrischen Untersuchung größtenteils bestätigt (Oehmichen et al. 2012). In dieser Studie waren die Patienten im Vorkrankenhaus durchschnittlich bereits seit fünf Wochen beatmet (Oehmichen et al. 2012). Bei 1.037 von 1.486 Patienten, dies entspricht einem Anteil von 69,8 %, konnte das Weaning gemäß dem definierten Weaning-Kriterium, d. h. mindestens sieben Tage ohne invasive bzw. nicht-invasive maschinelle Atemunterstützung, erfolgreich abgeschlossen werden (Oehmichen et al. 2012). Die Dauer der Beatmungsentwöhnung betrug im Mittel 21,8 ± 20,5 Tage (Oehmichen et al. 2012). Nur etwa jeder fünfte Patient (18,4 %) musste in dieser Studie beatmet entlassen bzw. verlegt werden (Oehmichen et al. 2012). Die Gesamtmortalität betrug 16,6 % (Oehmichen et al. 2012). Überraschenderweise dominierten in der Studie Patienten mit einer Critical Illness Polyneuropathie (CIP), ihr Anteil lag bei 36 %, gefolgt von Frührehabilitanden mit ischämischem Schlaganfall (17,2 %) und intrakranieller Blutung (14,2 %) (Oehmichen et al. 2012). Diese Daten sprechen dafür, dass auch viele beatmete, primär nicht der neurologischen Indikation zuzuordnende Patienten, zur Frührehabilitation mit begleitendem Weaning verlegt werden. In diesem Zusammenhang ist immer wieder kontrovers diskutiert worden, ob die CIP nicht auch in einem hohen Prozentsatz eine „Feigenblatt-Diagnose" darstelle, die eine primäre Fehlbelegung verhindern und kritisch kranken Patienten anderer Fachrichtungen (z. B. aus der Kardiologie) den Weg in die Frührehabilitation ebnen solle. Diesbezüglich zeigte eine aktuelle Untersuchung, dass die CIP-Diagnose nur etwa bei jedem fünften Patienten klinisch oder klinisch-neurophysiologisch nicht bestätigt werden konnte (Schmidt u. Rollnik 2016). Damit spricht viel dafür, dass diese Diagnose zumindest nicht regelhaft falsch gestellt wird. Ganz unstrittig ist auch eine längere Respiratorbehandlung einer der wichtigsten Risikofaktoren für die Entstehung einer CIP (Schmidt u. Rollnik 2016). Da viele Patienten bei Beginn der Frührehabilitation bereits eine längere Beatmungszeit von im Mittel zwei bis fünf Wochen (Oehmichen et al. 2012; Rollnik et al. 2010) hinter sich haben, ist die hohe CIP-Aufnahmeprävalenz nicht verwunderlich.

In einer weiteren multizentrischen Untersuchung deutscher Frührehabilitationszentren wurde jeder vierte Patient (25,5 %) beatmet aufgenommen, aber weniger als 5 % mit Beatmung entlassen (Pohl et al. 2016). Dies entspricht einer Erfolgsrate von über 80 % (Pohl et al. 2016).

Zusammengefasst lässt sich festhalten, dass Beatmungsentwöhnung und Frührehabilitation heute eine erfolgreiche Symbiose eingegangen sind (Wallesch 2015). Die Beatmungsentwöhnung ist bei 70–80 % der in die Frührehabilitation verlegten Patienten erfolgreich, und das nach einer mittleren Weaning-Dauer von zwei bis drei Wochen (Oehmichen et al. 2012; Pohl et al. 2016; Rollnik et al. 2010).

4.4
Rehabilitative Interventionen beim Weaning neurologisch-neurochirurgischer Frührehabilitanden

Um die Mindestmerkmale der neurologisch-neurochirurgischen Frührehabilitation im deutschen DRG-System (OPS 8-552) zu erfüllen, gibt es strukturelle Vorgaben, die **Tabelle 4.2** zu entnehmen sind (DIMDI 2016). Gerade der multidisziplinäre Behandlungsansatz, bei dem Ärzte, Pflegekräfte und Therapeuten (v. a. Physiotherapeuten, Logopäden und Ergotherapeuten) in einem Behandlungsteam zusammenkommen

Tab. 4.2: Mindestmerkmale des OPS 8-552 „Neurologisch-neurochirurgische Frührehabilitation" (DIMDI 2016)

Voraussetzungen	Mindestmerkmale der Prozedur
Personell	Früreha-Team unter Leitung eines Facharztes für Neurologie, Neurochirurgie, Physikalische und Rehabilitative Medizin oder Kinder- und Jugendmedizin mit der Zusatzbezeichnung Neuropädiatrie, der über eine mindestens 3-jährige Erfahrung in der neurologisch-neurochirurgischen Frührehabilitation verfügt. Im Früreha-Team muss der neurologische oder neurochirurgische Sachverstand kontinuierlich eingebunden sein.
Aufnahme-Assessment	Standardisiertes Frührehabilitations-Assessment zur Erfassung und Wertung der funktionellen Defizite in mindestens 5 Bereichen (Bewusstseinslage, Kommunikation, Kognition, Mobilität, Selbsthilfefähigkeit, Verhalten, Emotion) zu Beginn der Behandlung. Der Patient hat einen Frührehabilitations-Barthel-Index nach Schönle bis maximal 30 Punkte zu Beginn der Behandlung.
Wöchentliche Teambesprechung	Wöchentliche Teambesprechung mit wochenbezogener Dokumentation bisheriger Behandlungsergebnisse und weiterer Behandlungsziele.
Therapeutisch-aktivierende Pflege	Therapeutisch-aktivierende-Pflege durch besonders geschultes Pflegepersonal auf dem Gebiet der neurologisch-neurochirurgischen Frührehabilitation.
Therapiespektrum und -umfang	Vorhandensein und Einsatz von folgenden Therapiebereichen: Physiotherapie/Krankengymnastik, Physikalische Therapie, Ergotherapie, Neuropsychologie, Logopädie/fazioorale Therapie und/ oder therapeutische Pflege (Waschtraining, Anziehtraining, Esstraining, Kontinenztraining, Orientierungstraining, Schlucktraining, Tracheostomamanagement, isolierungspflichtige Maßnahmen u. a.) patientenbezogen in unterschiedlichen Kombinationen von mindestens 300 Minuten täglich (bei simultanem Einsatz von zwei oder mehr Mitarbeitern dürfen die Mitarbeiterminuten aufsummiert werden) im Durchschnitt der Behandlungsdauer der neurologisch-neurochirurgischen Frührehabilitation. Leistungen der durch Musiktherapeuten durchgeführten Musiktherapie können auf die tägliche Therapiezeit angerechnet werden, wenn das therapeutische Konzept der Frührehabilitationseinrichtung Musiktherapie vorsieht.

und Therapieziele sowie Behandlungspläne festlegen, hat sich empirisch sehr bewährt (Rollnik 2015). Problematisch ist allerdings im DRG-System, dass bei einem Beatmungsfall (≥96 Stunden) die zusätzliche Kodierung des OPS 8-552 keine Erhöhung des Relativgewichtes mit sich bringt. Dies liegt primär daran, dass sich zu wenige Frührehabilitationszentren am Kalkulationsverfahren beteiligen (Wallesch 2015). Leider schafft diese Unschärfe im deutschen DRG-System den Fehlanreiz, bei einem beatmeten Frührehabilitanden die Vorgaben des OPS 8-552 nicht zu erfüllen

(z. B. 300 min Therapie täglich im Mittel der Behandlung). Diesbezüglich hat sich aber die Deutsche Gesellschaft für Neurorehabilitation (DGNR) klar positioniert und auch die Entwicklung einer S2k-Leitlinie zur Beatmungsentwöhnung in der neurologisch-neurochirurgischen Frührehabilitation angeschoben, deren Publikation für Ende 2016 geplant ist. In dieser Leitlinie soll die Bedeutung rehabilitativer Interventionen für den Weaning-Erfolg betont werden.

Bereits aus einer publizierten pneumologischen Leitlinie geht die

Bedeutung des Sekretmanagements hervor (Schönhofer et al. 2014). Diesbezüglich gibt es auch im frührehabilitativen Weaning nur wenig Unterschiede. Unstrittig sind auch der günstige Einfluss einer frühzeitig einsetzenden Mobilisation, passiv wie aktiv, und die Empfehlung, die Patienten bevorzugt in eine die Spontanatmung erleichternde sitzende Position zu bringen (Schönhofer et al. 2014).

Auch den Empfehlungen der European Respiratory Society sind eine früh einsetzende Mobilisation und aktive wie passive Bewegungsübungen bei kritisch kranken Patienten zu entnehmen (Gosselink et al. 2008).

Ungeachtet der zitierten Leitlinien bzw. Empfehlungen ist die Evidenzlage bezüglich der Wirksamkeit definierter rehabilitativer Interventionen im Weaning-Prozess schwach.

Bei n = 90 Patienten einer internistischen und chirurgischen Intensivstation führten 20 min Ergometrie pro Tag in Verbindung mit aktiven und passiven Bewegungsübungen zu einer längeren Gehstrecke, einer besseren Beinkraft und Lebensqualität nach Entlassung (Burtin et al. 2009). Während eine Studie mit 28 beatmeten geriatrischen Patienten durch den Einsatz von Physiotherapie und inspiratorischem Training (IMT) keinen Vorteil in puncto Weaning-Erfolg zeigte (Cader et al. 2012), erbrachten aktive oder passive Bewegungsübungen bei Langzeitbeatmeten (im Mittel 24 Tage) in einer anderen Studie mit n = 77 Patienten eine geringere Mortalität und einen besseren Weaning-Erfolg (Clini et al. 2011). Eine innerhalb von 48 Stunden einsetzende Physiotherapie belegte eine signifikante Verweildauerreduktion auf der Intensivstation (5,5 vs. 6,9 Tage, p < 0.05) bei n = 330 Beatmeten (Morris et al. 2008). Regelmäßiges Absaugen, Vibration und manuelle

Hyperinflation führten in einer Untersuchung mit n = 173 Beatmeten zu einer geringeren Komplikationsrate und einem besseren Weaning-Erfolg (Pattanshetty u. Gaude 2011).

Früh einsetzende Physio- und Ergotherapie trugen zu einem besseren funktionellen Status und einer kürzeren Beatmungs- und Delirdauer bei n = 104 bei, allerdings nur bei kurz beatmeten Erwachsenen (< 7 Tage) (Schweickert et al. 2009).

Eine weitere Studie bei n = 126 länger beatmeten Patienten (>14 Tage) belegte einen besseren Weaning-Erfolg durch 30 min Physiotherapie täglich (Yang et al. 2010).

In der Summe ist zu konstatieren, dass es Hinweise für die Wirksamkeit rehabilitativer Interventionen, insbesondere der Physiotherapie, mit aktiven und passiven Bewegungsübungen gibt, zumindest bei akutmedizinisch betreuten, überwiegend kurzzeitig beatmeten Intensivpatienten. Was die Übertragung auf den Weaning-Erfolg bei langzeitbeatmeten Frührehabilitanden anbelangt, ist die Evidenzlage allerdings bescheiden.

4.5.
Weaning-Strategien und Weaning-Protokolle

Auch im Weaning neurologischer Frührehabilitanden kommen Entwöhnungsstrategien mit einer Kombination aus assistierter Spontanbeatmung und/oder druckunterstützter Beatmung und/oder schrittweise ausgedehnten Spontanatmungsphasen zur Anwendung (Bertram u. Brandt 2013; Schönhofer et al. 2014). In der Neurologie kommen oft diskontinuierliche Weaning-Strategien (s. 4.2) zur Anwendung, bei denen sich intermittierende Spontanatmung (an der „feuchten

Nase", s. 4.2) und kontrollierte Beatmung (BIPAP s. 4.2) zur Erholung abwechseln (Bertram u. Brandt 2013; Schönhofer et al. 2014).

Grundlage dieser Weaning-Strategie ist, dass in einem Stufenschema sukzessive die Frequenz und Dauer der Spontanatmung erhöht werden (Bertram u. Brandt 2013). Im Erfolgsfall konditioniert man den Patienten, indem zur nächsthöheren Stufe mit längerem Spontanatmungsintervall übergegangen wird, funktioniert dies nicht, geht man auf die vorherige, niedrigere Stufe zurück, oder die gleiche Stufe kommt noch einmal zum Einsatz (Bertram u. Brandt 2013). In der späten Entwöhnungsphase wird oft CPAP (s. 4.2) eingesetzt, um eine Atelektasenprophylaxe sowie eine Verminderung der Atemarbeit zu erreichen (Bertram u. Brandt 2013).

Kann der Patient mit diesem strukturierten Vorgehen nicht entwöhnt werden, so obliegt es der ärztlichen Erfahrung, die Weaning-Schritte individuell zu definieren und die Anforderungen anzupassen (Bertram u. Brandt 2013). Nach Erfahrung der Autoren dieses Buchkapitels hat sich dabei allerdings auch die Zusammenarbeit mit ausgebildeten Atmungstherapeuten sehr bewährt.

Bei der Entwöhnung langzeitbeatmeter Patienten ist der Einsatz von standardisierten Weaning-Protokollen zu empfehlen. In der bereits zitierten multizentrischen Weaning-Studie neurologischer Frührehabilitanden setzten alle teilnehmenden Kliniken Weaning-Protokolle i.S. hausinterner Standards ein (Oehmichen et al. 2012). In allen befragten Kliniken wurde eine druckkontrollierte Beatmung im Rahmen des Weanings favorisiert (Oehmichen et al. 2012).

Oehmichen und Mitarbeiter haben ein standardisiertes Spontanatmungsprotokoll, in dem die Spontanatmungsphasen standardisiert ausgebaut werden, publiziert und auf seine Wirksamkeit hin systematisch untersucht (Oehmichen et al. 2013). Unter Anwendung dieses Protokolls zeigten 77,3 % der n = 644 Patienten nach im Mittel $22,0 \pm 33,9$ Tagen ein erfolgreiches Weaning (Oehmichen et al. 2013). Bei immerhin 85,9 % der erfolgreich entwöhnten Patienten konnte das Standardprotokoll, bestehend aus 22 Weaning-Schritten, eingehalten werden, das in **Tabelle 4.3** wiedergegeben

Tab. 4.3: Beispiel für ein Spontanatmungsprotokoll im Weaning neurologischer Frührehabilitanden (Oehmichen et al. 2013)

Schritt (Tag)	Beatmungs- pausen		Spontanatmung (Summe in min) pro Tag
1	6-mal	5 min	30
2	6-mal	10 min	60
3	6-mal	15 min	90
4	6-mal	20 min	120
5	6-mal	30 min	180
6	6-mal	45 min	270
7	6-mal	60 min	360
8	4-mal	90 min	360
9	4-mal	100 min	400
10	4-mal	110 min	440
11	4-mal	120 min	480
12	4-mal	150 min	600
13	4-mal	180 min	720
14	3-mal	240 min	720
15	3-mal	260 min	780
16	2-mal	400 min	800
17	2-mal	450 min	900
18	2-mal	500 min	1.000
19	2-mal	600 min	1.200
20	1-mal	1.200 min	1.200
21	1-mal	1.320 min	1.320
22	1-mal	1.440 min	1.440

ist (Oehmichen et al. 2013). An jedem Tag wurde versucht, lediglich einen Schritt im Protokoll weiterzukommen, mit dem Ziel eines kontinuierlichen Ausbaus der Spontanatmungsphasen (Oehmichen et al. 2013). Dabei wurde der Patient für jede Beatmungspause vom Beatmungsgerät getrennt (Oehmichen et al. 2013).

4.6
Zusammenfassung

Die Entwöhnung neurologisch-neurochirurgischer Frührehabilitanden von der maschinellen Beatmung stellt ein wichtiges Teilhabeziel dar, das durch eine Kombination von Intensivmedizin und rehabilitativen Interventionen in mindestens 2/3 der Fälle nach durchschnittlich zwei bis drei Wochen Weaning-Dauer erreicht werden kann.

Dem Entwöhnungsprozess sollte ein standardisiertes Weaning-Protokoll zugrunde liegen, mit dem stufenweise ein Ausbau der Spontanatmungsphasen erreicht werden kann.

Literatur

Bertram M, Brandt T. Neurologische Frührehabilitation bei beatmeten Patienten mit ZNS-Störungen. Intensivmedizin up2date 2013; 9: 53-71.

Bickenbach J, Dembinski R. Maschinelle Beatmung und Entwöhnung von der Beatmung. In: Marx G et al. (Hrsg.) Die Intensivmedizin. Berlin: Springer-Verlag 2015: 351-73.

Bundesarbeitsgemeinschaft für Rehabilitation (BAR). Empfehlungen zur Neurologischen Rehabilitation von Patienten mit schweren und schwersten Hirnschädigungen in den Phasen B und C. BAR Publikation, Frankfurt/Main 1995.

Burtin C, Clerckx B, Robbeets C, Ferdinande P, Langer D, Troosters T, Hermans G, Decramer M, Gosselink R. Early exercise in critically ill patients enhances short-term functional recovery. Crit Care Med 2009; 37: 2499-2505.

Cader SA, de Souza Vale RG, Zamora VE, Costa CH, Dantas EH. Extubation process in bed-ridden elderly intensive care patients receiving inspiratory muscle training: a randomized clinical trial. Clin Interv Aging 2012; 7: 437-43.

Clini EM, Crisafulli E, Antoni FD, Beneventi C, Trianni L, Costi S, Fabbri LM, Nava S. Functional recovery following physical training in tracheotomized and chronically ventilated patients. Respir Care 2011; 56: 306-13.

Deutsches Institut für Medizinische Dokumentation und Information (DIMDI). OPS 8-552 Neurologisch-neurochirurgische Frührehabilitation. OPS-Version 2016.

Gosselink R, Bott J, Johnson M, Dean E, Nava S, Norrenberg M, Schönhofer B, Stiller K, van de Leur H, Vincent JL. Physiotherapy for adult patients with critical illness: recommendations of the European Respiratory Society and European Society of Intensive Care Medicine Task Force on Physiotherapy for Critically Ill Patients. Intensive Care Med 2008; 34: 1188-99.

Morris PE, Goad A, Thompson C, Taylor K, Harry B, Passmore L, Ross A, Anderson L, Baker S, Sanchez M, Penley L, Howard A, Dixon L, Leach S, Small R, Hite RD, Haponik E. Early intensive care unit mobility therapy in the treatment of acute respiratory failure. Crit Care Med 2008; 36: 2238-43.

Musicco M, Emberti L, Nappi G, Caltagirone C; Italian Multicenter Study on Outcomes of Rehabilitation of Neurological Patients. Early and long-term outcome of rehabilitation in stroke patients: the role of patient characteristics, time of initiation, and duration of interventions. Arch Phys Med Rehabil 2003; 84: 551-8.

Oehmichen F, Ketter G, Mertl-Rötzer M, Platz T, Puschendorf W, Rollnik JD, Schaupp M, Pohl M. Beatmungsentwöhnung in neurologischen Weaningzentren. Eine Bestandsaufnahme der AG Neurologische Frührehabilitation. Nervenarzt 2012; 83: 1300-7.

Oehmichen F, Zäumer K, Ragaller M, Mehrholz J, Pohl M. Anwendung eines standardisierten Spontanatmungsprotokolls. Nervenarzt 2013; 84: 962-72.

Pattanshetty RB, Gaude GS. Effect of multimodality chest physiotherapy on the rate of recovery and prevention of complications in patients with mechanical ventilation: a prospective study in medical and surgical intensive care units. Indian J Med Sci 2011; 65:175-85.

Pohl M, Bertram M, Bucka C, Hartwich M, Jöbges M, Ketter G, Leineweber B, Mertl-Rötzer M, Platz T, Rollnik JD, Scheidtmann K, Thomas R, von Rosen F, Wallesch C, Woldag H, Peschel P, Mehrholz J. Rehabilitationsverlauf von Patienten in der neurologisch-neurochirurgischen Frührehabilitation: Ergebnisse einer multizentrischen Erfassung im Jahr 2014 in Deutschland. Nervenarzt 2016 (in Druck, online first 18.04.2016) DOI: 10.1007/s00115-016-0093-1.

Pohl M, Bertram M, Hoffmann B, Joebges M, Ketter G, Krusch C, Pause M, Platz T, Puschendorf W, Rollnik J, von Rosen F, Schaupp M, Schleep J, Spranger M, Steube D, Thomas R, Voss A (Arbeitsgemeinschaft Neurologische Frührehabilitation). Der Frühreha-Index: Ein Manual zur Operationalisierung. Rehabilitation (Stuttgart) 2010; 49: 22-9.

Prosiegel M, Weber S. Dysphagie: Diagnostik und Therapie: Ein Wegweiser für kompetentes Handeln. Heidelberg: Springer 2013.

Rollnik JD. Veränderungen im Anforderungsprofil an die neurologisch/neurochirurgische Frührehabilitation der Phase B. Akt Neurol 2009; 36: 368-71.

Rollnik JD (Hrsg.) Die neurologisch-neurochirurgische Frührehabilitation. Heidelberg: Springer-Verlag 2013.

Rollnik JD. Neurologische Frührehabilitation. In: Marx G, Muhl E, Zacharowski K, Zeuzem S (Hrsg.). Die Intensivmedizin. 12. Aufl. Heidelberg: Springer-Verlag 2015, 635-45.

Rollnik JD, Berlinghof K, Lenz O, Bertomeu A. Beatmung in der neurologischen Frührehabilitation. Akt Neurol 2010; 37: 316-8.

Rollnik JD, Janosch U. Verweildauerentwicklung in der neurologischen Frührehabilitation. Dtsch Arztebl Int 2010, 107: 286-92.

Rollnik JD, Platz T, Böhm KD, Weber R, Wallesch CW. Argumente für eine Zuordnung der neurologisch-neurochirurgischen Frührehabilitation (Phase B) zum Krankenhausbereich (§ 39 SGB V).

Positionspapier der Kliniken des BDH Bundesverband Rehabilitation. Akt Neurol 2011; 38: 362-8.

Rollnik JD, Samady M, Grüter L. Multiresistente Erreger in der neurologisch-neurochirurgischen Frührehabilitation (2004-2013). Rehabilitation (Stuttgart) 2014; 53: 346-50.

Schmidt SB, Rollnik JD. Critical illness polyneuropathy (CIP) in neurological early rehabilitation: clinical and neurophysiological features. BMC Neurology 2016 (in review).

Schönhofer B, Geiseler J, Dellweg D, Moerer O, Barchfeld T, Fuchs H, Karg O, Rosseau S, Sitter H, Weber-Carstens S, Westhoff M, Windisch W. Prolongiertes Weaning – S2k-Leitlinie herausgegeben von der Deutschen Gesellschaft für Pneumologie und Beatmungsmedizin e.V. Pneumologie 2014; 68: 19-75.

Schönle PW. Der Frühreha-Barthel-Index (FRB) – eine frührehabilitationsorientierte Erweiterung des Barthel-Index. Rehabilitation 1995; 34: 69-73.

Schweickert WD, Pohlman MC, Pohlman AS, Nigos C, Pawlik AJ, Esbrook CL, Spears L, Miller M, Franczyk M, Deprizio D, Schmidt GA, Bowman A, Barr R, McCallister KE, Hall JB, Kress JP. Early physical and occupational therapy in mechanically ventilated, critically ill patients: a randomised controlled trial. Lancet 2009; 373: 1874-82.

Thomsen GE, Snow GL, Rodriguez L, Hopkins RO. Patients with respiratory failure increase ambulation after transfer to an intensive care unit where early activity is a priority. Crit Care Med 2008; 36: 1119-24.

van der Lely AJ, Veelo DP, Dongelmans DA, Korevaar JC, Vroom MB, Schultz MJ. Time to wean after tracheotomy differs among subgroups of critically ill patients: retrospective analysis in a mixed medical/surgical intensive care unit. Respir Care 2006; 51: 1408-15.

Wallesch CW. Beatmungsmedizin, Intensivmedizin und neurologische Frührehabilitation. Akt Neurol 2015; 42: 183-4.

Yang PH, Wang CS, Wang YC, Yang CJ, Hung JY, Hwang JJ, Wang TH, Chuang IC, Huang MS. Outcome of physical therapy intervention on ventilator weaning and functional status. Kaohsiung J Med Sci 2010; 26: 366-72.

5
Neurorehabilitation bei schwerer Bewusstseinsstörung

Jürgen Herzog

5.1
Einleitung

Bewusstseinsstörungen sind häufige Begleitsymptome neurologischer Erkrankungen. Länger anhaltende, schwere Bewusstseinsstörungen (SBS) finden sich bei Patienten der neurologischen (Früh-)Rehabilitation überzufällig häufig. Die Bundesarbeitsgemeinschaft für Rehabilitation (BAR 1999) nennt in der Phasendefinition der neurologischen Rehabilitation die Bewusstlosigkeit bzw. quantitative SBS als charakteristisches Eingangskriterium der Phase B. Auch wenn die Zahl und Mortalität von Schädel-Hirn-Traumen (SHT) im Straßenverkehr durch bessere Präventionsmaßnahmen (Steudel et al. 2005) zurückgehen, kann davon ausgegangen werden, dass die Gesamtzahl der Bewusstseinsstörungen in der Neurologie nicht geringer wird: Ischämische Schlaganfälle und Hirnblutungen nehmen durch die demographische Entwicklung zu, die Zahl an kardiopulmonalen Reanimationen ist bei gleichzeitig höheren Überlebenswahrscheinlichkeiten der intensivmedizinischen Postakutbehandlung weiterhin hoch (ca. 400.000 pro Jahr in der Europäischen Union [Chugh 2010]) und die Neuerkrankungsrate für eine schwere Sepsis bzw. für einen septischen Schock ist in Deutschland mit 75.000 Patienten pro Jahr (Brunkhorst 2006) hoch.

Der Häufigkeit von SBS steht leider nur eine schwache Evidenzbasis für die Neurorehabilitation dieses Syndroms gegenüber: In Deutschland ist eine S1-Leitlinie der DGN auf Empfehlungen zur Hypoxischen Enzephalopathie (HE) nach Herz-Kreislauf-Reanimationen beschränkt. Die Autoren betonen, dass es zumindest für die Rehabilitation der HE keine Evidenz gibt, die nach Wiederbelebungsmaßnahmen andere (rehabilitative) Therapien erfordern würden als z. B. nach Schlaganfällen oder SHT.

SBS stellen an alle in der Neurorehabilitation Tätigen in mehrerlei Hinsicht besondere Herausforderungen: Viele gängige Rehabilitationskonzepte, die auf den Prinzipien des „Lernens" fußen, greifen bei diesen Patienten aus nachvollziehbaren Gründen nicht. Der hohe Abhängigkeitsgrad bewusstseinsgestörter Patienten von pflegerischer und therapeutischer Unterstützung ist ressourcenintensiv. Die emotionale Belastung durch Unkenntnis und Unsicherheiten über den Bewusstseins- bzw. Bewusstheitsgrad ist für Behandler und Angehörige gleichermaßen hoch. Und: Nicht selten überdauert die SBS das Ende der (stationären) Rehabilitationsbehandlung. Die relevante Frage, ob im weiteren Verlauf mit einem Wiedererlangen des Bewusstseins zu rechnen ist, berührt medizinethisch und sozioökonomisch Grenzbereiche, für die es bislang weder flächendeckend etablierte Strukturen noch eine rationale öffentliche Diskussion gibt.

Der folgende Beitrag soll deshalb – unter Berücksichtigung der aktuellen Evidenz – die wichtigsten Aspekte im klinischen Umgang mit SBS zusammenfassen. Ausgehend von den klinischen Syndromen und der interdisziplinären Befunderhebung werden Assessments dargestellt, die zur Statuserhebung und Verlaufsbeurteilung geeignet sind. Auf die Rolle paraklinischer bzw. apparativer Zusatzdiagnostik zur Prognosebeurteilung wird ebenso eingegangen. Besondere neurorehabilitative Therapieverfahren bei SBS werden vorgestellt. Abschließend werden die bislang vorliegenden Erkenntnisse zum mittel- und langfristigen Erkrankungsverlauf dieser Patienten zusammengefasst.

5.2
Klinische Syndrome schwerer Bewusstseinsstörungen

Bewusstsein wird von zwei Domänen bestimmt: einerseits der *Wachheit* (engl. „wakefulness") oder zumindest *Erweckbarkeit* (engl. „arousal"), äußerlich durch das Öffnen der Augen markiert. In der funktionellen Kernspintomographie (fMRT) ist dieser Zustand besser noch durch den Begriff des „default mode" charakterisiert, also eines Ruhezustands ohne erkennbare geistige oder körperliche Aktivität (Soddu et al. 2012), der auch bei geschlossenen Augen erreicht sein kann. Wachheit setzt physiologisch ein intaktes aufsteigendes Aktivierungssystem (ARAS) in der Formatio reticularis des Hirnstamms voraus (Posner 2007). Die

zweite Domäne umfasst die *Bewusstheit* (engl. „awareness"), die ein sehr komplexes und variables Feld aus Gedanken und Gefühlen darstellt, mit denen der Mensch sich selbst oder die Umwelt wahrnimmt bzw. willkürlich mit der Außenwelt in Interaktion treten kann. Bewusstheit liegt nach heutigem Verständnis dann vor, wenn das Individuum reproduzierbar, zielgerichtet und länger andauernd auf Reize reagieren kann. Es wird mehrheitlich davon ausgegangen, dass Bewusstheit nicht streng kategorial, sondern als Kontinuum in unterschiedlichen Nuancen vorliegen kann. Neurophysiologisch wird Bewusstheit vor allem in der Hirnrinde (Cortex) generiert.

Koma

Die schwerste Form einer Bewusstseinsstörung ist das *Koma*. Solche (überwiegend auf Intensivstationen behandelten) Patienten öffnen die Augen trotz beendeter Analgosedierung nicht, sind nicht kontaktfähig und zeigen keine Reaktion auf externe Stimuli. Wachheit und Bewusstheit sind also *nicht* vorhanden. In der klinischen Untersuchung zeigen diese Patienten infolge der begleitenden Hirnstammschädigungen häufig ein- oder beidseitige Ausfälle der Hirnstammreflexe, die sorgfältig untersucht werden sollten (u. a. Pupillenreflex mit fehlender Lichtreagibilität oder Anisokorie, vestibulookulärer Reflex mit „Puppenkopf-Phänomen", Korneal-, Husten- und Würgreflex). Bei besonders ausgedehnter Hirnstammschädigung ist das Atemzentrum betroffen und eine suffiziente Eigenatmung nicht möglich. Bei Komapatienten sollte – wie im Übrigen bei allen Patienten mit SBS – die Prüfung der Schmerzreagibilität nicht auf die Extremitäten beschränkt werden, da bei diesen Läsionsmustern oft

ausgedehnte Schädigungen schmerz-
leitender Bahnsysteme (Tractus spi-
nothalamicus) vorliegen und falsch
negative Befunde vorspiegeln können.
Schmerzreize sollten deshalb immer
auch „zentral", im Versorgungsgebiet
des N. trigeminus, appliziert werden,
beispielsweise durch Kompression der
Nasenwurzel oder -scheidewand. Erst
bei dann völlig ausbleibender Reakti-
onslosigkeit kann von einem Koma gesprochen werden.

Syndrom reaktionsloser Wachheit („unresponsive wakefulness syndrome")

Insbesondere bei schweren Hirnschädigungen (z. B. Schlaganfällen, Hirnblutungen, SHT, zerebralen Hypoxi-
en) kann ein Koma in einen Zustand
mit intermittierend geöffneten Augen
(Wachheit) übergehen, ohne dass jedoch Bewusstsein (awareness) oder
Kontaktfähigkeit entsteht. Ein Schlaf-
Wach-Rhythmus ist erhalten. Lautäußerungen, kurze, nicht regelhaft gerich-
tete Augenbewegungen, Grimassieren
auf Schmerzreize sowie kurze Kopf-
oder Augenbewegungen in Richtung
akustischer oder visueller Stimuli bei
ansonsten nicht responsiven Patienten
sind mit diesem Syndrom vereinbar
(Bernat 2006). Dieser Zustand wird im
Englischen als „vegetative state" (VS),
neuerdings als „unresponsive wakefulness syndrome" (UWS; von Wild et al.
2011) bezeichnet. Im deutschsprachigen Raum gelten mittlerweile analog
die älteren Bezeichnungen „Wachko-
ma" oder „Apallisches Syndrom" durch
das *Syndrom reaktionsloser Wachheit
(SRW)* abgelöst. Die in der klinischen
Praxis noch übliche Einteilung, von einem *persistierenden* vegetativen Status
zu sprechen, wenn das Bewusstsein
länger als einen Monat nach der Hirnschädigung nicht wiedergekehrt ist,
bzw. von einem *permanenten* vegetativen Status, wenn dieser Zustand 3 bzw.
12 Monate (bei nicht traumatischer
bzw. traumatischer Hirnschädigung)
vorliegt, berücksichtigt diese geänderten Begrifflichkeiten noch nicht (The
Multi-Society Task Force on PVS 1994).

Minimal responsives Syndrom („minimally conscious state")

Wenn Patienten im Verlauf Verhaltensweisen zeigen, die auf eine bewusste
Umweltwahrnehmung hindeuten, erreichen sie den „minimally conscious
state" (MCS), für den sich im Deutschen die Begrifflichkeit „Minimal
responsives Syndrom" eingebürgert
hat. Es wird vorgeschlagen, in Analo-
gie zum SRW den Begriff *Syndrom mi-
nimalen Bewusstseins (SMB)* zu verwenden. Im SMB sind die Patienten
reproduzierbar in der Lage, einfache
Verhaltensmuster (z. B. Blickfixation
und Blickfolgebewegungen) abzurufen bzw. einfache verbale oder ges-
tische Aufforderungen zu befolgen.
Dies geschieht überwiegend reflektorisch. Sogar einfache sprachliche Äußerungen oder ein Ja-/Nein-Code für
einfache Fragen sind mit der Diagnose noch vereinbar. Sobald Patienten
funktionell kommunizieren oder funktionell Objekte gebrauchen können,
gilt das SMB als überwunden.

Locked-in-Syndrom

Beim *Locked-in-Syndrom (LIS*; Posner
et al. 2007) liegt per definitionem keine Bewusstseinsstörung vor. Die Nennung dieses Syndroms im Kontext von
SBS ist durch die frappierende Ähnlichkeit der äußerlich sichtbaren klinischen Symptome bedingt: Patienten
im LIS liegen mit geöffneten Augen und
scheinbar ohne jegliche Willkürmotorik im Bett. Ätiopathologisch resultiert

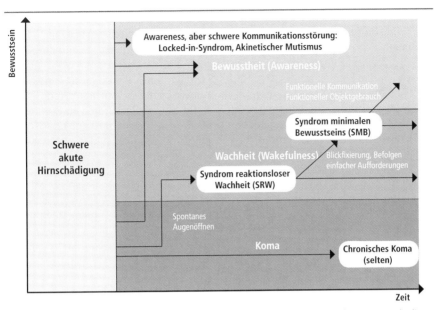

Abb. 5.1: Kategorien schwerer Bewusstseinsstörungen. Nach der Akutphase einer schweren Hirnschädigung existiert über die Zeit ein vermutlich fließender Übergang vom Koma über die isolierte Wachheit hin zur Bewusstheit. Einzelne, klinische Hauptcharakteristika differenzieren die Syndrome Koma, SRW, SMB und Bewusstsein. Ein irreversibler Verbleib in jeder Stufe ist möglich (modifiziert nach Bender et al. 2015)

das LIS aus ausgedehnten Hirnstammschädigungen (z.B. infolge Thrombose des mittleren Abschnitts der A. basilaris oder einer Ponsblutung) durch eine fast vollständige Deafferenzierung des Gehirns. Ein entsprechendes Läsionsmuster sollte daher frühzeitig an ein LIS denken lassen. Von der Willkürmotorik ist einzig die im Mittelhirn lokalisierte Fähigkeit zu horizontalen oder vertikalen Blickbewegungen erhalten. Da das Bewusstsein und höhere Hirnleistungen dieser Patienten vollständig erhalten ist, kann mit Hilfe dieser Blickbewegungen ein effizienter Kommunikationscode aufgebaut werden. Explizite Kommunikationsversuche über vertikale Augenbewegungen bei der (zeitaufwendigen!) klinischen Untersuchung, eine MRT des Hirnstamms und die gute Reagibilität des EEG auf externe Reize sollten dazu beitragen, Fehldiagnosen zu vermeiden.

Akinetischer Mutismus

Beim *akinetischen Mutismus* handelt es sich ebenfalls nicht um eine Bewusstseinsstörung im engeren Sinne, sondern um eine schwere Störung des Antriebs. Die Patienten sind wach, bewegen sich trotz fehlender Paresen kaum oder gar nicht, sprechen nicht (Mutismus) und sind affektiv nicht schwingungsfähig. Es ist umstritten, wie stark bei diesen Patienten Wahrnehmung und Gedächtnis beeinträchtigt sind, allerdings sind alle kognitiven Leistungen stark verlangsamt. Ursächlich liegt eine (beidseitige) Schädigung des Frontalhirns, des Gyrus cinguli oder des Diencephalons vor, z.B. bei SHT, Schlaganfällen oder Liquorzirkulationsstörungen (Hydrocephalus). Das Syndrom findet sich nicht selten auch im Spätstadium neurodegenerativer Erkrankungen wie der Demenz vom Alzheimer-Typ, der Creutzfeld-Jakob-Erkrankung oder beim Morbus Parkinson.

Eine Zusammenfassung der wichtigsten klinischen Stadien von SBS zeigt **Abbildung 5.1**.

Kohortenstudien zeigen, dass im klinischen Alltag bei SBS die sichere Diagnosestellung alles andere als einfach ist. Die Rate an Fehldiagnosen liegt bei SRW und SMB zwischen 37–43 % (Schnakers et al. 2009). Fast die Hälfte dieser Patienten wird daher zu Unrecht als „apallisch" eingestuft! Die Konsequenzen dieser Fehleinschätzung sind fatal, da Patienten im SMB möglicherweise unter der Verkennung ihres Zustands leiden oder im Extremfall sogar verfrüht einer Palliativbehandlung zugeführt werden. Für die Diagnostik zur Bewusstseinsquantifizierung und zur Verlaufsbeobachtung werden in der Neurorehabilitation daher standardisierte Untersuchungsbedingungen (Assessments) empfohlen.

5.3
Assessments bei schweren Bewusstseinsstörungen

Bewusstsein kann nicht direkt beobachtet werden, sondern muss aus einer möglichst systematischen *Verhaltensbeobachtung* interpretiert werden. Bewusstes Verhalten wird im klinischen Alltag oft nicht wahrgenommen. Während Angehörige dazu tendieren, subtile Verhaltensweisen als „bewusst" überzuinterpretieren, neigen Ärzte und Therapeuten häufiger zur fälschlichen Bewertung eines SMB als SRW (Schnakers et al. 2009). Eine systematische, strukturierte Verhaltensbeobachtung ist deshalb erforderlich, die über „stichprobenartige Eindrücke" bei Arztvisiten, pflegerischen Tätigkeiten oder Funktionstherapien hinausgeht.

Bei den standardisierten Assessments und Skalen erlauben aus methodischen Gründen weder die *Glasgow Coma Skala (GCS)* noch die in Deutschland verbreitete *Koma Remissions Skala (KRS)* eine operationalisierte Unterscheidung zwischen SRW und SMB. Eine amerikanische Expertengruppe hat eine Metaanalyse von verhaltensbasierten Assessments bei SBS vorgenommen (Seel et al. 2010). Demnach stellt die *revidierte* Version der *Coma Recovery Scale* (CRS-R; Giacino et al. 2004), die auch in einer autorisierten deutschen Version vorliegt (Maurer-Karrattup et al. 2010), derzeit den Goldstandard unter den Testmethoden zur Objektivierung der Bewusstseinslage dar. Die CRS-R besteht aus einem Untersuchungsbogen (6 verschiedene Modalitäten) und einem Manual für die Erhebung und Auswertung der Daten. Die CRS-R ist für geübte Anwender valide, reliabel und mit einem Zeitaufwand von ca. 30min pro Untersuchung auch ökonomisch. Abhängig von Ressourcen und Behandlungszeitpunkt wird die CRS-R in Abständen von 1–14 Tagen wiederholt. Sie eignet sich am ehesten für neurologische Rehabilitationseinrichtungen. Ein CRS-R-Wert ≥ 6 bei Eintritt in die Frührehabilitation gilt als unabhängiger Prädiktor für ein gutes Outcome.

Mit kleineren Einschränkungen können ebenso empfohlen werden (Seel et al. 2010):

- *Sensory Modality Assessment and Rehabilitation Technique (SMART)*
- *Sensory Stimulation Assessment Measure (SSAM)*
- *Western Neuro Sensory Stimulation Profile (WNSSP)*
- *Wessex Head Injury Matrix (WHIM)*
- *Disorders of Consciousness Scale (DOCS)*

Von den genannten findet – nicht zuletzt aufgrund einer guten Interrater-Reliabilität von >0,8 – insbesondere die SMART-Skala im deutschsprachigen Raum Verwendung (Gill-Thwaites et al. 2004). Eine validierte deutschsprachige Übersetzung existiert allerdings nicht, so dass sie für den Einsatz im klinischen Alltag nur bedingt geeignet ist.

Insbesondere für Intensivstationen empfohlen wird der *Full Outline of Un-Responsiveness Score* (*FOUR*; Wijdicks et al. 2005), da mit ihm auch endotracheal intubierte Patienten untersucht werden können (verbale Reaktionen werden nicht erhoben). In Anlehnung an das Akronym werden vier Domänen (Augenöffnen, motorische Antworten, Hirnstammreflexe, Atmung) bepunktet, die zu einem Summenscore von max. 16 Punkten führen. Der Score ist auch ohne aufwändige Schulungsmaßnahmen leicht anwendbar. Er eignet sich insbesondere für die Postakutphase schwerer Hirnschädigungen, da er durch seine schnelle Durchführbarkeit innerhalb von wenigen Minuten ggf. mehrfach täglich angewendet werden kann.

5.4
Prognosebeurteilung und apparative Zusatzdiagnostik

Vor dem Hintergrund überwiegend dauerhafter motorischer und kognitiver Defizite fällt der Erstellung einer Gesamtprognose schon in der frühen Krankheitsphase eine ebenso wichtige wie umstrittene Rolle zu. Die Erstellung einer Langzeitprognose wird dann zu einer ethischen Herausforderung, wenn die Erwartung irreversibler Bewusstseinsstörungen bereits innerhalb der ersten Tage und Wochen nach der Hirnschädigung potenziell

therapielimitierende/palliative Maßnahmen nach sich zieht. Grundsätzlich sollten prognostische Aussagen immer in der Zusammenschau des klinischen Verlaufs, elektrophysiologischer (somatosensibel evozierte Potenziale des N. medianus, SSEP) und biochemischer Untersuchungen (Serumkonzentration der Neuronenspezifischen Enolase, NSE) getroffen werden.

„Klassische" Prognosemarker

Bei der Hypoxischen Enzephalopathie gelten als Prädiktoren für ungünstige Verläufe (Übersicht bei Hamann et al. 2012):

- Fehlende Hirnstammreflexe (Pupillen-, Korneal-, vestibulookulärer Reflex) nach Tag 3 (bzw. Tag 7 nach therapeutischer Hypothermie, TH)
- Außer Strecksynergismen keine motorische Reaktionen nach Tag 3 (nur ohne TH)
- Beidseits fehlende kortikale Reizantworten (N20-Amplituden) der SSEP
- EEG-Veränderungen im Sinne einer fehlenden Reagibilität auf Außenreize, eines „Burst-Suppression"-Musters oder eines niedergespannten EEGs mit Amplituden <20 μV
- Erhöhung der NSE auf Werte >33 μg/l zwischen Tag 1–3 nach Hirnschädigung

Für prognostische Verlaufsindikatoren bei anderen Ursachen schwerer Bewusstseinsstörungen liegen praktisch kaum hochwertige Daten vor. Auch für die HE sind diese Marker methodisch umstritten (v. a. historische Kollektive vor Einführung der TH; retrospektive Erhebungen, kurze Beobachtungszeiträume) und an eher kleinen Fallzahlen validiert. Relevante Änderungen dieser Leitlinienempfehlungen sind daher in den kommenden Jahren nötig und zu erwarten. Bildgebende Verfahren (MRT, CCT) werden häufig ergänzend durchgeführt, sind aber für die Prognoseabschätzung noch nicht validiert. Diffusionsgewichtete Sequenzen (ADC maps, DTI) werden zukünftig Bedeutung erlangen (Hirsch et al. 2016).

Neue, „potenzielle" Prognosemarker

Bender et al. (2015) identifizierten in einer systematischen Literatursuche insgesamt 20 klinische Studien mit 470 MCS/SMB- bzw. 436 SRW-Patienten, die mit folgenden neuen Methoden untersucht worden waren:

- Funktionelle Kernspintomographie (fMRT)
- Quantitative EEG-Verfahren (automatisierte Analysen von EEG-Charakteristika)
- Ereigniskorrelierte kognitive Potenziale („event-related potentials", ERP)

In dieser Metaanalyse zeigte sich, dass gegenwärtig vor allem die quantativen EEG-Verfahren in der Lage sind, mit einer Sensitivität von 90 % bei einer Spezifität von 80 % minimales Bewusstsein (SMB) zu detektieren. Sie können daher für die Diagnosestellung hilfreich sein. Welche Bedeutung solche Verfahren zukünftig für die Prognostik haben könnten, ist noch unklar; zudem stehen diese Techniken noch nicht flächendeckend zur Verfügung. Dies gilt auch für die Beurteilung des Glukosestoffwechsels im Gehirn mit der Positronen-Emissions-Tomographie (18F-FDG-PET), die in einer methodisch exzellenten Pilotstudie in 74 % der untersuchten Patienten das klinische Outcome bis zu 12 Monaten nach Hirnschädigung korrekt vorhersagte (Stender et al. 2014).

Prädiktoren günstiger Verläufe

Auf Intensivstationen und in neurorehabilitativen Einrichtungen gelten ein jüngeres Alter (<40 Jahre), der Nachweis neuronaler Integrität mittels normaler N20-Amplituden der somatosensibel evozierten Kortexpotenziale (SSEP) und höhere Werte auf der „Coma Recovery Scale" (CRS-R) als verlässliche Marker für das Wiedererlangen des Bewusstseins innerhalb von 24 Monaten (Estraneo et al. 2013).

In den bislang größten Patientenkollektiven mit SBS zeigte sich, dass auch die Ätiologie der Hirnschädigung eine prognostische Bedeutung hat: Von denjenigen Patienten, die erst 12 Monate oder noch später aus einem SRW/SMB das Bewusstsein wiedererlangten, litten 33,3 % an einem SHT, 21,4 % an einer hypoxischen Hirnschädigung und nur 5,4 % an einer intrakraniellen Blutung (Estraneo et al. 2010). Auch die Schwere der anfänglichen Bewusstseinsstörung korreliert signifikant mit der langfristigen Prognose: Patienten im SRW haben eine etwa 3,4-fach höhere Wahrscheinlichkeit, auch nach fünf Jahren noch nicht das Bewusstsein wiedererlangt zu haben, als Patienten im SMB (Luaute et al. 2010) – dies unterstreicht, wie wichtig eine exakte Zuordnung des klinischen Syndroms für die Beratung von Angehörigen und für den verantwortlichen therapeutischen Ressourceneinsatz ist.

5.5
Rehabilitative Behandlung von schweren Bewusstseinsstörungen

Rehabilitative Funktionstherapien

Die Rehabilitation von Patienten mit SBS erfolgt unabhängig von der zugrunde liegenden Ätiologie, d. h. für Patienten nach Schlaganfall, SHT oder zerebraler Hypoxie prinzipiell ähnlich. Eine für dieses Syndrom spezifische und evidenzbasierte neurologische Rehabilitationsbehandlung existiert nicht. In Deutschland gilt es als unumstritten, dass eine neurologische Früh- und Langzeitrehabilitation die Behandlung der Wahl darstellt, die in der Regel multimodalen Störungsbilder inklusive der Bewusstseinsstörung adäquat zu behandeln. Angesichts der diagnostischen und prognostischen Unsicherheiten ist allerdings davon auszugehen, dass einem relevanten Anteil von Patienten durch „vorschnelle" Entscheidungen zu einer Therapielimitierung im Akutkrankenhaus eine möglicherweise sinnvolle Frührehabilitation vorenthalten wird. Dieses Dilemma der selbst erfüllenden Vorhersage (fälschliche Annahme einer ungünstigen Prognose → Entzug indizierter Behandlungsmaßnahmen → Outcome „fälschlich" ungünstig) beeinflusst auch in einem hohem Maße die bislang vorliegende Literatur zum Thema.

Patienten mit SBS werden in der neurologischen Frührehabilitation multidisziplinär von Therapeuten mit intuitiv bzw. induktiv entwickelten Therapieverfahren bestimmter Schulen behandelt, deren Gemeinsamkeit die versuchte Augmentation der Wahrnehmung durch multisensorische, insbesondere aber taktile und propriozeptive Stimulation und die „Aktivierung" sind. Diese Therapieverfahren sind teilweise geschützt und werden in Kursen von zertifizierten Instruktoren gelehrt. Einige der Therapieverfahren wurden zunächst für schwerbehinderte Kinder entwickelt und in der historischen Entwicklung auf Erwachsene mit erworbenen Hirnschädigungen übertragen.

Basis der Therapie von lokomotorisch und neuropsychologisch tätigen Therapeuten ist nicht selten die Therapie nach Affolter (Affolter 1981). Ausgehend von der Hypothese einer zugrunde liegenden Störung der zentralen Wahrnehmungsorganisation, insbesondere der taktil-kinästhetischen, intermodalen oder serialen Wahrnehmung, werden Patienten durch geführte Bewegungen unterstützt, diese fehlenden Informationen wiederzuerlangen.

Für musiktherapeutische Interventionen bei Bewusstseinsstörungen existieren einige Studien mit pleiotropen Effekten auf unterschiedliche Zielsymptome. Die Evidenz für die Wirksamkeit ist jedoch schwach, und keine spezifische Musiktherapieform hat sich bislang als überlegen bewiesen (Übersicht bei Rollnik und Altenmüller 2014).

In der Pflegetherapie werden die basale Stimulation nach Bienstein und Fröhlich als pädagogisches Förderkonzept, Kinästhetik als Lern- und Bewegungskonzept, die Lagerung in Neutralstellung (LiN) und Elemente der Affolter- und Bobath-Therapie eingesetzt. Lagerungsmaßnahmen haben bei den meist hochgradig bewegungseingeschränkten Patienten zur Prophylaxe von Dekubiti und Dystelektasen Bedeutung, werden aber auch zur sensorischen Stimulation genutzt. Bei der LiN werden durch individualisiert geformte Hilfsmittel die meisten Gelenke in Neutralstellung gelagert, wodurch das passive Bewegungsausmaß großer Gelenke signifikant verbessert werden kann (Pickenbrock 2015).

Die Mobilisation in eine vertikale Position von Rumpf (Sitz) oder gesamtem Körper (Stand) sollte so früh und so oft wie möglich angestrebt werden. Neben den erhofften physiologischen Effekten wie Reduktion orthostatischer Effekte und Prophylaxe von Atelektasen und von Osteoporose ist insbesondere die Verbesserung der Wachheit durch diese Behandlung evidenzbasiert. Meist werden, in serieller Abfolge, Sitzbett mit Lagerungshilfsmitteln, Mobilisierung an die Bettkante mit zwei Therapeuten und Mobilisierung in den Multifunktionsrollstuhl durchgeführt. Ebenso ist die Mobilisierung in ein Stehpult üblich. In einer wachsenden Zahl von Einrichtungen werden bewusstseinsgestörte Patienten auch mit Gangrobotern oder elektrischen Kippbrettern mit zyklischen Beinbewegungen vertikalisiert, wenngleich die Überlegenheit dieser Geräte gegenüber konventioneller Mobilisation noch nicht gezeigt werden konnte (Krewer et al. 2015).

Zur Förderung der Mundmotorik und des Schluckaktes ist die Therapie des faziooralen Traktes (F.O.T.T.®) nach Kay Coombes weit verbreitet. Für deren Wirksamkeit bei Patienten mit Bewusstseinsstörungen liegen bislang nur marginale und z. T. widersprüchliche Daten vor (Seidl et al. 2007).

Verbesserung der Vigilanz

Pharmakologische Vigilanzsteigerung

Bei bewusstseinsgestörten Patienten werden häufig Medikamente off-label unter der Annahme eingesetzt, dass die dopaminerge, noradrenerge oder cholinerge Stimulation zur Besserung von Wachheit und Reagibilität führen sollte. Die bislang vorliegenden Studien sind – mit Ausnahme einer Untersuchung zum Amantadin (s. u.) – entweder nur Einzelfallberichte oder nicht auf den primären Endpunkt Vigilanzsteigerung ausgerichtet gewesen (Georgiopoulos et al. 2010).

In einer multizentrischen randomisierten doppelblinden Studie wurde der Einfluss von *Amantadin-Hydrochlorid* in einer Dosis von 200–400 mg pro Tag auf die funktionelle Erholung von 184 Patienten in der Postakutphase eines SHT mit SBS (SRW, SMB) über 4 Wochen untersucht (Giacino et al. 2012). In der Verumgruppe kam es zu einer signifikant schnelleren Erholung funktioneller Defizite gemessen mit der Disability Rating Scale. Bewusstseinseffekte wurden in der Studie nicht statistisch untersucht. Nebenwirkungen, insbesondere epileptische Anfälle, waren unter Verum nicht häufiger als unter Placebo. Amantadin-Hydrochlorid ist das einzige für die Indikation „Vigilanzstörung" zugelassene Medikament.

Mehrere kleine, allerdings offene, nicht placebokontrollierte Fallserien von Patienten im SRW (z. B. Sara et al. 2009) berichten nach Implantation einer Pumpe zur Spastiktherapie mit *intrathekalem Baclofen* eine Besserung der Wachheit und der Reaktivität in der CRS-R. Eine Empfehlung zum Einsatz im Rahmen eines individuellen Heilversuchs ohne die Indikation Spastik kann daraus aber nicht abgeleitet werden.

In wenigen Einzelfällen und einer Fallserie von 3 Patienten wird über den paradox aktivierenden Effekt des GABA-Antagonisten *Zolpidem* berichtet. Dies ließ sich in einer doppelblinden Crossover-Studie nur bei einem von 14 Patienten bestätigen (Übersicht bei Georgiopoulos et al. 2010).

Tiefenhirn- und Rückenmarkstimulation

Für die elektrische Stimulation des zentralen Thalamus, des Globus pallidus internus oder des Mittelhirns durch tiefe Hirnstimulation (DBS), bzw. der Hinterstränge des Rückenmarks (SCS) liegen bislang uneinheitliche Ergebnisse vor. Ein sehr gut dokumentierter Fallbericht eines Patienten im SMB, der 6 Jahre nach SHT eine signifikante klinische Besserung nach beidseitiger DBS im zentralen Thalamus zeigte, hat das Interesse an der Methode erneut erweckt (Schiff et al. 2007). Die Wirkstärkenbeurteilung von DBS und SCS in größeren Fallsammlungen, z. B. aus einer japanischen Kohorte von 107 Patienten mit *SRW* und 21 Patienten mit SMB, ist durch die retrospektive Kategorisierung, die fehlende Randomisierung und kurze Beobachtungsdauer nicht evidenzbasiert (Yamamoto et al. 2013).

5.6
Verläufe schwerer Bewusstseinsstörungen

Die Datenlage zu (Langzeit-)Verläufen bei SRW und SMB ist widersprüchlich aufgrund heterogener Studienpopulationen: Nur ein Teil der Betroffenen wird in der Postakutphase aufgrund einer ungünstigen Prognoseeinschätzung überhaupt rehabilitiert, und für die Rehabilitation existieren nur wenige evidenzbasierte Behandlungsstandards (s. o.). Viele Studien weisen gravierende methodische Mängel auf und nur die wenigsten Verlaufsbeobachtungen erstrecken sich über Zeiträume von mehr als drei bis sechs Monaten.

Einfluss auf den Langzeitverlauf hat in der Akutphase das gewollte Absenken der Körperkerntemperatur nach Reanimation. Die therapeutische Hypothermie (TH) erhöht die Überlebenswahrscheinlichkeit um 14 %, die Chance auf ein gutes neurologisches Outcome um 16 % (The Hypothermia after Cardiac Arrest Study Group 2002). Allerdings hat das Verfahren erst seit Anfang 2000 flächendeckende Anwendung gefunden – historische Studienkohorten ohne TH sind deshalb für

Verlaufsbeobachtungen kaum geeignet.

Estraneo et al. (2010) beobachteten bei etwa 24 % der Patienten mit SRW im Langzeitverlauf ein Wiedererlangen des Bewusstseins, davon 20 % zwischen 12 und 28 Monate nach der Hirnschädigung. In einer anderen Studie wurden sogar 33 % der Patienten im chronischen SMB innerhalb von 5 Jahren kontaktfähig (Luaute et al. 2010). Die Mehrzahl dieser Patienten weisen persistierend schwere motorische, sprachliche oder kognitive Funktionseinschränkungen auf. Eine Analyse von 67 pädiatrischen SHT-Patienten mit einem GCS von 3 oder 4 bei Klinikaufnahme (entspr. *Koma* oder *SRW*) zeigte eine Mortalitätsrate von 56,6 % im ersten Jahr, aber im Follow-up bis zu 10,5 Jahren bei 15 % ein gutes Outcome (Fulkerson et al. 2015). Ebenso gibt es Fallberichte von Patienten mit hervorragendem Langzeitergebnis, bei denen nach den bisherigen Prognosekriterien ein „infauster" Verlauf zu erwarten gewesen wäre (Bender et al. 2012).

5.7
Zusammenfassung

Die Neurorehabilitation von Patienten mit SBS stellt in *jeder* Phase der Erkrankung Therapeuten wie Angehörige vor besondere Herausforderungen. Neben den medizinischen Problemen spielen ethische Aspekte eine große Rolle: Von der Güte der Langzeitprognose hängen in der Akutsituation die Überlebenswahrscheinlichkeit, in der Frührehabilitation die Länge der stationären Erstverweildauer und im weiteren Verlauf die Realisierung einer Spät- oder Intervallrehabilitation ab. Die psychische und physische Belastung pflegender Angehörige wird durch die permanente Unsicherheit bezüglich des zu erwartenden Outcomes im Langzeitverlauf verstärkt (Jox et al. 2015). Es ist gemeinsame Aufgabe für alle Therapeuten und Ärzte, diesen Aspekt der Erkrankung nicht aus den Augen zu verlieren.

Registerstudien, die die Langzeitergebnisse homogener oder zumindest mit klinisch einheitlicher charakterisierter Patientenpopulationen in der Postakutphase und unter moderner Frührehabilitation erfassen, sind dringend erforderlich. In Süddeutschland speist ein Konsortium aus fünf Frührehabilitationszentren seit 2011 Patientendaten in eine internetbasierte Datenbank ein, das Koma Outcome von Patienten in der Frührehabilitation- (KOPF-)Register (Grill et al. 2013). Bis Dezember 2015 sind (diagnosenunabhängig) etwa 300 Patienten mit akuter, schwerer Bewusstseinsstörung erfasst und über Verlaufszeiträume von bis zu vier Jahren mit standardisierten Testbatterien untersucht worden. Anknüpfend an das KOPF-Register startete derselbe Kooperationsverbund 2014 eine *prospektive* multizentrische Studie (Hypoxia and Outcome Prediction in Early-Stage Coma, HOPE), die das funktionelle Langzeitergebnis speziell von Patienten mit hypoxischen Hirnschädigungen nach Reanimation und in diesem Zusammenhang auch systematisch die Behandlungsmaßnahmen auf den Intensivstationen untersucht (Lopez-Rolon et al. 2015). Die Studie rekrutiert derzeit noch, bis Ende 2016 sollen insgesamt 172 Patienten 12 Monate lang nach ihrem Kreislaufstillstand erfasst werden.

Literatur

Affolter F. Perceptual processes as prerequisites for complex human behaviour. Int Rehabil Med 1981; 3(1): 3-10.

Bender A, Howell K, Frey M, Berlis A, Naumann M, Buheitel G. Bilateral loss of cortical SSEP responses is compatible with good outcome after cardiac arrest. J Neurol 2012; 259(11): 2481-3.

Bender A, Jox RJ, Grill E, Straube A, Lulé D. Persistent vegetative state and minimally conscious state – a systematic review and meta-analysis of diagnostic procedures. Dtsch Arztebl Int 2015; 112: 235–42.

Bernat JL. Chronic disorders of consciousness. Lancet 2006; 367(9517): 1181-92.

Brunkhorst FM. Epidemiology, economy and practice – results of the German study on prevalence by the competence network sepsis (SepNet). Anasthesiol Intensivmed Notfallmed Schmerzther 2006; 41(1): 43-4.

Bundesarbeitsgemeinschaft für Rehabilitation (Hrsg.). Empfehlungen zur Neurologischen Rehabilitation von Patienten mit schweren und schwersten Hirnschädigungen in den Phasen B und C. Frankfurt/Main: 1999.

Chugh SS. Early identification of risk factors for sudden cardiac death. Nat Rev Cardiol 2010; 7: 318-26.

Estraneo A, Moretta P, Loreto V, Lanzillo B, Santoro L, Trojano L. Late recovery after traumatic, anoxic, or hemorrhagic longlasting vegetative state. Neurology 2010; 75: 239-45.

Estraneo A, Moretta P, Loreto V, Lanzillo B, Cozzolino A, Saltalamacchia A, Lullo F, Santoro L, Trojano L. Predictors of recovery of responsiveness in prolonged anoxic vegetative state. Neurology 2013; 80(5): 464-70.

Fulkerson DH, White IK, Rees JM, Baumanis MM, Smith JL, Ackerman LL, Boaz JC, Luerssen TG. Analysis of long-term (median 10.5 years) outcomes in children presenting with traumatic brain injury and an initial Glasgow Coma Scale score of 3 or 4. J Neurosurg Pediatr 2015; 16(4): 410-9.

Georgiopoulos M, Katsakiori P, Kefalopoulou Z, Ellul J, Chroni E, Constantoyannis C. Vegetative state and minimally conscious state: a review of the therapeutic interventions. Stereotact Funct Neurosurg. 2010; 88(4): 199-207.

Giacino JT, Ashwal S, Childs N, Cranford R, Jennett B, Katz, DI, Kelly JP, Rosenberg JH, Whyte J, Zafonte RD, Zasler, ND. The minimally conscious state. Definition and diagnostic criteria. Neurology 2002; 58: 349-53.

Giacino J-T, Kalmar K, Whyte J. The JFK coma recovery scale-revised: measurement characteristics and diagnostic utility. Arch Phys Med Rehab 2004; 85: 2020-29.

Giacino JT, Whyte J, Bagiella E, Kalmar K, Childs N, Khademi A, Eifert B, Long D, Katz DI, Cho S, Yablon SA, Luther M, Hammond FM, Nordenbo A, Novak P, Mercer W, Maurer-Karattup P, Sherer M. Placebo-controlled trial of amantadine for severe traumatic brain injury. N Engl J Med 2012; 366(9): 819-26.

Gill-Thwaites H, Munday R. The sensory modality assessment and rehabilitation technique (SMART): a valid and reliable assessment for vegetative state and minimally conscious state patients. Brain Injury 2004; 18: 1255-69.

Grill E, Klein AM, Howell K, Arndt M, Bodrozic L, Herzog J, Jox R, Koenig E, Mansmann U, Müller F, Müller T, Nowak D, Schaupp M, Straube A, Bender A. Rationale and design of the prospective German registry of outcome in patients with severe disorders of consciousness after acute brain injury. Arch Phys Med Rehabil 2013; 94(10): 1870-6.

Hamann GF, Bender A, Voller B, Bühler R, von Scheidt W, Hansen HC. Hypoxische Enzephalopathie (HE). Aktuelle Neurologie 2012; 39: 309-21.

Hirsch KG, Mlynash M, Eyngorn I, Pirsaheli R, Okada A, Komshian S, Chen C, Mayer SA, Meschia JF, Bernstein RA7, Wu O, Greer DM, Wijman CA, Albers GW. Multi-Center Study of Diffusion-Weighted Imaging in Coma After Cardiac Arrest. Neurocrit Care 2016; 24(1): 82-9.

Jox RJ, Kuehlmeyer K, Klein AM, Herzog J, Schaupp M, Nowak DA, Koenig E, Müller F, Bender A. Diagnosis and decision making for patients with disorders of consciousness: a survey among family members. Arch Phys Med Rehabil 2015; 96(2): 323-30.

Krewer C, Luther M, Koenig E, Müller F: Tilt Table Therapies for Patients with Severe Disorders of Consciousness: A Randomized, Controlled Trial. PLoS One 2015; 10(12): e0143180.

Lopez-Rolon A, Bender A; Project HOPE Investigator Group. Hypoxia and Outcome Prediction in Early-Stage Coma (Project HOPE): an observational prospective cohort study. BMC Neurol 2015;15: 82.

Luaute J, Maucort- Boulch D, Tell L, Quelard F, Sarraf T, Iwaz J, Boisson D, Fischer C, P. Long-term outcomes of chronic minimally conscious and vegetative states. Neurology 2010; 75(3): 246-52.

Maurer-Karattup P, Giacino J, Luther M, Eifert B. Diagnostik von Bewusstseinsstörungen anhand der deutschsprachigen Coma Recovery Scale-Revised (CRS-R). Neurol Rehabil 2010; 16 (5): 232-246.

Pickenbrock H, Ludwig V U, Zapf A, Dressler D. Conventional versus neutral positioning in central neurological disease. A multicentre randomized controlled trial. Dtsch Arztebl Int 2015 (112): 35-42.

Posner JB, Saper CB, Schiff ND, Plum F. Plum and Posner's diagnosis of stupor and coma. In: Contemporary Neurology Series. Oxford University Press, 4th Revised edition 2007.

Rollnik JD, Altenmüller E. Music in disorders of consciousness. Front Neurosci 2014; 8: 190.

S1-Leitlinie „Hypoxische Enzephalopathie (HE)". In: Leitlinien für Diagnostik und Therapie in der Neurologie. Deutsche Gesellschaft für Neurologie (DGN). www.dgn.org/leitlinien/2376-ll-81-2012-hypoxische-enzephalopathie, Zugriff am 21.02.2016.

Sara M, Pistoia F, Mura E. Intrathecal baclofen in patients with persistent vegetative state: 2 hypotheses. Arch Phys Med Rehabil 2009; 90:1245-49.

Schiff ND, Giacino JT, Kalmar K, Victor JD, Baker K, Gerber M, Fritz B, Eisenberg B, Biondi T, O'Connor J, Kobylarz EJ, Farris S, Machado A, McCagg C, Plum F, Fins JJ, Rezai AR: Behavioural improvements with thalamic stimulation after severe traumatic brain injury. Nature 2007; 448(7153): 600-3.

Schnakers C, Vanhaudenhuyse A, Giacino J. Diagnostic accuracy of the vegetative and minimally conscious state: clinical consensus versus standardized neurobehavioral assessment. BMC Neurol 2009; 9: 35.

Seel RT, Sherer M, Whyte J, Katz DI, Giacino JT, Rosenbaum AM, Hammond FM, Kalmar K, Pape TL, Zafonte R, Biester RC,

Kaelin D, Kean J, Zasler N. Assessment scales for disorders of consciousness: evidence-based recommendations for clinical practice and research. Arch Phys Med Rehabil 2010; 91(12): 1795-813.

Seidl RO, Nusser-Müller-Busch R, Hollweg W, Westhofen M, Ernst A. Pilot study of a neurophysiological dysphagia therapy for neurological patients. Clin Rehabil 2007; 21(8): 686-97.

Soddu A, Vanhaudenhuyse A, Bahri MA, Bruno MA, Boly M, Demertzi A, Tshibanda JF, Phillips C, Stanziano M, Ovadia-Caro S, Nir Y, Maquet P, Papa M, Malach R, Laureys S, Noirhomme Q. Identifying the default-mode component in spatial IC analyses of patients with disorders of consciousness. Hum Brain Mapp 2012; 33: 778-96.

Stender J, Gosseries O, Bruno MA, Charland-Verville V, Vanhaudenhuyse A, Demertzi A, Chatelle C, Thonnard M, Thibaut A, Heine L, Soddu A, Boly M, Schnakers C, Gjedde A, Laureys S. Diagnostic precision of PET imaging and functional MRI in disorders of consciousness: a clinical validation study. Lancet 2014 Aug 9; 384(9942): 514-22.

Steudel WI, Cortbus F, Schwerdtfeger K. Epidemiology and prevention of fatal head injuries in Germany--trends and the impact of the reunification. Acta Neurochir (Wien) 2005; 147(3): 231-42.

The Hypothermia after Cardiac Arrest Study Group. Mild therapeutic hypothermia to improve the neurologic outcome after cardiac arrest. N Engl J Med 2002; 346: 549–56.

The Multi-Society Task Force on PVS. Medical Aspects of the Persistent Vegetative State. N Engl J Med 1994; 330:1499-1508 and 1572-1579.

von Wild KRH, Laureys S, Dolce G, Schmutzhard E. Syndrom Reaktionsloser Wachheit. Neurol Rehabil 2011; 17: 209-15.

Wijdicks EF, Bamlet WR, Maramattom BV, Manno EM, McClelland RL. Validation of a new coma scale: The FOUR score. Ann Neurol 2005 Oct; 58(4): 585-93.

Yamamoto T, Katayama Y, Obuchi T, Kobayashi K, Oshima H, Fukaya C. Deep brain stimulation and spinal cord stimulation for vegetative state and minimally conscious state. World Neurosurg 2013; 80(3-4): S30.e1-9.

6
Neurorehabilitation der Armfunktion

Thomas Platz, Linda Schmuck

6.1
Einleitung

Die Hemiparese ist einer der bedeutendsten Prädiktoren für die Langzeitbeeinträchtigungen nach Schlaganfall (Hankey et al. 2002; Meijer et al. 2003). Die motorische Beeinträchtigung des betroffenen Armes kann bis zu 50 % der Unterschiede in der funktionellen Selbstständigkeit von Schlaganfallpatienten erklären (Mercier et al. 2001). Sowohl eine *Armschädigung* („impairment"), das heißt die geminderte Fähigkeit, den Arm selektiv zu bewegen, als auch die *Aktivitätslimitierung* des Armes, das heißt seine eingeschränkte Fähigkeit, im Alltag funktionell eingesetzt zu werden, sind mit dem längerfristigen Hilfebedarf bei den Verrichtungen des täglichen Lebens und bei der Wahrnehmung sozialer Rollen nach Schlaganfall vergesellschaftet (Desrosiers et al. 2003). Die Behandlung der Armlähmung und ihr Erfolg haben also große Alltagsrelevanz.

Wichtig für das Verständnis der Armlähmung nach Schlaganfall und damit die Behandlungsplanung ist es zu wissen, wie sich die Armlähmung präsentiert: Die Armlähmung kann nämlich sehr unterschiedlich stark ausgeprägt sein, häufig beobachtet man entweder leichtere Lähmungen oder sehr schwere Lähmungen (Nakayama et al. 1994; Wade et al. 1983) und damit gibt es für die Therapieplanung mindestens zwei sehr unterschiedliche Patientengruppen.

Patienten mit einer schweren Armlähmung können ihren Arm oftmals im Alltag gar nicht oder nur sehr eingeschränkt einsetzen. Diesen Patienten fällt es schwer, einzelne Abschnitte im Arm selektiv zu bewegen, zum Beispiel den Arm in der Schulter, im Ellenbogen, im Handgelenk oder in den Fingern zu bewegen. Zu dem Problem der stark beeinträchtigten willentlichen Bewegungsfähigkeit kommt oft noch das Problem der Spastik hinzu mit einer Fehlstellung des Armes in Ruhe und einer Schwierigkeit, den Arm passiv zu bewegen, zum Beispiel beim Waschen oder Anziehen.

Patienten mit leichten Armlähmungen können ihren Arm zwar bewegen und im Alltag auch einsetzen. Die Bewegungen sind dabei aber oftmals noch verlangsamt und „ungeschickt". Vieles, was eine gesunde Person mit ihrem Arm im Alltag macht, fällt dann noch schwer oder gelingt nicht mehr so gut, obwohl der Arm bewegt werden kann.

Es gibt ein vielfältiges Therapieangebot für den zentral-paretischen Arm. Dieses soll hier basierend auf einer systematisch entwickelten evidenzbasierten Leitlinie der Deutschen

Gesellschaft für Neurorehabilitation (DGNR) zur Armrehabilitation (Platz 2009; Platz 2011) dargestellt werden. Ergänzt wird der Leitlinieninhalt um grundsätzliche therapeutische Überlegungen, die vorangestellt werden. Andererseits wird auch jüngere Evidenz berücksichtigt, die bei der Leitlinienformulierung in der vorliegenden Version noch nicht vorlag.

6.2
Allgemeine Therapieüberlegungen zur Behandlung der Armparese

Sensomotorisches Lernen findet zum Großteil unbewusst statt. Es involviert viele Zentren entlang der Neuroachse. Die Etablierung von Bewegungsrepräsentationen bzw. von Bewegungskontrollkompetenzen erfordert viele Wiederholungen von motorischen Aufgaben, die die zu verbessernden Leistungen „abfragen". Oftmals wird hier ein *wiederholendes Üben an der Leistungsgrenze* erforderlich sein.

Da die sensomotorischen Armfunktionen sehr viele unterschiedliche Aspekte umfassen, wird eine Behandlung immer auf die Aspekte spezifisch fokussieren (müssen), deren Verbesserung aktuell eine verbesserte Armfunktionalität erwarten lassen. Hier geht es einerseits darum, dass die relevanten Kontrollaspekte sehr *spezifisch* beübt / gefördert werden. Andererseits ist es ebenso wichtig, dass möglichst *alle relevanten Aspekte*, ggf. auch in der richtigen, d. h. *erfolgversprechenden Reihenfolge* trainiert werden.

Es kann Situationen geben, in denen die Komplexität der Übungssituation reduziert gestaltet werden muss, etwa bei sehr schweren Paresen und dem Ziel, basale selektive Innervations- und Bewegungsfähigkeit zu fördern (z. B. beim Arm-Basis-Training);

andererseits sollten Übungssituation ggf. auch komplex anspruchsvoll sein, wenn es darum geht, Sensomotorik auf hohem Leistungsniveau zu trainieren (z. B. beim Arm-Fähigkeits-Training) (Platz et al. 2009). Das gilt bis hin zu komplexen alltagsnahen Situationen, wenn es darum geht, einen gelernten Nichtgebrauch einer teilgelähmten Extremität durch massives Beüben zu revidieren (z. B. bei der Bewegungsinduktionstherapie, „constraint-induced movement therapy", CIMT) (Wolf et al. 2009).

In all diesen Situationen ist es erforderlich, die Selbstorganisation des Gehirns im Blick zu haben und durch die Übungssituation Voraussetzungen zu schaffen, in denen das Gehirn trainingsinduziert seine Kontrollfunktionen verbessern kann und verbessert.

Das „Trainingspaket" wird individuell so selektiert und im Therapieverlauf modifiziert, dass die motorischen Kontrollaspekte spezifisch und umfassend gefördert werden, die beim jetzigen Leistungsstand der zerebralen Kontrolle am ehesten einen therapeutisch-funktionellen Fortschritt erlauben.

Dabei gilt es auch Therapien auszuwählen, die für die jeweiligen Therapieziele nachweislich wirksam sind bzw. im besten Falle wirksamer sind als alternative Behandlungsmethoden. Hierzu gibt es nur begrenzt Nachweise, oftmals zeigten sich unterschiedliche therapeutische Vorgehensweisen in Studien als ähnlich wirksam; z. B. bei einem Vergleich zwischen modifizierter CIMT, bilateralem Training oder konventioneller Therapie (van Delden et al. 2013); analoge Beispiele gibt es auch für Robot-basierte Therapien (Masiero et al. 2013).

Das Gehirn kann immer das an verbesserter Funktionalität im Alltag einsetzen, was es gelernt und zur Verfügung hat. Der Alltag kann also in dem Maße funktionell durch Therapie unterstützt werden, wie das Erlernte eine alltagsrelevante verbesserte Funktionalität darstellt. Es ist daher für die Therapie zu bedenken, dass die geförderten Aspekte der motorischen Kontrolle Schlüsselaspekte der Alltagsfunktionalität darstellen. Damit ist nicht gemeint, dass Therapie immer Aufgaben- bzw. konkret alltagsbezogen sein müsste. Es geht vielmehr darum, die Kontrollfunktionen der (Senso-)Motorik gezielt zu fördern (Schädigungsorientierte Therapie), deren Verbesserung zumindest mittelfristig einen Alltagsnutzen generieren wird. Das muss nicht unmittelbar erreicht werden, sollte aber zumindest mittelbares Ziel sein.

Ein Übertrag in den Alltag geschieht nicht unbedingt „automatisch"; es lohnt sich vielmehr, den Transfer einer verbesserten motorischen Kontrolle in den Alltag aktiv therapeutisch zu fördern, um ein für den Alltag möglichst gutes Therapieergebnis zu erzielen (Taub et al. 2013). Einen Transfer des (Wieder-)Erlernten in den Alltag kann man durch protokollierte Eigenübungsprogramme mit Logbuch-Einträgen unterstützen und durch gemeinsame Analysen, was den Armeinsatz im Alltag ggf. erschwert, um hierfür individuelle Transfer-Lösungen transparent zu machen.

6.3
Zeitpunkt, Intensität und Dauer der Behandlung

Im klinischen Alltag ist oftmals zu entscheiden, wann und wie lange bzw. wie intensiv rehabilitative Therapien verordnet und durchgeführt werden sollen. Hierzu gibt es nur eine begrenzte Datenlage. Oftmals müssen Daten für die Fragestellung aus Studien entnommen werden, die primär einer anderen Fragestellung nachgingen; die Evidenz ist daher begrenzt und zum Teil indirekt.

Insbesondere für die frühe Phase nach einem Schlaganfall in den ersten Wochen und Monaten wurde gezeigt, dass eine spezifische Armrehabilitation die Erholung der Armaktivitäten beschleunigt (Kwakkel et al. 1999). Wenige Tage nach einem Schlaganfall sollte die Rehabilitation der Armmotorik beginnen. 30 Minuten werktägliche zusätzliche spezifische Armrehabilitation soll erfolgen, wenn eine Beschleunigung der Wiederherstellung der Armmotorik erreicht werden soll. Die Effekte einer Intensivierung der Armrehabilitation wurden in Studien mit einem Behandlungszeitraum von 4 bis 20 Wochen und täglicher Armtherapie bis zu 3 Stunden dokumentiert.

Wenn der Arm nicht komplett plegisch ist, ist auch ein an die Armlähmungsschwere adaptiertes tägliches Eigentraining (60 Minuten/Tag; auch als Training zu Hause) mit intermitierender Supervision (1 Therapeuten-Patienten-Kontakt pro Woche) sinnvoll, wenn bei subakuten Schlaganfallpatienten alltagsrelevante funktionelle Verbesserungen erreicht werden sollen; die Compliance sollte dabei z.B. mit einem Logbuch überprüft werden (Harris et al. 2009).

Auch in späteren Krankheitsphasen wurden verschiedentlich Therapieeffekte abgesichert. In der chronischen Phase (mehr als ein Jahr nach Schlaganfall) waren sowohl kürzere intensivere als auch längere weniger intensive Behandlungsformen wirksam.

Wöchentlich 90–270 Minuten strukturiertes repetitives Training von Schulter-, Ellenbogen-, sowie Handgelenks- und Fingerbewegungen bei mittelschwerer bis schwerer Armlähmung, ggf. unterstützt durch EMG-getriggerte Elektrostimulation oder funktionelles aufgabenbezogenes Training mit wiederkehrenden Behandlungsphasen (und Pausen) wird zur Verbesserung der Armaktivitäten im Alltag empfohlen (Cauraugh et al. 2011; Corti et al. 2012).

Die Wirksamkeit einer kontinuierlichen Behandlung ist jedoch nicht untersucht. Eine fortgeführte Behandlung sollte erfolgen, wenn folgende Bedingungen erfüllt sind: Zum einen sollten funktionelle Defizite bestehen, andererseits sollen während der Therapie funktionelle Verbesserungen dokumentierbar sein (bzw. funktionelle Verschlechterungen nach deren Absetzen).

6.4
Physiotherapeutische Schulen

Eine überlegene Wirksamkeit einer der länger bekannten therapeutischen Schulen wie zum Beispiel der Bobath-Behandlung oder der propriozeptiven neuromuskulären Fazilitation (PNF) gegenüber einer anderen Schule lässt sich für die Armrehabilitation aus der beurteilten Literatur nicht ableiten. Gegenüber anderen spezifischen Therapieformen, wie sie unten ausgeführt werden, waren sie entweder vergleichbar wirksam oder unterlegen (van Vliet et al. 2005). Eine differentielle Empfehlung für eine dieser Schulen kann daher nicht gegeben werden.

6.5
Spezifische neuere übende Therapieansätze

In der Armrehabilitation können sehr unterschiedliche therapeutische Ansätze gewählt werden. Es gibt verschiedene neuere Optionen, wie in der Ergo- oder Physiotherapie der betroffene Arm aktiv beübt werden kann. Ob und welche dieser therapeutischen Vorgehensweisen sich in klinischen Studien als wirksam erwiesen haben und welche Empfehlungen deshalb gegeben werden, soll in den nachfolgenden Abschnitten näher beschrieben werden. Es ist durchaus so, dass sich verschiedene wirksame Therapieverfahren nicht gegenseitig ausschließen, sondern zum Beispiel in Abhängigkeit von der Schwere der Beeinträchtigungen in verschiedenen Phasen der Therapie eingesetzt werden können. Auch ist es durchaus denkbar, dass je nach Möglichkeiten der Therapie diese alternativ oder auch parallel eingesetzt werden. Am Ende des Kapitels werden Empfehlungen zur Therapieauswahl getrennt für schwere, mittelschwere und leichte Paresen tabellarisch vorgestellt.

„Constraint-induced movement therapy" (CIMT) (Bewegungsinduktionstherapie)

Die Bewegungsinduktionstherapie geht von der Vorstellung aus, dass es einen „gelernten Nichtgebrauch" des gelähmten Armes gibt. Was heißt das? Wenn Patienten nach einem Schlaganfall anfänglich eine schwerere Lähmung haben, dann können sie den Arm im Alltag nicht einsetzen. Der Patient „lernt" dann, die Alltagsaufgaben mit dem nicht betroffenen Arm auszuführen, da dies für ihn leichter geht. Nach der weiteren Erholung des vormals stärker gelähmten Armes könnte dieser zwar theoretisch im Alltag wieder eingesetzt werden; da der Patient aber verlernt hat, diesen stärker mit einzusetzen, macht er dies auch weniger, als eigentlich bereits wieder möglich wäre. Das nennt man einen „gelernten Nichtgebrauch". Dieses „Verlernen" kann man wieder rück-

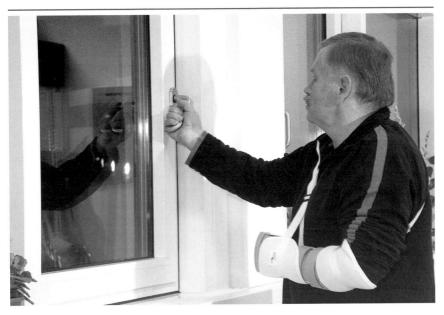

Abb. 6.1: „Constraint-induced movement therapy" (CIMT) (Bewegungsinduktionstherapie)
Durch eine Lagerungsschiene wird der gesunde Arm während einiger Stunden oder fast den ganzen Tag immobilisiert. Dadurch ist es für den Patienten erforderlich, alles, was im Alltag mit den Händen gemacht wird, mit dem betroffenen Arm zu machen. Für den betroffenen Arm wird dadurch ein deutliches Mehr an Bewegungen „induziert" (hervorgerufen). Patienten sollten für die Therapie Mindestkriterien an Armfunktionalität und Sicherheit in Stand und Gang erfüllen

gängig machen. Dadurch, dass man den gesunden Arm zum Beispiel mit einem speziellen Handschuh während einiger Stunden oder fast den ganzen Tag immobilisiert, ist es für den Patienten erforderlich, alles, was im Alltag mit den Händen gemacht wird, mit dem betroffenen Arm zu machen. Für den betroffen Arm wird dadurch ein deutliches Mehr an Bewegungen „induziert" (hervorgerufen). So entsteht eine Alltagssituation, in der der betroffene Arm massiv beübt und eingesetzt wird. Dadurch kann das erlernte Verhalten des Nichtgebrauches wieder rückgängig gemacht werden. Dies konnte in vielen Studien nachgewiesen werden (s. a. **Abb. 6.1**).

Für die Bewegungsinduktionstherapie oder auch „Therapie des forcierten Gebrauches" (Forced use) ist die Wirksamkeit sehr gut belegt, wenn Patienten zumindest eine teilweise erhaltene Handfunktion haben und gleichzeitig den Arm im Alltag nicht sehr stark einsetzen (Sirtori et al. 2009). Das trifft sowohl früh nach einem Schlaganfall als auch in der späten Phase (mehr als ein Jahr nach dem Schlaganfall) zu (Wolf et al. 2006). Sowohl die ursprüngliche Form der Therapie (6 Stunden aktiver Therapie pro Tag mit einem Therapeuten und zusätzlich Immobilisierung des betroffenen Armes für 90 % der Stunden tagsüber) als auch eine modifizierte weniger intensive Form (zum Beispiel mit zwei Stunden Therapie pro Tag und fünf- bis sechsstündiger Immobilisation des nicht betroffenen Armes) können die

Armfunktionen und den Gebrauch des Armes im Alltag fördern. Die intensive Form wird typischerweise für zwei Wochen durchgeführt, die weniger intensive Form für bis zu zehn Wochen. Diese modifizierte, weniger intensive Form ist leichter praktisch umsetzbar und kann parallel zu anderen Therapieangeboten durchgeführt werden. Auch gibt es Hinweise aus einem systematischen Review, dass die weniger intensive Form in der frühen Phase nach dem Schlaganfall nützlicher sein könnte (Nijland et al. 2011). Der Therapieansatz, dass begleitend eine Schlinge am nicht betroffenen Arm an den Behandlungstagen getragen wird („erzwungener Nichtgebrauch"), scheint weniger bedeutsam für den Behandlungserfolg als die tatsächliche intensive Therapie des betroffenen Armes, zumindest wenn die Patienten angehalten werden, den nicht betroffenen Arm möglichst nicht einzusetzen („freiwilliger Nichtgebrauch") (Krawczyk et al. 2012). Bedeutsam ist auch, die Verstetigung der Therapieeffekte im Alltag durch ein „Transferpaket" zu unterstützen, z. B. durch eine explizite Förderung des Armeinsatzes im Alltag (Restriktion der weniger betroffenen Hand während der Wachstunden außerhalb des Trainings, Aufgabentagebuch, Reflexion möglicher Hindernisse im Alltag und von Problemlösungsstrategien). Das erfolgt durch ein Besprechen während der Trainingssitzungen sowie einen wöchentlichen Telefonkontakt nach Beendigung der CIMT (Taub et al. 2013). Das Training ist auch bei Kinder wirksam mit nachhaltigen Ergebnissen (Taub et al. 2011).

Berücksichtigt werden sollten ferner Sicherheitsaspekte (ein genügendes Gleichgewicht muss vorhanden sein).

Die Leitlinien-Empfehlung lautet: Wenn eine Bewegungsinduktionstherapie angeboten werden kann und der Patient die Voraussetzungen erfüllt, dann soll diese Behandlungsmethode angewendet werden.

Bilaterales Training

Unter bilateralem Training versteht man, dass mit beiden Armen (bilateral) insbesondere gleichzeitig symmetrische Bewegungen bei der Therapie ausgeführt werden.

Eine Überlegenheit des bilateralen Trainings gegenüber anderen Therapieformen fand sich in einer gemeinsamen Bewertung 18 randomisierter kontrollierter Studien nicht (Coupar et al. 2010). Zum gleichen Ergebnis kam auch ein aktueller Vergleich zwischen bilateralem Training, modifizierter CIMT oder konventioneller Therapie (van Delden et al. 2013).

Die Leitlinien-Empfehlung lautet: Eine auf Funktions- oder Aktivitätsverbesserung zielende Armrehabilitation soll aktives Trainieren beinhalten, das auch mit bilateralen Übungen gestaltet werden kann.

Schädigungsorientiertes Training ("Impairment oriented Training", IOT)

Ziel der Armrehabilitation nach Schlaganfall ist es, die Armaktivität im Alltag wieder zu fördern. Armaktivitäten sind dabei das, was der Arm im *Alltag* macht, wie zum Beispiel Objekte greifen, sich etwas eingießen, ein Brötchen schmieren oder schreiben. Eine Schädigung ist das, weswegen der Arm im Alltag nicht mehr so gut einsetzbar ist, also zum Beispiel eine Lähmung oder eine Gefühlsstörung. Das schädigungsorientierte Training möchte die Ursachen für die Alltagsbehinderungen des Armes gezielt beheben und die ursprüngliche Funktion des Armes wiederherstellen. Das schädigungsorientierte Training um-

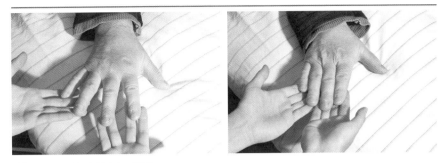

Abb. 6.2: Arm-Basis-Training (ABT)

Beim ABT wird die selektive Bewegungsfähigkeit in den einzelnen Arm- und Handabschnitten durch ein systematisches repetitives Training werktäglich, oft über einen längeren Behandlungszeitraum beübt. Das ABT ist ein Stufentherapieprogramm in drei Stufen. Bei der ersten Stufe wird unter Aufhebung der Eigenschwere die Fähigkeit, selektiv isolierte Bewegungen willkürlich zu generieren, repetitiv und systematisch für alle Freiheitsgrade im Arm geschult. Im Beispiel ist die Fingerabduktion (links) und -adduktion (rechts) gezeigt, die neben vielen anderen Bewegungen täglich repetitiv geübt werden

fasst zwei modulare Therapieverfahren für die Armrehabilitation, das Arm-Fähigkeits-Training (AFT) für Patienten mit leichter Lähmung (Parese) und das Arm-Basis-Training (ABT) für Patienten mit schwerer Parese.

Arm-Basis-Training

Beim Arm-Basis-Training (ABT) für Patienten mit schweren Lähmungen werden alle Bewegungsmöglichkeiten des Armes (Bewegungen in der Schulter, im Ellenbogen, im Handgelenk und in den Fingern) einzeln und systematisch wiederholend an der Leistungsgrenze beübt. Damit soll die Bewegungsfähigkeit in den einzelnen Abschnitten des Armes wiederhergestellt werden (**Abb. 6.2**).

Arm-Fähigkeits-Training

Das Arm-Fähigkeits-Training (AFT) für Patienten mit leichter Armparese möchte die verschiedenen Armfähigkeiten, wie die gezielte Bewegung des Armes, die Fähigkeit, die Hand ruhig halten zu können, die Geschicklichkeit mit den Fingern und andere Fä-

higkeiten durch Training an der Leistungsgrenze verbessern und damit insgesamt die Geschicklichkeit im Alltag fördern. Verschiedene Formen von „Geschicklichkeit", die voneinander unabhängige sensomotorische Fähigkeiten darstellen, werden hier also gezielt verbessert (s. a. **Abb. 6.3**).

Beide Therapieverfahren haben sich als wirksam bzw. wirksamer im Vergleich zu sonstiger Ergo- bzw. Physiotherapie erwiesen (Platz et al. 2009). Daher werden folgende Empfehlungen ausgesprochen: Ein zur üblichen Therapie zusätzliches Arm-Basis-Training sollte bei Schlaganfallpatienten mit schwerer Parese, insbesondere früh nach dem Schlaganfall, durchgeführt werden, wenn eine Verbesserung der willentlichen Bewegungsfähigkeit in den einzelnen Abschnitten des Armes erreicht werden soll. Ein zur üblichen Therapie zusätzliches Arm-Fähigkeits-Training sollte bei Schlaganfallpatienten mit leichter Parese, insbesondere früh nach dem Schlaganfall, durchgeführt werden, wenn die Feinmotorik und Geschicklichkeit verbessert werden sollen.

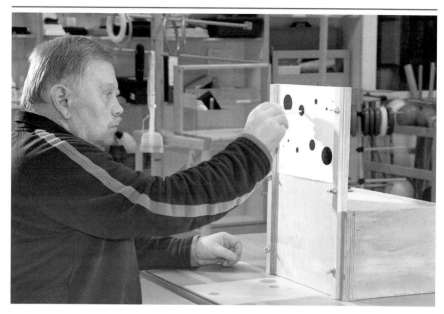

Abb. 6.3: Arm-Fähigkeits-Training (AFT)

Das AFT trainiert die Effizienz verschiedener sensomotorischer Leistungen. Unterschiedliche Aspekte der Fein- und Zielmotorik sind bei leichteren Parese defizitär, die beim AFT alle – in diesem Sinne umfassend – und zwar „an der Leistungsgrenze" beübt werden. Im Beispiel gezeigt ist das Training von Zielbewegungen.

Aufgabenorientiertes Training

Beim aufgabenspezifischen Training werden Bewegungsaufgaben, wie sie im Alltag auch vorkommen könnten, beübt mit dem Ziel, die funktionellen Fähigkeiten zu verbessern. Eine Idee beim aufgabenorientierten Training ist es, dass durch die Übungssituation mit Objekten, die mit dem Alltag Ähnlichkeiten hat, das Gehirn besonders stimuliert wird. Das Besondere ist hier, dass in der Therapiesituation immer ein Bezug zu Alltagssituationen und -objekten genutzt wird.

Eine überlegene Wirksamkeit konnte insgesamt nicht festgestellt werden. Als Beispiel sei eine intensivierte aufgabenspezifisches Handtherapie genannt: Überwiegend subakute und weniger chronische Schlaganfall-

patienten (und in zu 10 % SHT-Patienten) (N=39) erhielten über 6 Wochen zu einer proximalen Armtherapie (30 Min. tgl. Armtherapie für Schulter- und Ellenbogenbewegungen) entweder für 10 Minuten dreimal wöchentlich oder täglich 60 Minuten ein Aufgaben-spezifisches Handtraining; für das intensivierte aufgabenspezifische Handtraining ergab sich trotz 10-facher Therapiezeit (1.800 vs. 180 Minuten) für keine untersuchte Arm- oder Hand-Funktion ein Zusatznutzen (primär: ARAT, Summed Manual Muscle Testing; sekundär: WMFT, DASH, COPM, ROM Fingerextension) (Ross et al. 2009).

In einer systematischen Übersichtsarbeit („Cochrane Review") und Metaanalyse über acht randomisierte, kontrollierte Studien wurde beurteilt, dass ein aufgabenspezifisches Training keinen sicher nachweislichen Effekt auf die Wiederherstellung der Arm- oder Handfunktion hat (French et al. 2010).

Das aufgabenorientierte Training ist daher eine Therapieoption. Eine differentielle Empfehlung kann jedoch nicht gegeben werden.

Spiegeltherapie

Eine andere Form, Hirnareale, die für die Bewegung des gelähmten Armes zuständig sind, anzuregen, ist die sogenannte Spiegeltherapie. Der Patient sitzt an einem Tisch, vor ihm steht ein Spiegel auf dem Tisch, in den er von der Seite schaut. Die gesunde Hand ist auf der Seite, die im Spiegel gesehen werden kann. Wenn der Patient dann Bewegungen mit der gesunden Hand ausübt und dabei in den Spiegel schaut, dann sieht es für ihn so aus, als würde sich die gelähmte Hand bewegen.

Wenn Spiegeltherapie täglich für eine halbe Stunde über mehrere Wochen durchgeführt wird, dann kann dies die Erholung des betroffenen Armes und damit einhergehend Alltagskompetenz fördern sowie auch Schmerzen im Rahmen eines komplexen regionalen Schmerzsyndroms (CRPS) und begrenzt auch Auswirkungen eines visuellen Neglects mindern, wie in einer systematischen Übersichtsarbeit („Cochrane Review") und Metaanalyse über 14 randomisierte, kontrollierte Studien bewertet wurde (Thieme et al. 2013).

Die Leitlinien-Empfehlung lautet: Eine zur üblichen Therapie zusätzliche Spiegeltherapie sollte bei Schlaganfallpatienten durchgeführt werden, wenn eine Verbesserung der motorischen Funktionen und/oder eine Schmerzreduktion (bei CPRS) angestrebt wird.

Mentales Training (Vorstellung von Bewegungen)

Ähnlich wie bei der Spiegeltherapie, bei der der Patient scheinbar die gelähmte Hand sich bewegen sieht (im Spiegel), gibt es auch die Möglichkeit, dass wir uns die Bewegung des gelähmten Armes vor unserem geistigen Auge vorstellen. Zum Beispiel können wir uns vorstellen, wie wir den gelähmten Arm bei Alltagsverrichtungen benutzen. Auch das kann die motorische Erholung fördern, wie in einer Metaanalyse klinischer Studien gezeigt wurde (Kho et al. 2013). Ein alleiniges mentales motorisches Training ohne parallel auch stattfindendes physisches motorisches Training scheint jedoch nicht wirksam zu sein (Ietswaart et al. 2011); deswegen wird es in Kombination mit auch physisch durchgeführter Armtherapie empfohlen. Und, häusliches mentales Training muss nicht besser wirksam sein als aktives motorisches Training (Timmermanns et al. 2013).

Die Leitlinie empfiehlt: Zusätzlich zur sonstigen motorischen Therapie sollte ein über mehrere Wochen durchgeführtes tägliches mentales Training für 10 bis 30 Minuten mit vorgestelltem Gebrauch des betroffenen Armes im Alltag bei Patienten mit vorhandener Restfunktion der Hand erwogen werden, wenn eine Verbesserung der Armfunktion angestrebt wird.

6.6
Technisch unterstützte Rehabilitationsverfahren

Sensible elektrische Stimulation, thermische Stimulation und sensible Stimulation durch intermittierende pneumatische Kompression

Elektrische, pneumatisch-kompressive bzw. auch thermische sensible Stimulationen scheinen ein Potential für die (somatosensible und) motorische Rehabilitation zu haben, wobei die klinische Evidenz noch keine starke Empfehlung rechtfertigt.

Neuromuskuläre, EMG-getriggerte und funktionelle Elektrostimulation (NMES, EMG-ES und FES)

Unter Funktioneller Elektrostimulation (FES) wird hier eine Stimulation verstanden, die in einem funktionellen Bewegungskontext verwendet wird (z. B. beim Greifen). Von der FES unterschieden wird die EMG-getriggerte Elektrostimulation (EMG-ES), die auf einer Elektrostimulation basiert, die an eine intendierte Willkürbewegung an einem Gelenk ohne direkten Aktivitätsbezug gekoppelt ist. Für andere neuromuskuläre Stimulationen wird der allgemeinere (Ober-)Begriff der neuromuskulären Elektrostimulation (NMES) verwendet.

Die neuromuskuläre Elektrostimulation (NMES) wurde z. T. bei ihrer Anwendung für die Schultergürtelmuskulatur klinisch geprüft, am häufigsten jedoch für die Stimulation der Finger- und Handgelenksextensoren. Sowohl bei den einzelnen Studien als auch bei den publizierten systematischen Reviews fällt eine problematische Inkonsistenz der Ergebnisse auf. Es wird geschlussfolgert, dass eine Elektrostimulation zu einer Verbesserung der

Lähmung und der motorischen Funktionen beitragen könnte; die Datenlage ist jedoch nicht gesichert (Pomeroy et al. 2006).

Der klinische Haupteinsatz der Verfahren wird in einer ergänzenden Therapie bei schweren Lähmungen gesehen, wobei die EMG-getriggerte Elektrostimulation bzw. FES wegen ihrer Kopplung an den Versuch der Willkürinnervation als vorteilhafter erachtet werden, soweit sie umsetzbar sind. Bei Patienten mit schwerer Handlähmung und zumindest teilweise erhaltener proximaler Motorik kann so eine funktionale mehrkanalige Stimulation zur Induktion von Greifen und Loslassen mit Beüben alltäglicher Aktivitäten eingesetzt werden, bei Patienten mit schwerer proximaler Lähmung analog eine mehrkanalige Stimulation zur Beübung kombinierter Schulter- und Ellenbogenbewegungen (z.B. nach vorne oder zur Nase reichen) (u. a. Trasher et al. 2008).

Die Therapie kann in Kleingruppen durchgeführt werden, bei selektierten Patienten auch als Heimtraining, was organisatorisch relevant ist.

Bei der NMES (inkl. EMG-ES und FES) sollten die in Studien benannten Kontraindikationen bedacht werden: Herz- und Hirnschrittmacher, potentiell lebensbedrohliche Herzrhythmusstörungen, epileptische Anfälle in der jüngeren Vergangenheit, Metall-Implantationen im behandelten Arm. Spezifische Sicherheitshinweise sind den jeweiligen Gerätedokumenten zu entnehmen bzw. vom Hersteller zu erfragen.

Therapie mit virtueller Realität (VR)

Bei subakuten und chronischen Schlaganfall-Patienten mit leichter bis mittelschwerer Armparese kann ein VR-unterstütztes Handtraining oder

Armtraining mit „Rehabilitations-Spielen" basierend auf virtueller Realität eingesetzt werden. Die Wirksamkeit VR-basierter Therapien zeigte sich in den bewerteten Studien unterschiedlich, eine Überlegenheit wurde nur teilweise gezeigt; Inhalte und Therapiedosis der einzelnen Systeme sind zu berücksichtigen. So zeigten z. B. subakute und chronische Schlaganfallpatienten (N = 80) mit mittelschwerer Armparese, die über 4 Wochen entweder eine 2-stündige traditionelle Armrehabilitation erhielten oder eine Kombination aus 1 Stunde VR-basierter und 1 Stunde traditioneller Therapie pro Tag, nach der kombinierten Therapie stärkere Verbesserungen der selektiven Armbeweglichkeit (FM Arm) und ihrer Selbstständigkeit bei den basalen Verrichtungen des täglichen Lebens (FIM) (Kiper et al. 2011).

Arm-Robot-Therapie

Bei schweren Armlähmungen (z. B. keine Bewegung gegen Eigenschwere möglich) kann auch eine Arm-Robot-Therapie eine sinnvolle Ergänzung sein. Therapeutisch supervidiert können technisch unterstützt mit hohen Repetitionsraten spezifische Bewegungen geübt werden, die noch nicht selbständig ausgeführt werden könnten. Dadurch können – je nach Gerät – entweder Schulter- und Ellenbogenbewegungen (z. B. mit dem MIT-Manus, dem MIME oder NeRoBot), Unterarm- und Handgelenksbewegungen (z. B. NeReBot [Unterarm], Bi-Manu-Track, Hand Mentor) oder Fingerbewegungen (z. B. mit dem Reha-Digit oder dem Amadeo bzw. Hand Mentor) aktiv beübt werden und deren Restitution im Sinne der Willküraktivität gefördert werden.

Die Wirksamkeit auf Armkraft, Armfunktion und Alltagsaktivitäten wurde in einer Metaanalyse, die 34 Studien einschloss, belegt (Mehrholz et al. 2015).

Im Vergleich zur zyklischen neuromuskulären (NMES) oder EMG-getriggerten Elektrostimulation (EMG-NMES) der Hand- und Fingerextensoren kann die Arm-Robot-Therapie effektiv sein, sie ist aber auch in der Anschaffung kostspieliger und die untersuchten Geräte sind nicht alle kommerziell erhältlich.

Sowohl für die neuromuskuläre Elektrostimulation als auch für die Arm-Robot-Therapie ist zu bedenken, dass bislang jeweils nur wenige spezifische Bewegungen beübt werden (können). Es verbessern sich die trainierten, z. B. proximalen Funktionen (dann nicht Hand-/Fingerfunktionen) vergleichbar zu in Intensität und Dauer analoger motorischer Therapie ohne Robot (Volpe et al., 2008). D. h. zur umfassenderen funktionellen Restitution bedarf es zusätzlicher spezifischer nicht apparativ gestützter Therapiemaßnahmen. Anders ausgedrückt stellen die apparativ unterstützten Verfahren im Behandlungskonzept für die Armlähmung nach Schlaganfall einen wichtigen ergänzenden (aber nicht alleine hinreichenden) Baustein der Therapie dar.

Repetitive transkranielle Magnetstimulation (rTMS)

Für die direkte Stimulation des motorischen Kortex mittels repetitiver Magnetstimulation (rTMS) liegt eine Reihe von Studien mit zum Teil ermutigenden Ergebnissen vor (Platz 2016): Es erfolgte entweder eine Erregbarkeitmindernde (in der Regel niederfrequente) Stimulation des kontraläsionalen motorischen Kortex oder eine Erregbarkeit-steigernde (in der Regel hochfrequente) Stimulation des ipsiläsionalen motorischen Kortex. Behandlungsserien von wenigen Tagen bis zu 4 Wochen wurden untersucht, teilweise auch kombinierte rTMS-Protokolle sowohl des kontraläsionalen als auch des ipsiläsionalen motorischen Kortex.

Eine Metaanalyse über 18 Studien wies einen positiven Effekt auf die motorische Erholung nach Schlaganfall nach; die Effekte waren etwas stärker bei niederfrequenter Stimulation der nicht betroffenen Hemisphäre und bei Patienten mit subkortikalen Insulten (Hsu et al. 2012). Bei Berücksichtigung der international abgestimmten Sicherheitsstandards bei ihrem Einsatz kann die Methode als sicher erachtet werden.

Vor einer breiten Nutzung in der klinischen Routine wäre dennoch eine breitere Datenlage wünschenswert, um besser einschätzen zu können, welche Patienten von welchem Stimulationsprotokoll besonders profitieren. Wünschenswert in diesem Sinne wäre eine weitere Anwendung in spezialisierten Zentren und das systematische Erfassen und Bewerten von Ergebnissen.

6.7
Vermeidung von Komplikationen: Lagerung und passives Bewegen

Schwere Lähmungen gehen oftmals mit der Entwicklung von Spastik und eingeschränkter Beweglichkeit einher.

Bei schweren Lähmungen der Schultergürtelmuskulatur sollte eine regelmäßige Lagerung des gelähmten Armes (1–2-mal täglich für 30 Minuten) in einer nicht schmerzhaften Gelenkstellung mit Drehung in der Schulter nach außen bzw. Abwinkeln der Schulter erfolgen, wenn die Entwicklung von Bewegungseinschränkungen (Kontrakturen) reduziert werden soll.

In die Lagerung muss von Therapeuten eingewiesen werden.

Für andere Verfahren (z. B. Handgelenksnachtlagerungsschiene, geräteunterstützte kontinuierliche passive Bewegung der Schulter) konnte keine Wirksamkeit auf die Vermeidung von Kontrakturen (Geringerwerden der Gelenksbeweglichkeit) belegt werden, auch wenn sie klinisch häufiger benutzt werden. Ein „Strapping" der Schulter, eine Unterstützung des Glenohumeralgelenkes durch einen Tape-Verband, kann den Zeitpunkt des Auftretens von Schulterschmerzen verzögern, aber nicht deren Stärke.

6.8
Medikation

L-Dopa

Bislang noch begrenzte Evidenz (Scheidtmann et al. 2001) legt nahe, dass L-Dopa die motorische Erholung nach einem Schlaganfall in der subakuten Phase unterstützen könnte. 100 mg L-Dopa über wenige Wochen kann bei subakuten Schlaganfallpatienten mit schwerer Armparese eingesetzt werden, um die Armrehabilitation zu unterstützen. Dabei ist zu beachten, dass der Einsatz für diese Indikation einen „off label"-Gebrauch darstellt.

d-Amphetamin

Für das Medikament Amphetamin wird keine Empfehlung für die Anwendung außerhalb eines Studienprotokolls ausgesprochen.

Botulinumtoxin-Behandlung

Hierauf wird im Kapitel „die Behandlung der Spastik im rehabilitativen Kontext" eingegangen.

Lokale Injektionsbehandlung bei Schulterschmerz

Bei subakuten und chronischen Schlaganfall-Patienten mit Schulterschmerzen, die klinisch das Bild einer „frozen shoulder" oder eines „Impingement-Syndroms" bieten, kann parallel zur physikalischen und Übungstherapie eine (je nach klinischer Präsentation differenzierte) intraartikuläre Injektion mit Lokalanästhetikum und Glukokortikoid (9 ml 2% Prilocain und 1 ml Triamcinolonacetat) durchgeführt werden, um Schmerzen und passive Beweglichkeit therapeutisch zu verbessern (Lakse et al. 2009). Eine Alternative ist 40 mg Triamcinolonacetat i. a. oder Botulinumtoxin A niedrig dosiert in die betroffene Schultermuskulatur (Lim et al. 2008).

6.9 Klinisches Vorgehen bei der Auswahl der Verfahren

Die therapeutischen Entscheidungen richten sich inhaltlich danach, ob eine schwere, mittelschwere oder leichte Armlähmung vorliegt. Die Therapiewahl hängt auch von den übergeordneten individuellen Therapiezielen ab. Eine Schreibkraft, die wieder in ihren Beruf zurückkehren möchte, hat andere Bedürfnisse und Ziele für die Therapie als eine ältere Person, die ihren Alltag zu Hause wieder bestreiten können möchte.

Motorisches Lernen – wie in der Situation einer Armlähmung nach Schlaganfall – setzt häufiges Wiederholen von einzelnen Übungen voraus.
– Das Training muss die individuell relevanten Funktionsstörungen (Schädigung, „impairment") spezifisch und umfassend adressieren,
– oftmals wird ein ausreichend intensives, möglichst (werk)tägliches Trainieren erforderlich sein,
– insbesondere bei leichter betroffenen Patienten oder Geräteunterstützung kann dies in Teilen auch als Eigentraining durchgeführt werden,
– das Training sollte sich in der beübten Domäne jeweils an der Leistungsgrenze orientieren,
– die zu erzielenden Funktionsverbesserungen sollen – zumindest mittelbar – die Alltagskompetenz fördern, und
– der Transfer in den Alltag sollte spezifisch und aktiv bedacht sein.

Schwere und schwerste Armlähmungen

Bei den *schweren und schwersten Armlähmungen* ist es nicht leicht, therapeutische Fortschritte zu erreichen. Oftmals ist über viele Wochen bzw. eine monatelange Therapie notwendig. Da Patienten ihren Arm nicht oder nur begrenzt selbst bewegen können, ist Unterstützung notwendig. Beim Arm-Basis-Training nimmt der Therapeut das Gewicht des Armes des Patienten ab und hilft ggf. Bewegungen, die aktiv noch nicht ganz ausgeführt werden können, zu ergänzen. Eine ähnliche Hilfestellung – allerdings nur für wenige Bewegungen – ermöglichen die neuromuskuläre einschließlich der EMG-getriggerten und funktionellen Elektrostimulation und Arm-Robot-Therapieverfahren. Auch die Imagination (mentales Training) oder die Spiegeltherapie können hier helfen, dem Gehirn Bewegungsgedanken und Bewegungssehen zu ermöglichen und damit die für die Bewegung zuständigen Netzwerke zu aktivieren, ohne dass die Bewegungen schon in gleichem Maße mit dem betroffenen Arm aktiv ausgeführt werden können. Eine Aktivierung dieser Netzwerke kann auch durch eine sensible Stimulation des Armes oder die repetitive Magnetstimulation des Gehirns erreicht werden. Ziel in dieser Therapiephase ist es, die basale Bewegungsfähigkeit im Arm wiederherzustellen.

Mittelschwere Armlähmungen

Der *mittelschwer gelähmte Arm* wird sich schneller erholen können als der schwer gelähmte Arm, aber auch bei der mittelschweren Lähmung ist oft über einen längeren Zeitraum Therapie notwendig. Die möglichen Therapieansätze sind hier ähnlich: neben dem Arm-Basis-Training kommen ein aufgabenorientiertes Training, die Bewegungsinduktionstherapie (CIMT), die Spiegeltherapie und das mentale Training, zusätzlich geräteunterstützte Therapien wie die neuromuskuläre Elektrostimulation und die Robottherapie in Frage, unterstützend ggf. die sensible Elektrostimulation oder die repetitive Magnetstimulation des Gehirns. Ziel in dieser Therapiephase ist es, die Einsetzbarkeit des Armes im Alltag wiederherzustellen.

Leichte Armlähmungen

Gerade bei der *leichten Lähmung* des Armes kann neben der Therapie mit dem Therapeuten auch ein tägliches Eigentraining sehr sinnvoll sein. In Klinik und Praxis kann (auch schon bei mittelschwerer Lähmung) ein „Zirkeltraining" mit mehreren Stationen zur Förderung verschiedener Aspekte der Armmotorik nützlich sein. Meist wird ein Armfunktionstraining in der Kleingruppe sinnvoll sein. Wenn eine weitgehende Wiederherstellung bzw. ein hohes Maß an Feinmotorik erreicht werden soll, ist ein – in der Regel dreiwöchiges – Arm-Fähigkeits-Training

indiziert. Ziel in dieser Therapiephase ist es, die Geschicklichkeit, Präzision und Geschwindigkeit der Armmotorik wiederherzustellen.

6.10
Assessment

Ob eine Armlähmung nach Schlaganfall vorliegt und ggf. wie stark sie ausgeprägt ist, wird in der klinisch-neurologischen Untersuchung vom behandelnden Arzt und Therapeuten festgestellt.

Wenn es darum geht, Therapieziele gemeinsam festzulegen, geeignete therapeutische Vorgehensweisen auszusuchen und im Verlauf die Therapieerfolge möglichst objektiv zu dokumentieren, können standardisierte klinische Beurteilungsmethoden nützlich sein. Diese „Beurteilungsskalen" oder auch als „Assessment"-Verfahren bezeichneten Tests basieren darauf, dass bestimmte Aspekte der Armmotorik mit den jeweils gleichen Aufgaben unter standardisierten Bedingungen untersucht und beurteilt werden.

Für die Erfassung der Armmotorik relevant sind insbesondere drei Aspekte:
1. die Beurteilung der Kraft und aktiven Bewegungsfähigkeit im betroffenen Arm,
2. die alltagsbezogene Beurteilung der Armfunktion des gelähmten Armes,
3. die Beurteilung von Spastik.

Hier sollen nur einige wenige, häufiger eingesetzte Tests zur Orientierung erwähnt werden.

■ *Fugl-Meyer-Test*
Der Fugl-Meyer-Test (FM), der 1975 von Fugl-Meyer und Kollegen veröffentlicht wurde, misst die gezielte Bewegungsfähigkeit in den einzelnen Ab-

schnitten des Armes. Er besteht aus drei Untertests für den Arm:

1. „Motorik der oberen Extremität" (maximal 66 erreichbare Punkte): Untersuchung der aktiven Bewegungsfähigkeit des Armes,
2. „Sensibilität" (maximal 24 erreichbare Punkte): Untersuchung des Gefühls für Berührung und für Bewegungen im Arm,
3. „passives Bewegungsausmaß/ Schmerz" bei passivem Bewegen des Armes (maximal 44 erreichbare Punkte): Untersuchung eventueller Einschränkungen der Beweglichkeit in den Gelenken und dabei auftretender Schmerzen.

Jeder einzelne geprüfte Aspekt wird je nach Schwere der Betroffenheit mit entweder 0 Punkten (nicht möglich), einem Punkt (teilweise möglich) oder zwei Punkten (vollständig möglich) bewertet. Mit dem Untertest „Motorik obere Extremität" kann vom schwer betroffenen Arm bis zum leicht betroffenen Arm die aktive Bewegungsfähigkeit sehr genau dokumentiert werden. Damit können von der schweren Lähmung bis zur mittelgradigen und selbst bis zur leichten Lähmung Therapieerfolge festgestellt werden.

■ *Action Research Arm Test*
Action Research Arm Test (ARAT) (Lyle, 1981), übersetzt: Armtest für die Erforschung von Armaktivitäten. Der ARAT enthält 19 Aufgaben in vier Untertests (Greifen, Festhalten, Präzisionsgriff, grobe Bewegung). Fast alle Aufgaben erfordern das Greifen, Transportieren und Loslassen von Objekten. Es können maximal 57 Punkte erreicht werden. Alle Aufgaben werden einhändig durchgeführt. Die schwierigeren Aufgaben werden nur dann untersucht, wenn die einfacheren gelingen. Die Durchführung dauert etwa 8 bis 15 Minuten. Damit ist der Test für Klinik und Praxis geeignet.

■ *Box-and-Block Test*
Box-and-Block Test (BBT) (Mathiowetz et al. 1985a), übersetzt: Würfel- und Kisten-Test. Der BBT untersucht die manuelle Geschicklichkeit des betroffenen Armes. Der Box-and-Block Test besteht aus einem rechteckigen Kasten aus Holz, in dessen Mitte eine Trennwand eingebracht ist. Auf einer Seite der Trennwand liegen 150 Holzwürfel mit einer Kantenlänge von 2,5 cm. Der Rehabilitand erhält die Aufgabe, innerhalb einer Minute so viele Würfel wie möglich von der einen Hälfte des Kastens in die andere Hälfte zu transportieren. Je mehr Würfel in der gleichen Zeit transportiert werden können, desto größer ist die manuelle Geschicklichkeit. Wenn Patienten bereits mit ihrem betroffenen Arm greifen, hantieren und loslassen können, ist der Box-and-Block Test ein für Klinik und Praxis sehr geeigneter Test, um die Veränderungen in der Geschicklichkeit auch nach Therapie zu dokumentieren.

■ *Nine-Hole-Peg Test*
Der Nine-Hole-Peg Test (NHPT) (Mathiowetz et al. 1985b), übersetzt Stifte-Test mit neun Löchern, misst die Fingergeschicklichkeit. Der Test besteht aus einer Platte, in der auf der einen Seite eine Schale eingearbeitet ist, in der neun kurze Stifte liegen und in der neben der Schale eine Lochplatte mit neun Löchern angebracht ist, in die die kurzen Stifte gesteckt werden können. Aufgabe des Rehabilitanden ist es, in möglichst kurzer Zeit alle neun Stifte in die Löcher zu stecken und anschließend wieder heraus zu nehmen. Je schneller dies gelingt, desto größer ist die Fingergeschicklichkeit. Wenn Patienten bereits solche feinen Greifbewegungen durchführen können, ist

der Test für Klinik und Praxis geeignet, diese Fingergeschicklichkeit zu messen und auch ihre Verbesserung unter Therapie zu dokumentieren.

- *REPAS (Resistance to passive movement scale; übersetzt: Skala für den Widerstand gegenüber passiver Bewegung)*

Basierend auf dieser Ashworth-Skala wurde u.a. auch für den Arm eine sogenannte „Summen-Skala" entwickelt, die über verschiedene Armbewegungen hinweg den Widerstand gegenüber passiver Bewegung misst und damit die Spastik in den Armen (und Beinen) insgesamt dokumentieren kann. Dieser Test wird REPAS genannt (Platz et al. 2008). Die Durchführung dauert nur wenige Minuten und kann das Ausmaß der Spastik in den Armen (und Beinen) und deren Veränderung nach Therapie dokumentieren (Borg et al. 2011).

6.11
Zusammenfassung

In den nachfolgenden Tabellen (**Tabellen 6.1 bis 6.3**) sind je nach Schwere der Lähmung alternative Therapiemöglichkeiten aufgeführt. Die Empfehlungsgrade wurde aus der Armrehabilitationsleitlinie (Platz 2009) entnommen und sind wie folgt definiert:

Eine „starke Empfehlung" (Empfehlungsgrad A, Therapie „soll" durchgeführt werden) wurde gegeben, wenn weitere Forschungen diese Abschätzungen und somit auch die Empfehlung wahrscheinlich nicht wesentlich beeinflussen werden.

Eine „Empfehlung" (Empfehlungsgrad B, Therapie „sollte" durchgeführt werden) wurde vergeben, wenn zwar klare Hinweise für die Effekte einer Therapie in klinischen Studien be-

legt sind, wenn aber andererseits davon ausgegangen wird, dass weitere Forschungen die Abschätzungen (der Stärke) des Therapieeffektes noch beeinflussen werden.

Einen Empfehlungsgrad „offen" (Empfehlungsgrad 0, Therapie „kann" durchgeführt werden) wurde dann vergeben, wenn es wissenschaftliche Hinweise gibt, dass eine Therapie wirksam ist bzw. sein könnte, aber gleichzeitig die Datenlage bezüglich der Abschätzung des Therapieeffektes noch unsicher ist.

Keine Empfehlung wird gegeben, wenn es hierfür keine Datenlage in klinischen Studien gibt.

Tab. 6.1: Therapeutische Entscheidungshilfe bei der Therapie von Armlähmungen nach Schlaganfall – Teil 1

Schwere Armlähmung	
Empfohlene Therapie-Alternativen	– Arm-Basis-Training (B) – Arm-Robot-Training (B) – Spiegeltherapie (B) – Bilaterales Training (B) – Aufgabenorientiertes Training (0) – Neuromuskuläre Elektrostimulation (0)
Zusätzliche Therapie-Optionen	– Lagerung des Arms (B) – Sensible Stimulation (0) – Repetitive transkranielle Magnetstimulation (0) – L-Dopa-Medikation (0) („off label"-Gebrauch)

Empfehlungsgrade A, B, 0: Erklärung siehe Text
„off label"-Gebrauch: Medikament ist für diesen Einsatz nicht (amtlich) zugelassen

Tab. 6.2: Therapeutische Entscheidungshilfe bei der Therapie von Armlähmungen nach Schlaganfall – Teil 2

Mittelschwere Armlähmung	
Empfohlene Therapie-Alternativen	– eventuell Bewegungsinduktionstherapie (A) – Zirkeltraining (B) – Arm-Basis-Training (B) – Spiegeltherapie (B) – Bilaterales Training (B) – Arm-Robot-Therapie (B) – Aufgabenorientiertes Training (0) – Neuromuskuläre Elektrostimulation (0)
Zusätzliche Therapie-Optionen	– Mentales Training (B) – Sensible Stimulation (0) – Repetitive transkranielle Magnetstimulation (0)

Empfehlungsgrade A, B, 0: Erklärung siehe Text

Tab. 6.3: Therapeutische Entscheidungshilfe bei der Therapie von Armlähmungen nach Schlaganfall – Teil 3

Leichte Armlähmung	
Empfohlene Therapie-Alternativen	– Bewegungsinduktionstherapie (A) – Supervidiertes Eigentraining (B) – Zirkeltraining (B) – Arm-Fähigkeits-Training (B) – Aufgabenorientiertes Training (0)
Zusätzliche Therapie-Optionen	– Mentales Training (B) – Sensible Stimulation (0) – Repetitive transkranielle Magnetstimulation (0)

Empfehlungsgrade A, B, 0: Erklärung siehe Text

Literatur

Borg J, Ward AB, Wissel J, Kulkarni J, Sakel M, Ertzgaard P, Åkerlund P, Reuter I, Herrmann C, Satkunam L, Wein T, Girod I, Wright N; BEST Study Group. Rationale and design of a multicentre, double-blind, prospective, randomized, European and Canadian study: evaluating patient outcomes and costs of managing adults with post-stroke focal spasticity. J Rehabil Med 2011; 43: 15-22.

Cauraugh JH, Naik SK, Lodha N, Coombes SA, Summers JJ. Long-term rehabilitation for chronic stroke arm movements: a randomized controlled trial. Clin Rehabil 2011; 25(12):1086-96.

Corti M, McGuirk TE, Wu SS, and Patten C. Differential Effects of Power Training Versus Functional Task Practice on Compensation and Restoration of Arm Function After Stroke. Neurorehabil Neural Repair 2012; 26(7): 842-54.

Coupar F, Pollock A, van Wijck F, Morris J, Langhorne P. Simultaneous bilateral training for improving arm function after stroke. Cochrane Database Syst Rev 2010;(4): CD006432.

van Delden AL, Peper CL, Nienhuys KN, Zijp NI, Beek PJ, Kwakkel G. Unilateral versus bilateral upper limb training after stroke: the Upper Limb Training After Stroke clinical trial. Stroke. 2013; 44: 2613-6.

Desrosiers J, Malouin F, Bourbonnais D, Richards CL, Rochette A, Bravo G. Arm and leg Impairments and disabilities after stroke rehabilitation: relation to handicap. Clinical Rehabilitation 2003; 17: 666-73.

French B, Thomas L, Leathley M, Sutton C, McAdam J, Forster A et al. Does repetitive task training improve functional activity after stroke? A Cochrane systematic review and meta-analysis. J Rehabil Med 2010; 42: 9-14.

Fugl-Meyer A, Jääskö L, Leyman I, Olsson S, Steglind S. The post-stroke hemiplegic patient. Scandinavian Journal of Rehabilitation Medicine 1975; 7: 13-31.

Hankey GJ, Jamrozik K, Broadhurst RJ, Forbes S, Anderson CS. Long-term disability after first-ever stroke and related prognostic factors in the Perth community stroke study, 1989–1900. Stroke 2002; 33: 1034–40.

Harris JE, Eng JJ, Miller WC, and Dawson AS. A Self-Administered Graded Repetitive Arm Supplementary Program (GRASP) Improves Arm Function During Inpatient Stroke Rehabilitation: A Multi-Site Randomized Controlled Trial. Stroke 2009; 40(6): 2123-8.

Hsu WY, Cheng CH, Liao KK, Lee IH, Lin YY. Effects of repetitive transcranial magnetic stimulation on motor functions in patients with stroke: a meta-analysis. Stroke 2012; 43: 1849-57.

Ietswaart M, Johnston M, Dijkerman HC, Joice S, Scott CL, MacWalter RS, Hamilton SJC. Mental practice with motor imagery in stroke recovery: randomized controlled trial of efficacy. Brain 2011; 134(Pt 5): 1373-86.

Kho AY, Liu KP, Chung RC. Meta-analysis on the effect of mental imagery on motor recovery of the hemiplegic upper extremity function. Aust Occup Ther J. 2013 Oct 20. doi: 10.1111/1440-1630.12084. [Epub ahead of print].

Kiper P, Piron L, Turolla A, Stožek J, Tonin P. The effectiveness of reinforced feedback in virtual environment in the first 12 months after stroke. Neurol Neurochir Pol 2011; 45(5): 436-44.

Krawczyk M, Sidaway M, Radwanska A, Zaborska J, Ujama R, Czlonkowska A. Effects of sling and voluntary constraint during constraint-induced movement therapy for the arm after stroke: a randomized, prospective, single-centre, blinded observer rated study. Clin Rehabil 2012; 26(11): 990-8.

Kwakkel G, Wagenaar RC, Twisk JW, Lankhorst GJ, Koetsier JC. Intensity of leg and arm training after primary middle-cerebral-artery stroke: a randomised trial. Lancet 1999; 354: 191-6.

Lakse E, Gunduz B, Erhan B, Celik EC. The Effect of Local Injections in Hemiplegic Shoulder Pain. A Prospective, Randomized, Controlled Study. Am J Phys Med Rehabil 2009; 88(10): 805-11.

Lim JY, Koh JH, Paik NJ. Intramuscular Botulinum Toxin-A Reduces Hemiplegic Shoulder Pain: A Randomized, Double-Blind, Comparative Study Versus Intraarticular Triamcinolone Acetonide. Stroke 2008; 39(1): 126-31.

Lyle RC. A performance test for assessment of upper limb function in physical rehabilitation treatment and research. International J of Rehabilitation Research 1981; 4: 483-92.

Masiero S, Armani M, Ferlini G, Rosati G, Rossi A. Randomized Trial of a Robotic Assistive Device for the Upper Extremity During Early Inpatient Stroke Rehabilitation. Neurorehabil Neural Repair. 2013 Dec 6. [Epub ahead of print]

Mathiowetz V, Volland G, Kashman N, Weber K. Adult norms for the Box and Block test of manual dexterity. American Journal of Occupational Therapy 1985a; 39: 386-91.

Mathiowetz V, Weber K, Kashman N, Volland G. Adult norms for Nine Hole Peg test of finger dexterity. Occupational Therapy Journal of Research 1985b; 5: 25-38.

Mehrholz J, Hädrich A, Platz T, Kugler J, Pohl M. Electromechanical and robot-assisted arm training for improving generic activities of daily living, arm function, and arm muscle strength after stroke. Cochrane Database Syst Rev. 2015 Nov 7;11:CD006876.

Meijer R, Ihnenfeldt DS, de Groot IJM, van Limbeek J, Vermeulen M, de Haan RJ. Prognostic factors for ambulation and activities of daily living in the subacute phase after stroke. A systematic review. Clin Rehabil 2003; 17: 119-29.

Mercier L, Audet T, Herbert R, Rochette A, Dubois MF. Impact of motor, cognitive, and perceptual disorders on the ability to perform activities of daily living after stroke. Stroke 2001; 32: 2602-8.

Nakayama H, Jorgensen HS, Raaschou HO, Olsen TS. Recovery of upper extremity function in stroke patients: The Copenhagen Study. Arch Phys Med Rehabil 1994; 75: 394-8.

Nijland R, Kwakkel G, Bakers J, van Wegen E. Constraint-induced movement therapy for the upper paretic limb in acute or sub-acute stroke: a systematic review. Int J Stroke 2011; 6: 425-33.

Platz T. Clinical applications of rTMS in motor rehabilitation after stroke. In: Thomas Platz (Editor), Therapeutic rTMS in Neurology. Principles, Evidence, and Practice Recommendations. Cham Heidelberg New York Dordrecht London: Springer 2016, 39-62.

Platz T. Rehabilitative Therapie bei Armparese nach Schlaganfall. Neurol Rehabil 2009; 15: 81-106.

Platz T. Leitlinien in der Rehabilitation. In: Ch. Dettmers und K.M. Stephan (Hg).

Motorische Therapie nach Schlaganfall. Bad Honnef: Hippocampus Verlag 2011, 284-306.

Platz T, Vuadens P, Eickhof C, Arnold P, van Kaick S, Heise K. REPAS, a summary rating scale for REsistance to PASsive movement: item selection, reliability and validity. Disability and Rehabilitation 2008; 30: 44-53.

Platz T, van Kaick S, Mehrholz J, Leidner O, Eickhof C, Pohl M. Best conventional therapy versus modular impairment-oriented training for arm paresis after stroke: a single-blind, multicenter randomized controlled trial. Neurorehabil Neural Repair 2009; 23: 706-16.

Pomeroy VM, King L, Pollock A, Baily-Hallam A, Langhorne P. Electrostimulation for promoting recovery of movement or functional ability after stroke. Art. No.: CD003241.

Ross LF, Harvey LA, Lannin NA. Do people with acquired brain impairment benefit from additional therapy specifically directed at the hand? A randomized controlled trial. Clin Rehabil 2009; 23(6): 492-503.

Scheidtmann K, Fries W, Müller F, Koenig E. Effect of levodopa in combination with physiotherapy on functional motor recovery after stroke: a prospective, randomised, double-blind study. Lancet 2001; 358: 787-90.

Sirtori V, Corbetta D, Moja L, Gatti R. Constraint-induced movement therapy for upper extremities in stroke patients. Cochrane Database Syst Rev 2009(4); CD004433.

Taub E, Griffin A, Uswatte G, Gammons K, Nick J, Law CR. Treatment of Congenital Hemiparesis With Pediatric Constraint-Induced Movement Therapy. J Child Neurol 2011; 26(9): 1163-73.

Taub E, Uswatte G, Mark VW, Morris DM, Barman J, Bowman MH, Bryson C, Delgado A, Bishop-McKay S. Method for enhancing real-world use of a more affected arm in chronic stroke: transfer package of constraint-induced movement therapy. Stroke 2013; 44: 1383-8.

Thieme H, Mehrholz J, Pohl M, Behrens J, Dohle C. Mirror therapy for improving motor function after stroke. Stroke 2013; 44: e1-2.

Thrasher TA, Zivanovic V, McIlroy W, Popovic MR. Rehabilitation of Reaching and Grasping Function in Severe Hemiplegic Patients Using Functional Electrical Stimulation Therapy. Neurorehabil Neural Repair 2008; 22(6): 706-14.

Timmermans AA, Verbunt JA, van Woerden R, Moennekens M, Pernot DH, Seelen HAM. Effect of Mental Practice on the Improvement of Function and Daily Activity Performance of the Upper Extremity in Patients With Subacute Stroke: A Randomized Clinical Trial. J Am Med Dir Assoc 2013; 14(3): 204-12.

van Vliet PM, Lincoln NB, Foxall A. Comparison of Bobath based and movement science based treatment for stroke: a randomised controlled trial. J Neurol Neurosurg Psychiatry 2005; 76: 503-8.

Volpe BT, Lynch D, Rykman-Berland A, Ferraro M, Galgano M, Hogan N, Krebs HI. Intensive Sensorimotor Arm Training Mediated by Therapist or Robot Improves Hemiparesis in Patients With Chronic Stroke. Neurorehabil Neural Repair 2008; 22(3): 305-10.

Wade DT, Langton-Hewer R, Wood VA, Skilbeck CE, Ismail HM. The hemiplegic arm after stroke: measurement and recovery. JNNP 1983; 46: 521-4.

Wolf SL, Winstein CJ, Miller JP et al. Effect of Constraint-Induced Movement Therapy on Upper Extremity Function 3 to 9 Months After Stroke. The EXCITE Randomized Clinical Trial. JAMA 2006; 296: 2095-104.

7
Neurorehabilitation von Stand und Gang

Jan Mehrholz

7.1
Einleitung

Gesundheitswissenschaftliche Erhebungen beschreiben deutliche Einschränkungen und Behinderungen bei Alltagaktivitäten bei 50–75 % aller Patienten, welche einen Infarkt überlebten (Bonita et al. 1997; O'Mahony et al. 1999). Über 75–80 % aller Patienten nach Schlaganfall sind nur innerhalb des Wohnbereichs gehfähig, lediglich 55 % leben weitgehend selbstständig. Beinahe die Hälfte aller Patienten kann das Haus nicht verlassen, 70 % der Gehfähigen erreichen keine „normale" Gehgeschwindigkeit, um Ampelanlagen sicher zu überqueren, 35 % sind bei der Körperpflege stark eingeschränkt oder benötigen dabei Hilfe (Bonita et al. 1997; O'Mahony et al. 1999).

Das Wiedererlangen der Gehfähigkeit ist eines der wichtigsten Ziele von Patienten nach Schlaganfall und deren Angehörigen. Drei Monate nach akutem Schlaganfall sind noch etwa 25 % der Patienten auf einen Rollstuhl angewiesen (Mehrholz et al. 2014a). In der stationären Rehabilitation nach Schlaganfall ist vor allem die Physiotherapie auf die Wiederherstellung der Balance- und Gehfähigkeit spezialisiert. Durch Einschränkungen der Gehfähigkeit sind zahlreiche Alltagsleistungen wie selbstständige Toilettengänge, Essenszubereitung, Aufstehen und Hinsetzen nur mit viel Unterstützung von Hilfspersonen möglich. Nicht gehen zu können ist im Weiteren ein Risikofaktor für Depression und sekundäre Dekonditionierung des ohnehin schon geschwächten Herz-Kreislauf-Systems. Somit ist nicht verwunderlich, dass 30–40 % der Patienten unter depressiven Störungen leiden und 10–15 % unter schweren Depressionen (Kauhanen et al. 1999). Die Hälfte aller Patienten nach Schlaganfall braucht bei jeglicher Alltagstätigkeit Hilfe und verrichtet im Tagesverlauf nach eigener Einschätzung keinerlei bedeutende soziale, kreative oder in irgendeiner Art und Weise sinnvoll beschäftigende Tätigkeit (Thorngren et al. 1990). Der neurologischen Rehabilitation von Stand und Gang kommt somit eine erhebliche Bedeutung zu.

7.2
Balance, Posturale Kontrolle

Balance kann schlicht definiert werden als die Fähigkeit, das Körpergewicht und damit den eigenen (Körpermassen-)Schwerpunkt im Verhältnis zu einer Unterstützungsfläche zu kontrollieren (Carr u. Shepherd 2010; Ghez 1991). Balance beinhaltet dabei die

Regulation der Körpersegmentbewegungen der entsprechenden und unterstützenden Gelenken über der Basis der Unterstützungsfläche (Mackinnon u. Winter 1999). Viele verschiedene Begriffe existieren in der Literatur, um Balance näher zu beschreiben bzw. zu erläutern. So beschreibt der Begriff posturale Stabilität (engl. postural stability) die Fähigkeit, eine Position im Raum beständig beizubehalten (Carr u. Shepherd 2010).

Das Beibehalten dieser posturalen Stabilität ist ein dynamischer und antizipatorischer (zeitlich vorweggenommener) Prozess, der ein Gleichgewicht zwischen allen stabilisierenden und destabilisierenden Kräften erfordert, sodass der Körper in der intendierten Position verbleibt oder dazu in der Lage ist, die intendierte Bewegung fortzuführen, ohne die Balance zu verlieren (Carr u. Shepherd 2010; Melville-Jones 2000).

Der Begriff „posturale Kontrolle" (engl. postural control) beschreibt typischerweise die Mechanismen, mit denen wir unsere Balance kontrollieren (Carr u. Shepherd 2010). Posturale Kontrolle wiederum wird aufrechterhalten durch posturale Adaptierungen (engl. postural adjustments), d. h. durch das wiederum antizipatorische Anpassen von Muskelaktivitäten und körpersegmentalen Bewegungen (Carr u. Shepherd 2010). Es sind insbesondere Muskelaktivitäten und Gelenkbewegungen, die auf direkte Art und Weise die Balance sichern oder wiederherstellen (Carr u. Shepherd 2010). Der Begriff „Haltung" (engl. posture) wiederum beschreibt das Verhältnis von Körpersegmenten zueinander und zur Umgebung (Carr u. Shepherd 2010). Obgleich der Begriff der posturalen Orientierung auch eine gewisse posturale Kontrolle impliziert, ist hierbei jedoch oftmals die (Körper-)Orientierung im Raum gemeint (Perennou 2006), die freilich durch eine Vielzahl an Symptomen gestört sein kann (Beispiel Neglect).

Ferner wird zwischen statischer und dynamischer Balance unterschieden (Mückel et al. 2014): statische Balance als die posturale Kontrolle im Sitzen und Stehen und dynamische Balance als die posturale Kontrolle in der Fortbewegung wie zum Beispiel beim Gehen.

Die Aufrechterhaltung der Balance ist eine komplexe Interaktion vestibulärer, visueller, sensorischer und motorischer Systeme. Wichtig zum therapeutischen Verständnis der Behandlung der Balance ist, dass diese antizipatorisch und keinesfalls primär reaktiv erfolgt (Carr u. Shepherd 2010; Mückel et al. 2014). Das bedeutet, dass Ausgleichsbewegungen zur Sicherung der Balance bereits vor dem Ausführen einer Bewegung geplant bzw. vorweggenommen (antizipiert: Ausweichen bei entgegenkommenden Personen) werden. Das Üben der Balance sollte daher die Bewegungsvorwegnahme von Patienten in der Rehabilitation nach Schlaganfall unbedingt berücksichtigen. Die Schwierigkeit besteht vor allem darin dass die Bewegungsvorwegnahme (-planung) des Patienten nicht unmittelbar sichtbar für die Therapeuten ist. Wichtig ist, dass eine reaktive „Kontrolle" der Balance nur in „Notfällen" erfolgt (Beispiel für reaktive Sicherung der Balance: plötzliches unvorhergesehenes Angeschubstwerden in Fußgängerzonen). Das Üben der reaktiven Sicherung der Balance sollte ebenso geübt werden, ist aber deutlich einfacher für Therapeuten mit Patienten zu üben (Beispiel „Schubstraining").

Auch ist zu beachten, dass es die Balance als solche nicht gibt (Carr u. Shepherd 2010). Vielmehr sind es eine

Vielzahl an Alltagssituationen, die unterschiedliche Anforderungen an die posturale Kontrolle stellen, also eine spezifische Balance erfordern: zum Beispiel beim Greifen im Sitzen inner- oder außerhalb der Armreichweite oder beim Aufstehen und Hinsetzen. Auch dieser weitere Punkt sollte in der Rehabilitation nach Schlaganfall und anderen neurologischen Krankheitsbildern unbedingt berücksichtigt werden.

Balance Assessments

Zum Assessment der Balance liegen mittlerweile eine Reihe validierter Skalen vor (Tyson et al. 2009; Tyson und Connell 2009). Eine systematische Übersichtsarbeit schloss 2009 insgesamt 19 verschiedene Skalen zur Messung von Balance ein und bewertete deren psychometrischen Eigenschafte und deren Praktikabilität (Tyson und Connell 2009). Nach Evaluation der einzelnen Testverfahren wurden vor allem das Brunel Balance Assessment, die Berg Balance Scale, die Trunk Impairment Scale, Arm-vorwärts-Reichen im Sitzen und Stehen („reachtest"), Gewichtsverlagerungen und Schritt-Tests für den klinischen Einsatz zur Messung der Balance empfohlen (Tyson und Connell 2009).

Balance-Training

Die Balance ist insgesamt eine wichtige Voraussetzung für eine Vielzahl an Alltagsaufgaben (Tyson et al., 2006) und ein Prädiktor für Alltagsaktivitäten (Geurts et al., 2005; Verheyden et al., 2006). Daher wird therapeutisch oftmals abgeleitet, dass eine bestimmte Reihenfolge verschiedener Ausgangspositionen in der Therapie nach Schlaganfall einzuhalten sei. Zum Beispiel könnte man annehmen, dass erst wenn Patienten nach Schlaganfall frei sitzen und/oder stehen können, anschließend das Gehen geübt werden sollte. In der Literatur wird jedoch darauf hingewiesen, dass eine fehlerfreie posturale Kontrolle z. B. im Sitzen oder im Stehen nicht unbedingt nötig ist um effektiv oder überhaupt gehen zu lernen (Horn et al. 2005; Kirker et al. 2000). An der Studie von Horn et al. beeindruckend ist die große Anzahl untersuchter Patienten (n = 830). Der Anteil der Physiotherapie, welche mit Gehübungen verwendet wurde, sagte als einzige (physiotherapeutische) Aktivität in allen Analysen das Ergebnis der Rehabilitation vorher, und selbst die Wahrscheinlichkeit von schwer betroffenen Patienten, nach Hause entlassen zu werden, war deutlich höher, wenn vor allem „Gehen" umfangreich geübt wurde (Horn et al. 2005). Die Studie zeigte, dass Gehübungen unabhängig von einer ausreichenden Sitz- und Stehbalance der Patienten durchgeführt werden können und sollten (Horn et al. 2005). Das heißt, dass Sitzen nicht unbedingt vor dem Stehen und Stehen nicht ultimativ vor dem Gehen geübt werden sollte. Auch die Arbeit von Kirker et al. zeigte Ergebnisse, die für eine solche Hypothese („Stepping before Standing") sprechen (Kirker et al. 2000). Insgesamt sollte Balance demnach nicht nach einem hierarchischen Behandlungsparadigma geübt werden. Gehen sollte somit unabhängig von den Balancefähigkeiten der Patienten geübt werden. Die Verbesserung der posturalen Kontrolle sollte ein wichtiger Bestandteil der neurologischen Rehabilitation sein.

In der Frühphase nach Schlaganfall sieht man häufig eine geringe Sitzbalance bzw. eine reduzierte Sitzstabilität, welche sich u. a. durch eine verringerte Belastung der paretischen Seite sowie eine verringerte Verlagerung bei Greifbewegungen im Sitzen äußert.

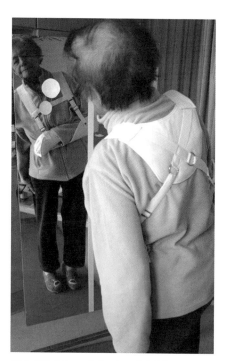

Abb. 7.1: Externer Aufmerksamkeitsfokus

Physiotherapeutische Interventionen können dort sehr spezifisch ansetzen. Dabei sollte auf aktuelle Erkenntnisse des Motorischen Lernens geachtet werden (Mückel und Mehrholz 2014). Wichtig bei der Behandlung der posturalen Kontrolle ist neben einem motivierenden, repetitiven, antizipatorischen und aufgabenorientiertem Ansatz auch die Art und Weise, wie Instruktionen in der Therapie von Patienten nach einem Schlaganfall gegeben werden. Dabei sollte vor allem auf Nutzung eines externen Aufmerksamkeitsfokus Wert gelegt werden (Johnson et al. 2013) **(Abb 7.1)**.

In einer randomisierten kontrollierten Studie wurden 20 Patienten nach Schlaganfall in Interventionsgruppe oder Kontrollgruppe randomisiert (Mückel und Mehrholz 2014). Beide Gruppen sollten im Sitz das Körpergewicht so weit wie möglich zur nicht betroffenen Körperseite verlagern. Die Interventionsgruppe fokussierte dabei einen Punkt in 20 cm Entfernung (externer Aufmerksamkeitsfokus). Die Kontrollgruppe konzentrierte sich auf die ipsiläsionale Körperhälfte (interner Aufmerksamkeitsfokus). Das Ausmaß und die Präzision der Gewichtsverlagerung wurden gemessen. Die extern fokussierenden Patienten konnten allein durch einen veränderten Aufmerksamkeitsfokus ihr Körpergewicht doppelt so weit zur gesunden Körperhälfte verlagern wie die intern fokussierenden Patienten (p = 0,006). Die Bewegungspräzision unterschied sich nicht signifikant (p = 0,085) (Mückel und Mehrholz 2014) **(Abb. 7.1)**.

In einer aktuell publizierten Übersichtsarbeit wird die Evidenz verschiedener physiotherapeutischer Maßnahmen zur Verbesserung von Stand und Gang nach Schlaganfall anschaulich dargestellt (Veerbeek et al. 2014) **(Tab. 7.1**, modifizierte Darstellung). Die Ergebnisse zur Balance werden im Folgenden ausschnittsweise und gekürzt zusammengefasst:

a) *Sitzbalance-Training* ([freie] Sitzbalance erreichen, beibehalten bzw. wiederherstellen)
Sechs randomisierte Studien mit insgesamt 150 Patienten wurden zum Training der Sitzbalance eingeschlossen, es zeigten sich keine signifikanten therapeutischen Effekte (Veerbeek et al. 2014).

b) *Aufstehtraining* (Aufstehen und Hinsetzen unter Beibehaltung des Gleichgewichts)
Fünf randomisierte Studien mit insgesamt 163 Patienten wurden zu diesem Thema eingeschlossen, es zeigten sich keine signifikanten therapeutischen Effekte (Veerbeek et al. 2014).

Tab. 7.1: Wissenschaftlich positiv evaluierte Therapieansätze auf verschiedenen ICF-Ebenen zur Rehabilitation von Stand und Gang; modifiziert nach Veerbeek et al. 2014

Körperfunktionen und Strukturen		Aktivitäten	
Parameter	*Positiv evaluierte Beispiele*	*Parameter*	*Positiv evaluierte Beispiele*
Gehgeschwindigkeit	Hochintensives Üben Laufbandtraining Geschwindigkeitstraining Kraft- und Ausdauertraining	Sitzbalance	Sitzbalance-Training
Gehstrecke/ Gangausdauer	Zirkeltraining Elektromechanisch-assistiertes Training Kraft- und Ausdauertraining	Sitz- und Stand-balance	Balance-Training im Stehen Zirkeltraining Hochintensives Üben Kraft- und Ausdauertraining
Posturales Schwanken im Stehen	Stehbalance-Training mit Biofeedback	Gehfähigkeit	Elektromechanisch-assistiertes Training Zirkeltraining TENS

c) *Stehbalance-Training ohne Biofeedback* (Balance im Stand erreichen, beibehalten bzw. wiederherstellen; ohne Rückmeldesystem wie Monitor o. Ä.).
Vier randomisierte Studien mit insgesamt 199 Patienten wurden zu diesem Thema eingeschlossen, es zeigten sich keine signifikanten therapeutischen Effekte (Veerbeek et al. 2014).

d) *Stehbalance-Training mit Feedback* (Balance im Stand erreichen, beibehalten bzw. wiederherstellen; mit Rückmeldesystem wie Monitor o. Ä.)
Zwölf randomisierte Studien mit insgesamt 333 Patienten wurden zu diesem Thema eingeschlossen, es zeigten sich ausschließlich signifikante therapeutische Effekte zur Verbesserung der Schwankungsbreite und vor allem bei chronischen Patienten (basierend auf einer randomisierten Studie) (Veerbeek et al. 2014).

e) *Balance-Training mit verschiedenen Interventionen* (gemischte Interventionen mit dem Ziel der Verbesserung der Balancefähigkeiten, welche aber nicht näher beschrieben werden)
Elf randomisierte Studien mit insgesamt 419 Patienten wurden zu diesem Thema eingeschlossen. Es zeigten sich signifikante therapeutische Effekte zur Verbesserung basaler Alltagsaktivitäten und der Balance (Veerbeek et al. 2014).

Eine aktuelle Cochrane-Übersichtsarbeit von Pollock et al. schloss 96 randomisierte Studien mit insgesamt 10.401 Patienten ein und zeigte ebenfalls keine deutliche Überlegenheit eines Therapieansatzes über einen anderen zur Verbesserung der posturalen Kontrolle (Pollock et al. 2014). Das bedeutet, dass derzeit keins der verbreiteten physiotherapeutischen Konzepte und Schulen einem anderen Ansatz überlegen ist.

Balance und Stürze

Stürze sind nach Schlaganfall häufig. Etwa 7 % aller Patienten stürzen in der ersten Woche, innerhalb eines

Jahres stürzen 55 % – 73 % aller Patienten nach Schlaganfall (Verheyden et al. 2013). Oftmals wird ein enger Zusammenhang von Stürzen und Stand und Gehfähigkeit vermutet, jedoch sind viele Stürze multifaktoriell zu erklären. Eine aktuelle Cochrane-Übersichtsarbeit zur Übungstherapie zur Sturzprävention nach Schlaganfall schloss 10 Studien mit insgesamt 1.004 Teilnehmern ein (Verheyden et al. 2013). Im Ergebnis zeigte sich allerdings nicht, dass bestimmte Übungsansätze die Sturzrate nach Schlaganfall signifikant beeinflussen könnten (Verheyden et al. 2013). Ebenso scheint der Zusammenhang von Balance und Sturzhäufigkeit noch nicht gänzlich geklärt.

7.3
Gehfähigkeit

Assessments Gehen

Die Verbesserung der Gehfähigkeit ist eines der wichtigsten Rehabilitationsziele von Patienten nach Schlaganfall und ihren Angehörigen (Bohannon 1987). Um Effekte der Gangrehabilitation zu messen, sind im Sinne einer evidenzbasierten Rehabilitation zuverlässige und valide Testverfahren der Gehfähigkeit gefordert. Derzeitige Assessmentinstrumente zur Erfassung der Gehfähigkeit von Patienten nach Schlaganfall reichen von hochkomplexen und kostenintensiven Ganganalysesystemen zur Erfassung kinematischer und kinetischer Variablen (Bowden et al. 2006) bis hin zu simplen klinischen Variablen wie beispielsweise der Gehgeschwindigkeit (Eng et al. 2002). Allerdings machen die hohen Kosten, die teilweise schwierige Interpretation und Kommunikation der Ergebnisse und auch Probleme in der Verfügbarkeit die Ganganalyse manch-mal nicht oder wenig praktikabel für die klinische Routine (Mehrholz 2007). Klinische Gehtests wie der Timed Up & Go-Test, der Zehn-Meter-Test, der Sechs-Minuten-Gehtest, der Dynamic Gait Index, der 4-Item-Dynamic Gait Index oder das Functional Gait Assessment bieten für die tägliche Routine klare Vorteile (Lin et al. 2010; Salbach et al. 2001; Wade 1992). Die Functional Ambulation Categories (FAC) beschreiben eine klinische Kategorisierung des Gehens und wurden erstmal von Holden beschrieben (Holden et al. 1986; Holden et al. 1984). Die FAC unterteilen sechs verschiedene Kategorien der Gehfähigkeit auf der Grundlage personeller Unterstützung. Die FAC sind in der klinischen Routine einfach und schnell anzuwenden, leicht zu interpretieren und kostengünstig, da lediglich eine 15-Meter-Gehstrecke, Innenbereich und Außenbereich sowie Treppenstufen benötigt werden, um den Test auszuführen. Untersuchungen zeigten für die FAC-Kategorien exzellente Test-Retest- und Inter-Rater-Reliabilität, gute Konkurrenzvalidität, prädiktive Validität und ausreichend Empfindlichkeit, um Veränderungen der Gehfähigkeit in der Rehabilitation von Patienten nach Schlaganfall zu erfassen (Mehrholz et al. 2007).

Gehtraining

Mit der Erforschung zentraler Programmgeneratoren in den 70er-Jahren durch die Gruppen um Grillner und Anderson wurde eine breite und fundierte wissenschaftliche Basis für ein gezieltes Trainieren der Gehfähigkeit gelegt (Grillner 1975; Grillner und Zangger 1975; Grillner und Zangger 1979). Barbeau und Rossignol ebneten in den 80er-Jahren den Weg für ein gezieltes Üben der Lokomotion und des Wiedererlernens der Gehfähigkeit unter Benutzung eines repetetiven Laufbandtrainings im Tierversuch als auch bei Patienten nach Querschnittslähmung (Rossignol und Barbeau 1995). Bereits in den 80er-Jahren wurde daraufhin durch Finch und Barbeau (Barbeau et al. 1987) ein repetitives Laufbandtraining zur Verbesserung der Gehfähigkeit auch für Patienten nach Schlaganfall empfohlen. Die Isländerin Jonina Waagfjord beschrieb 1990 erstmals an einem Patienten mit chronischem Schlaganfall die Durchführung eines repetetiven Laufbandtrainings zur Verbesserung der Gehfähigkeit (Waagfjord et al. 1990). Die kanadische Gruppe aus Montreal um Malouin et al. zeigte 1992 in einer Fallserie in den frühen Phasen nach Schlaganfall die Möglichkeit eines intensiven und frühzeitigen Gehtrainings auf dem Laufband (Malouin et al. 1992). Sie fanden, dass sich das Gehen analog der Intensität des direkten Übens des Gehens verbessert (Malouin et al. 1992). Eine Verdopplung der Intensität konservativer Physiotherapie erbrachte dagegen keine Verbesserung der Gehfähigkeit. Der Satz „Man lernt nur das, was man übt!" wurde im Weiteren auf das Wiedererlernen des Gehens bezogen: „Gehen lernt man nur durch das Üben des Gehens". Hesse et al. zeigten in zwei quasi-experimentellen Untersuchungen eine Überlegenheit eines repetetiven Laufbandtrainings in Bezug auf eine Verbesserung der Gehfähigkeit im Vergleich zur Physiotherapie, welche auf ein Wiederherstellen „normaler Bewegung" durch „Tonusregulation", „Erarbeiten von Rumpf- und Sitzsymmetrie" sowie „Behandlung von Schlüsselpunkten" ausgerichtet war (Hesse et al. 1995; Hesse et al. 1994). Yoshua Laufer und Ruth Dickstein et al. zeigten, dass sich die Standbeinphase des paretischen Beines durch forcierten Gebrauch (Trainieren auf dem Laufband) im Gegensatz zu traditionellen Behandlungsstrategien signifikant verbessert (Laufer et al. 2001). Smith et al. zeigten, dass sich bei Zunahme der Muskelkraft die gesteigerten Reflexe durch ein Laufbandtraining verringern (Smith et al. 1999). Macko wies mittels eines dreimal wöchentlich durchgeführten Laufbandtrainings Verbesserungen der aeroben Fitnessreserve von Patienten nach Schlaganfall nach (Macko et al. 2005; Macko et al. 1997). Ada et al. wiesen auch bei chronischen Patienten nach Schlaganfall eine deutliche Überlegenheit des Laufbandtrainings gegenüber einer Kontrollgruppe hinsichtlich Gehfähigkeit und „Qualität des Gehens" nach (Ada et al. 2003).

Nilsson et al. verglichen erstmals Physiotherapie (inklusive Laufbandtraining) mit an Motor Relearning Programmen orientierter Physiotherapie (ohne Laufbandtraining) und fanden keine systematischen Unterschiede zwischen beiden Gruppen (Nilsson et al. 2001). Anders gesagt, eine „moderne" Physiotherapie, primär auf ein Üben des Gehens ausgerichtet, erreichte vergleichbare Effekte wie eine Kombination aus Physiotherapie und repetitivem Laufbandtraining. Aktuell existieren allein zum Laufbandtraining nach Schlaganfall 44 randomisierte Studien (Mehrholz et al. 2014a), welche einen nunmehr differenzierteren Überblick zur Wirksamkeit dieser Methode geben können.

Die aktuelle Cochrane-Übersichtsarbeit von Pollock et al. zeigte letztlich keine Überlegenheit eines Therapieansatzes über einen anderen zur Verbesserung der Gehfähigkeit (Pollock et al. 2014). Das bedeutet, dass derzeit keine der verbreiteten physiotherapeutischen Konzepte und Schulen einem anderen Ansatz überlegen ist. In der aktuellen Arbeit von Verbeek wird in einer Unteranalyse zum Bobath-Kon-

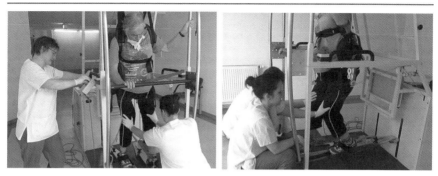

Abb. 7.2: Elektromechanisch unterstütztes Gangtraining mit nicht gehfähigem Patienten

zept mit insgesamt 75 randomisierten Studien und insgesamt 3.502 Patienten sogar erstmal in einer systematischen Übersichtsarbeit Evidenz für eine Unterlegenheit des Bobath-Konzeptes (NDT) zum Gehen analysiert ("strong evidence for unfavourable effects of NDT on motor function [synergy], gait speed, spatiotemporal gait pattern functions…basic ADL and quality of life" (Verbeek et al. 2014) **(Tabelle 7.1)**.

Aktuell lassen sich zwei grundlegende Prinzipien zur Rehabilitation des Gehens aus wissenschaftlichen Studien ableiten:

1. Zur Wiederherstellung und zur Verbesserung der Gehfunktion wird aktuell international in der Physiotherapie ein aufgabenspezifisch repetitiver Ansatz favorisiert (French et al. 2007; Mehrholz et al. 2014a; Veerbeek et al. 2014).

2. Die zurzeit wichtigsten Unterscheidungen des Gehtrainings nach Schlaganfall betreffen den Schweregrad der Patienten, bzw. lässt sich eine Empfehlung nach Grad der Gehfähigkeit der Patienten treffen. Auf der einen Seite der schwerbetroffene Patient, der wieder gehfähig werden will, anderseits der bereits gehfähige Patient, bei dem es vor allem um die Sicherheit und die

Verbesserung bestimmter Gangparameter wie Schrittlänge und Gehgeschwindigkeit geht.

Der schwerbetroffene, nicht gehfähige Patient

Für den schwerbetroffenen Patienten werden zunehmend und bereits schon in der frühen Phase der Gangrehabilitation Roboter- bzw. elektromechanisch-assistierende Geräte und verwandte Technologien zur Verbesserung und Wiederherstellung der Gehfunktion von Patienten nach Schlaganfall eingesetzt. Beispiele sind elektromechanische Endeffektormodelle (Gangtrainer GT1 [Hesse et al. 2008]) und Exoskelettmodelle (Lokomat und LOPES)(Colombo et al. 2000; Mehrholz u. Pohl 2012) **(Abb. 7.2)**.

Der Unterschied der elektromechanisch unterstützten Gangtherapie zum Laufbandtraining liegt darin, dass ein Teil des Gangzyklus' teilautomatisiert ist und dadurch die Arbeit der Therapeuten am Patienten erleichtert bzw. ergonomisch begünstigt wird (Mehrholz u. Pohl 2012). Aufgrund dessen sind höhere Schrittzahlen in der Therapie möglich, und bei schwerer betroffenen Patienten kann das Gehen noch frühzeitiger und auch intensiver geübt werden als bisher (Werner et al. 2002).

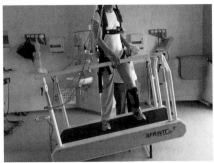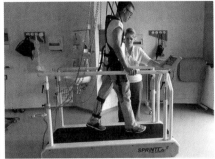

Abb. 7.3: Laufbandtraining

In einem aktualisierten Cochrane-Review beurteilte man die Effektivität dieses elektromechanisch-assistierten Trainings zur Wiederherstellung der Gehfähigkeit nach Schlaganfall, 23 Studien mit 999 Patienten wurden dabei eingeschlossen (Mehrholz et al. 2013a; Mehrholz et al. 2013b). Im Ergebnis zeigte sich, dass elektromechanisch-assistiertes Training in Kombination mit Physiotherapie die Wahrscheinlichkeit erhöht, selbstständig gehen zu können (Odds Ratio [OR] = 2,39 [95 % KI: 1,7…3,4]; P < 0,001; I² = 0 %). Dies entspricht einer Number Needed to Treat (NNT) von 5 (95 % KI: 4 … 6). Das bedeutet, dass jede fünfte Gehbehinderung vermeidbar wäre, wenn die elektromechanische Gangrehabilitation in der stationären Rehabilitation genutzt wird. Insbesondere zu Beginn der Rehabilitation bzw. der Physiotherapie noch nicht gehfähige Patienten profitierten hinsichtlich Verbesserungen der Gehgeschwindigkeit (Mehrholz et al. 2013a).

Der bereits gehfähige Patient

Für den bereits gehfähigen Patienten (definiert als FAC 3 bis 5) kommt für die Verbesserung von Gangparametern und Ausdauerleistung zum Beispiel das Laufbandtraining in Frage **(Abb. 7.3)**.

In einem aktuellen Cochrane-Review beurteilte man die Effektivität von Laufbandtraining zur Verbesserung der Gehfähigkeit nach Schlaganfall (Mehrholz et al. 2014a; Mehrholz et al. 2014b). Es zeigte sich, nach Einschluss von 44 randomisierten Studien mit insgesamt 2.658 Patienten, dass ein in die Physiotherapie implementiertes Laufbandtraining vor allem spezifische Gangparameter wie Gehgeschwindigkeit und Gangausdauer verbessert (Mehrholz et al. 2014a).

Es wird geschlussfolgert, dass gerade bei schwer betroffenen Patienten, die nur mit großer Unterstützung oder nicht gehfähig sind, die Kombination aus elektromechanisch-assistiertem Gehtraining mit Physiotherapie die Gehfähigkeit von Patienten nach Schlaganfall verbessern kann. Insbesondere Patienten in den ersten drei Monaten nach Schlaganfall, die zu Beginn ihrer Rehabilitation nicht gehfähig sind, profitieren vermutlich am meisten von diesem Therapieansatz. Wenn Patienten dagegen bereits gehfähig sind, scheint der Einsatz von Laufbändern in der Physiotherapie zur Verbesserung spezifischer Gangparameter sinnvoll zu sein (Mehrholz et al. 2014a).

Strukturiertes, geschwindigkeitsabhängiges Laufbandtraining in Kombination mit anderen Rehabilitationsstrategien kann eine sinnvolle Erweiterung konventionellen Gehtrainings sein.

Mögliche weitere Modifikationen des Trainings könnten Vorwärts-, Rückwärts- und Seitwärtsgehen, Erhöhung des Inklinationswinkels (schräge Ebene), die Verlängerung der Phase maximaler Geschwindigkeit und die Entwöhnung von Unterstützungsmöglichkeiten wie dem Handlauf und Doppelaufgaben zur Stabilisierung des Gehens unter Störreizen beinhalten.

Literatur

Ada L, Dean CM, Hall JM, Bampton J, Crompton S. A treadmill and overground walking program improves walking in persons residing in the community after stroke: a placebo-controlled, randomized trial. Arch Phys Med Rehabil 2003; 84: 1486-91.

Barbeau H, Wainberg M, Finch L. Description and application of a system for locomotor rehabilitation. Med Biol Eng Comput 1987; 25: 341-4.

Bohannon RW. Gait performance of hemiparetic stroke patients: selected variables. Arch Phys Med Rehabil 1987; 68: 777-81.

Bonita R, Solomon N, Broad JB. Prevalence of stroke and stroke-related disability. Estimates from the Auckland stroke studies. Stroke 1997; 28: 1898-902.

Bowden MG, Balasubramanian CK, Neptune RR, Kautz SA. Anterior-posterior ground reaction forces as a measure of paretic leg contribution in hemiparetic walking. Stroke 2006; 37: 872-6.

Carr J, Shepherd R: Balance In: Carr J and Shepherd R, eds. Neurological Rehabilitation. Optimizing Motor Performance. Edinburgh, London, New York, Oxford, Philadelphi, St Louis, Sydney, Toronto: Churchill Livingstone 2010.

Colombo G, Joerg M, Schreier R, Dietz V. Treadmill training of paraplegic patients using a robotic orthosis. J Rehabil Res Dev 2000; 37: 693-700.

Eng JJ, Chu KS, Dawson AS, Kim CM, Hepburn KE. Functional walk tests in individuals with stroke: relation to perceived exertion and myocardial exertion. Stroke 2002; 33: 756-61.

French B, Thomas LH, Leathley MJ, Sutton CJ, McAdam J, Forster A, Langhorne P, Price CI, Walker A, Watkins CL Repetitive task training for improving functional ability after stroke. Cochrane Database Syst Rev 2007: CD006073.

Geurts AC, de Haart M, van Nes IJ, Duysens J. A review of standing balance recovery from stroke. Gait Posture 2005; 22: 267-81.

Ghez C: Posture In: E. Kandel, J. Schwartz, and T. Jessell, eds. Principles of neural science. Norwalk: Appleton and Lange 1991.

Grillner S. Locomotion in vertebrates: central mechanisms and reflex interaction. Physiol Rev 1975; 55: 247-304.

Grillner S, Zangger P. How detailed is the central pattern generation for locomotion? Brain Res 1975; 88: 367-71.

Grillner S, Zangger P. On the central generation of locomotion in the low spinal cat. Exp Brain Res 1979; 34: 241-61.

Hesse S, Bertelt C, Jahnke MT, Schaffrin A, Baake P, Malezic M, Mauritz, KH. Treadmill training with partial body weight support compared with physiotherapy in nonambulatory hemiparetic patients. Stroke 1995; 26: 976-81.

Hesse S, Bertelt C, Schaffrin A, Malezic M, Mauritz KH. Restoration of gait in nonambulatory hemiparetic patients by treadmill training with partial body-weight support. Arch Phys Med Rehabil 1994; 75: 1087-93.

Hesse S, Mehrholz J, Werner C. Roboter- und gerätegestützte Rehabilitation nach Schlaganfall: Gehen und Arm-/Handfunktion. Deutsches Ärzteblatt 2008; 105: 330-6.

Holden MK, Gill KM, Magliozzi MR. Gait assessment for neurologically impaired patients. Standards for outcome assessment. Phys Ther 1986; 66: 1530-9.

Holden MK, Gill KM, Magliozzi MR, Nathan J, Piehl-Baker L. Clinical gait assessment in the neurologically impaired. Reliability and meaningfulness. Phys Ther 1984; 64: 35-40.

Horn S, Dejong G, Smout R, Gassaway J, James R, Conroy B. Stroke rehabilitation patients, practice, and outcomes: is earlier and more aggressive therapy better? Arch Phys Med Rehabil 2005; 86: 101-14.

Johnson L, Burridge J, Demain S. Internal and External Focus of Attention During Gait Re-Education: An Observational Study of Physical Therapist Practice in Stroke Rehabilitation. Phys Ther 2013; 93: 957-66.

Kauhanen M, Korpelainen JT, Hiltunen P, Brusin E, Mononen H, Maatta R, Nieminen P, Sotaniemi KA, Myllyla VV. Poststroke depression correlates with cognitive impairment and neurological deficits. Stroke 1999; 30: 1875-80.

Kirker SG, Simpson DS, Jenner JR, Wing AM. Stepping before standing: hip muscle function in stepping and standing balance after stroke. J Neurol Neurosurg Psychiatry 2000; 68: 458-64.

Laufer Y, Dickstein R, Chefez Y, Marcovitz E. The effect of treadmill training on the ambulation of stroke survivors in the early stages of rehabilitation: a randomized study. J Rehabil Res Dev 2001; 38: 69-78.

Lin JH, Hsu MJ, Hsu HW, Wu HC, Hsieh CL. Psychometric comparisons of 3 functional ambulation measures for patients with stroke. Stroke 2010; 41: 2021-5.

MacKinnon CD, Winter DA: Control of whole body balance in the frontal plane during human walking. J Biomech 1993; 26: 633-44

Macko RF, Ivey FM, Forrester LW, Hanley D, Sorkin JD, Katzel LI, Silver KH, Goldberg AP. Treadmill exercise rehabilitation improves ambulatory function and cardiovascular fitness in patients with chronic stroke: a randomized, controlled trial. Stroke 2005; 36: 2206-11.

Macko RF, Katzel LI, Yataco A, Tretter LD, DeSouza CA, Dengel DR, Smith GV, Silver KH. Low-velocity graded treadmill stress testing in hemiparetic stroke patients. Stroke 1997; 28: 988-92.

Malouin F, Potvin M, Prevost J, Richards CL, Wood-Dauphinee S. Use of an intensive task-oriented gait training program in a series of patients with acute cerebrovascular accidents. Phys Ther 1992; 72: 781-89; discussion 789-93.

Mehrholz J. Den Gang zuverlässig beurteilen. Zur Gehfähigkeit nach Schlaganfall: Die deutschsprachige Version der „Functional Ambulation Categories" (FAC) – Reliabilität und konkurrente Validität. Z f Physiotherapeuten 2007; 59: 1096-1102.

Mehrholz J, Elsner B, Pohl M. Treadmill training and body weight support for walking after stroke. Cochrane Database Systematic Reviews 2014: CD002840. doi: 10.1002/14651858.CD002840.pub3.

Mehrholz J, Elsner B, Pohl M. Treadmill training for improving walking function after stroke. A major update of a Cochrane review. Stroke 2014; 45: e76-e77.

Mehrholz J, Elsner B, Werner C, Kugler J, Pohl M. Electromechanical-assisted training for walking after stroke. Cochrane Database of Systematic Reviews 2013: CD006185.

Mehrholz J, Elsner B, Werner C, Kugler J, Pohl M. Electromechanical-assisted training for walking after stroke: Updated evidence. Stroke 2013; 44: 127-8.

Mehrholz J, Pohl M. Electromechanical-assisted gait training after stroke. A systematic review comparing endeffector and exoskeleton devices. J Rehabil Med 2012; 44: 193-9.

Mehrholz J, Wagner K, Rutte K, Meissner D, Pohl M. Predictive validity and responsiveness of the Functional Ambulation Category in hemiparetic patients after stroke. Arch Phys Med Rehabil 2007; 88: 1314-9.

Melvill-Jones G. Posture. In: Kandel E, Schwartz J, Jessell T (eds.). Principles of Neuroscience. New York: McGraw-Hill 2000.

Mückel S, Mehrholz J. Immediate effects of two attention strategies on trunk control on patients after stroke. A randomized controlled pilot trial. Clin Rehabil 2014; 28(7): 632-6.

Mückel S, Rutte K, Mehrholz J. Mobilität, Lokomotion, posturale Kontrolle nach Schädel Hirn Trauma. Neuroreha 2014; 6: 131-5.

Nilsson L, Carlsson J, Danielsson A, Fugl-Meyer A, Hellstrom K, Kristensen L, Sjolund B, Sunnerhagen KS, Grimby G. Walking training of patients with hemiparesis at an early stage after stroke: a comparison of walking training on a treadmill with body weight support and walking training on the ground. Clin Rehabil 2001; 15: 515-27.

O'Mahony PG, Thomson RG, Dobson R, Rodgers H, James OF. The prevalence of stroke and associated disability. J Public Health Med 1999; 21: 166-71.

Perennou D. Postural disorders and spatial neglect in stroke patients: a strong association. Restor Neurol Neurosci 2006; 24: 319-34.

Pollock A, Baer G, Campbell P, Choo P, Forster A, Morris J, Pomeroy V, Langhorne P. Physical treatment approaches for the recovery of function and mobility following stroke. Cochrane Database of Systematic Reviews 2014: Art. No.: CD001920.

Rossignol IS, Barbeau H. New approaches to locomotor rehabilitation in spinal cord injury. Ann Neurol 1995; 37: 555-6.

Salbach NM, Mayo NE, Higgins J, Ahmed S, Finch LE, Richards CL. Responsiveness and predictability of gait speed and other disability measures in acute stroke. Arch Phys Med Rehabil 2001; 82: 1204-12.

Smith GV, Silver KH, Goldberg AP, Macko RF. "Task-oriented" exercise improves hamstring strength and spastic reflexes in chronic stroke patients. Stroke 1999; 30: 2112-8.

Thorngren M, Westling B, Norrving B. Outcome after stroke in patients discharged to independent living. Stroke 1990; 21: 236-40.

Tyson SF, Connell L, Busse M, Lennon S. What do acute stroke physiotherapists do to treat postural control and mobility? An exploration of the content of therapy in the UK. Clin Rehabil 2009; 23: 1051-5.

Tyson SF, Connell LA. How to measure balance in clinical practice. A systematic review of the psychometrics and clinical utility of measures of balance activity for neurological conditions. Clin Rehabil 2009; 23: 824-40.

Tyson SF, Hanley M, Chillala J, Selley A, Tallis RC. Balance disability after stroke. Phys Ther 2006; 86: 30-8.

Veerbeek JM, van Wegen E, van Peppen R, van der Wees PJ, Hendriks E, Rietberg M, Kwakkel G. What is the evidence for physical therapy poststroke? A systematic review and meta-analysis. PLoS One 2014; 9: e87987.

Verheyden G, Vereeck L, Truijen S, Troch M, Herregodts I, Lafosse C, Nieuwboer A, WDW. Trunk Performance after Stroke and Relationship with Balance, Gait and Functional Ability. Clinical Rehabilitation 2006; 20: 451-8.

Verheyden GS, Weerdesteyn V, Pickering RM, Kunkel D, Lennon S, Geurts AC, Ashburn A. Interventions for preventing falls in people after stroke. Cochrane Database Syst Rev 2013; 5: CD008728.

Waagfjord J, Levangie PK, Certo CM. Effects of treadmill training on gait in a hemiparetic patient. Phys Ther 1990; 70: 549-58; discussion 558-60.

Wade D. Measurement in Stroke Rehabilitation. Oxford: University Press 1992.

Werner C, Von Frankenberg S, Treig T, Konrad M, Hesse S. Treadmill training with partial body weight support and an electromechanical gait trainer for restoration of gait in subacute stroke patients: a randomized crossover study. Stroke 2002; 33: 2895-901.

8
Die Behandlung der Spastik im rehabilitativen Kontext

THOMAS PLATZ, JÖRG WISSEL

8.1
Einleitung

Eine geschwindigkeitsabhängige oder spontane muskuläre Hypertonie nach einer Schädigung des oberen motorischen Neurons (hier als Spastik bezeichnet) ist ein häufiges Problem bei Patienten mit neurologischen Erkrankungen, die das zentrale Nervensystem (ZNS) betreffen wie z. B. Schlaganfall, multiple Sklerose (MS), Schädel-Hirn-Trauma (SHT), Hirntumore oder Rückenmarkserkrankungen.

Für Schlaganfallpatienten wird früh nach einem Schlaganfall (nach 1–4 Wochen) bei 4–27 % der Betroffenen eine Spastik beschrieben, in der postakuten Phase (1–3 Monate nach dem Schlaganfall) bei 19–26,7 % und in der chronischen Phase (mehr als 3 Monate nach einem Schlaganfall) bei 17–42,6 % (Wissel et al. 2013).

Die Spastik in ihren Erscheinungsformen und Ursachen zu erkennen, ist eine wichtige Voraussetzung für ein adäquates klinisches und neurorehabilitatives Management (Bakheit 2012).

Bei dieser muskulären Hypertonie ist zwischen einer *neurogenen* und einer *nicht neurogenen* Komponente zu unterscheiden. Die neurogenen Anteile resultieren unter anderem aus einer erhöhten Erregbarkeit von Alpha-Motoneuronen aufgrund fehlregulierter spinaler Reflexkreise, die innerhalb der ersten Monate nach einer ZNS-Schädigung oftmals noch zunehmen können. Nach einer Schädigung des zentralen Nervensystems ändern sich im Laufe von Tagen bis Wochen sekundär aber auch die mechanischen Eigenschaften und Strukturen schwerer gelähmter Muskeln (z. B. entstehen Weichteilkontrakturen, und die Viskosität des Muskels nimmt zu), so dass die nichtneurogene Komponente der muskulären Hypertonie ebenfalls funktionell relevant werden kann. In der Kombination der benannten Spastikkomponenten im Rahmen des sogenannten Pyramidenbahnsyndroms (Upper Motor Neuron Syndrom) zeigen sich als Auswirkungen auf die aktive Bewegungsausführung (z. B. Gehen, Hantieren) häufig eine Verlangsamung von Bewegungsausführung mit einer Zunahme von pathologischen Synergien im Sinne der spastischen Bewegungsstörung (spastic movement disorder; Dietz und Sinkjaer 2007) und das Auftreten von typischen Haltungsmustern der Extremitäten (Hefter et al. 2012).

Eine starke Spastik geht daher meist mit einer relevanten funktionellen Behinderungen einher. Wir unterscheiden Behinderungen der *aktiven Funktionen durch Spastik*, die zu Einschränkungen der Kapazität der Willkürmotorik führen, von Störungen der *passiven Funktionen*, bei denen die Spastik die Integrierbarkeit der gelähmten Gliedmaße in den Alltag erschwert. Es gibt aber auch Situationen, in denen Spastik die Betroffenen bei bestimmten Aktivitäten im Alltag unterstützt. So kann eine gewisse muskuläre Hypertonie des Rumpfes und der Hüft- und Kniestrecker zu einer Stabilisierung im Stand mit beitragen.

Verschiedene z. T. kurzfristig beeinflussbare Faktoren können Spastik verstärken wie zum Beispiel lokale Schmerzen durch enge/unbequeme Kleidung, Gelenkbeschwerden, Harnwegsinfekte, Konstipation, Hautirritationen oder Dekubitalulcera. Vor einer symptomatischen Behandlung der Spastik sollten immer erst Spastik-provozierende Ursachen ausgeschlossen und, wenn vorhanden, beseitigt werden.

Die Behandlung der Spastik ist eine Aufgabe für das Rehabilitationsteam und sollte immer auch den Patienten und die Angehörigen mit einbeziehen. Spastik-auslösende Faktoren sind dabei ebenso zu berücksichtigen wie Dehnungs- und Lagerungstechniken, übungstherapeutische Ansätze, orale Medikation, lokale medikamentöse antispastische Behandlung (Botulinum-Neurotoxin A; BoNT A), intrathekale Baclofen-Therapie (ITB) sowie gegebenenfalls auch orthopädisch-chirurgische Operationen.

In diesem Kapitel sollen die genannten Aspekte im Überblick dargestellt werden. Als Referenz dienen die S1-Leitlinie der Deutschen Gesellschaft für Neurologie (DGN) zur Therapie des spastischen Syndroms (Liepert et al. 2012) und die Konsultationsfassung der S2e-Leitlinie der Deutschen Gesellschaft für Neurorehabilitation (DGNR) über die Behandlung der Spastik nach Schlaganfall (Winter und Wissel 2013).

8.2
Diagnostik und Assessment

Primär erforderlich bei der Vielzahl möglicher Schädigungen des zentralen Nervensystems ist es, die Ursache der Spastik, also die Läsionen des ZNS festzustellen. Hierzu dienen neben der Anamnese und der klinisch neurologischen Untersuchung die entsprechenden neurophysiologischen, bildgebenden (CT, MRT) und Laboruntersuchungen. Im Mittelpunkt dieses Kapitels stehen die Möglichkeiten der Behandlung der Spastik, entsprechend sei bezüglich der ursächlichen Diagnostik die Literatur der neurologischen Differenzialdiagnostik verwiesen. Für die Entstehung von Spastik neben einer Parese scheinen vor allem Läsionen der subkortikalen motorischen Kern- und Leitungsgebiete, des Hirnstammes sowie die Pyramiden- und para-pyramidalen efferenten Bahnsysteme verantwortlich zu sein.

Für die klinische Betrachtung ist die Verteilung einer Spastik über den Körper relevant. Wir unterscheiden zwischen einer fokalen, multifokalen, segmentalen generalisierten Spastik oder einer Hemispastik (Wissel et al. 2009). Die fokale Spastik betrifft ein oder zwei benachbarte Bewegungssegmente (zum Beispiel spastische Faust und spastischen Handgelenksbeugung), eine segmentale Spastik betrifft eine Extremität über mehrere Segmente (zum Beispiel spastische Faust, spastische Handgelenksbeugung und spastischen Ellenbogenbeugung), die Paraspastik bezeichnet die Spastik beider Beine, die Hemispastik die Spastik auf einer Körperseite, während die Tetraspastik unter Einschluss des Rumpfes eine generalisierte Form der Spastik darstellt.

Von der Spastik als muskuläre Hypertonie abzugrenzen sind andere klinische Erscheinungen bei der Schädigung des oberen motorischen Neurons. Für die aktive Funktion limitierend sind primär Lähmungen, also das Unvermögen der selektiven Bewegung und des Kraftaufbaus, sowie lähmungsbedingte Minderungen der Fein- und Zielmotorik, aber nicht (primär) die neurogene Komponente der Spastik im Sinne der muskulären Hypertonie oder die Steigerung der Muskeleigenreflexe bzw. das Vorliegen von Pyramidenbahnzeichen wie des Babinski-Zeichens.

Bei Spastik im Sinne der geschwindigkeitsabhängigen Tonuserhöhung entsteht ein fühlbarer Widerstand gegenüber passiven Bewegungen eines betroffenen Bewegungssegmentes. Diesen Widerstand gegenüber passiver Bewegung kann man klinisch einschätzen bzw. beurteilen oder messen (Platz et al. 2005). Eine häufig eingesetzte Beurteilungsmethode ist die sogenannte „Ashworth-Skala" (Ashworth 1964). Ein Gliedmaßenabschnitt wird dabei passiv bewegt und der gefühlte Widerstand wird bewertet. Die niedrigste Bewertung ist 0 (kein erhöhter Muskeltonus), die maximale Bewertung 4, wenn die Gliedmaße in diesem Gelenk entweder in Beugung oder Streckung spastisch fixiert ist und nicht oder kaum mehr bewegt werden kann.

Basierend auf der Ashworth-Skala wurde eine sogenannte „Summen-Skala" entwickelt, die über verschiedene Arm- und Beinbewegungen hinweg den Widerstand gegenüber passiver Bewegung misst und damit die Spastik im Arm, im Bein, eine Para-, Hemi- oder Tetraspastik dokumentieren kann. Dieser Test wird REPAS genannt (REsistance to PASsive movement Scale = REPAS; übersetzt: Widerstand gegenüber passiver Bewegungsskala; Platz et al. 2008).

Die *Disability Assessment Scale (DAS;* Brashear et al. 2002) ist ein Maß für die Behinderung passiver Funktionen bei Patienten mit Spastik im Arm, z. B. nach einem Schlaganfall. In den vier Bereichen Hygiene, Anziehen, Schmerz und Gliedmaßenposition wird auf einer vierstufigen Skala beurteilt, wie stark die Integration des gelähmten Armes im Alltag bei passiver Funktion durch die Spastik behindert ist.

Eine ähnliche Skala ist die *Carer Burden Scale (CBS)* (Bahkta et al. 2000), bei der die pflegende Person die Beeinträchtigung der Pflegbarkeit durch die gestörte passive Armfunktion bei Spastik nach Schlaganfall beurteilt.

Zur Beurteilung von Therapieeffekten im Sinne von erreichten Zielen (goals) durch eine Behandlung von Spastik eignet sich unter anderem die „*Goal Attainment Scale (GAS)*" (Turner-Stokes 2009). Sie ist nicht ein Maß, das die Beurteilung der Spastik erlaubt, sondern bewertet, wie gut ein Behandlungsziel, das sich ein Patient in Abstimmung mit seinem Behandler vorgenommen hat, erreicht wurde. Verglichen mit dem aktuellen Zustand wird dabei beurteilt, ob das gesteckte Ziel erreicht wurde (Wert 0), ob gegebenenfalls etwas mehr (+1) oder viel mehr (+2) erreicht wurde bzw. ob das Ziel nur teilweise erreicht (–0.5) oder aber keine Veränderung erreicht wurde (–1) oder sogar in dem gewünschten Bereich eine Verschlechterung eingetreten ist (–2). Durch den Einsatz der GAS können sehr individuell Behandlungsziele festgelegt werden und im Verlauf der Behandlung bezüglich ihres Erreichens beurteilt und quantifizierend dokumentiert werden. Gerade für eine individualisierte Behandlungssituation wie bei der Behandlung von Spastik ist dies von besonderem Wert.

8.3
Therapieziele

Es ist wichtig zu bedenken, dass die Spastik zwar in der Regel bei stärkeren Lähmungen in stärkerem Maße vorliegt, dass aber allein die effektive Behandlung der Spastik nicht die lähmungsbedingten Beeinträchtigungen selbst beseitigen kann.

Daher wird sich die Behandlung bei Lähmungen in erster Linie auf die Wiederherstellung der aktiven motorischen Funktionen konzentrieren und nicht primär auf die Behandlung der Spastik. Diese Behandlungsstrategien sind in den Kapiteln „Neurorehabilitation von Stand und Gang" und „Neurorehabilitation der Armfunktion" ausführlich dargestellt. Dennoch gibt es viele Situationen, in denen die Spastik spezifisch behandelt werden sollte, um zum Beispiel aktives Trainieren von Arm- und Beinfunktionen zu ermöglichen oder durch eine lokale Behandlung von spastischen Agonisten den schwachen Antagonisten eine aktive Gelenkbewegung zu erlauben.

In den ersten Monaten nach einer ZNS-Schädigung entwickelt sich die Spastik meist langsam. Durch eine Ungleichverteilung der Spastikkomponenten (z. B. am Arm beugerbetont) kann die gelähmte Gliedmaße in ihrer Ruheposition verändert und das normale Bewegungsausmaß von Gelenken eingeschränkt werden, woraus sich bei gleichzeitig bestehender schwerer Lähmung sekundär Kontrakturen entwickeln können (Hefter et al. 2013). Hier ist es erforderlich, unter anderem durch entsprechende regelmäßige Dehnung und Lagerung betroffenen Extremität mit Spastik dieser entgegenzuwirken und so sekundären Komplikationen mit geminderter passiver Beweglichkeit zu verhindern. Auch kann ein neuropathisches Schmerz-syndrom durch passive Motilitätseinschränkungen, die sich im Rahmen von Lähmung und Spastik entwickeln, im Alltag verstärkt sein. Entsprechend kann es bedeutsam sein, die Spastik zu behandeln, um auch Schmerzen in den gelähmten Gliedmaßen zu reduzieren (Wissel et al. 2000; Wissel et al. 2016).

Eine große Bedeutung der Behandlung der Spastik hat die positive Beeinflussung sogenannter passiver Funktionen. So kann der schwer gelähmte schwer spastische Arm oftmals im Alltag nicht mehr gut integriert werden. Das Waschen etwa unter den Achseln, das Einführen des Armes in einen Ärmel, das Schneiden von Fingernägeln oder die Hygiene der Hohlhand werden schwierig. Um diese passiven Funktionen zu fördern und zu ermöglichen, ist oftmals eine gezielte antispastische Behandlung der fokalen Spastik, die die Behinderung der passiven Funktionen verursacht, erforderlich (Kaňovský et al. 2011).

Aber auch in der Aktivität kann die spastische muskuläre Hypertonie bzw. eine spastisch-dystone Bewegungsstörung die aktive Funktion beeinträchtigen. So kann es sein, dass eine Fingerflexorenspastik die Fingerextensorenaktivität geschwächter Muskeln zusätzlich beeinträchtigt. Eine gezielte lokale Behandlung der Fingerflexorenspastik mit BotulinumtoxinA kann dann die aktive Handöffnung und damit auch das Greifen unterstützen. Auch beim Gehen kann eine spastisch-dystone Bewegungsstörung die aktive Funktion beeinträchtigen. Ein typisches Beispiel ist die „dynamische Equinovarus-Deformität", hier zieht der Fuß beim Gehen in Plantarflexion und Supination, was das Gehen deutlich behindern kann. Durch eine gezielte lokale Behandlung der Plantarflexoren und Supinatoren/

Invertoren mit BotulinumtoxinA ist dann eine positive Beeinflussung der aktiven Funktion mit gemindertem Einsatz von Hilfsmitteln möglich (Pittock et al. 2003).

Eine schwere Para- bzw. Tetraspastik, die zum Teil einschießend ist und sowohl mit Schmerzen als auch Positions- und Mobilitätsgefährdungen oder sogar Behinderung der Atmung einhergehen kann, stellt bei Querschnittgelähmten oftmals eine relevante Behinderung dar. Hier ist die Behandlung der Spastik essenziell, um die Alltagssituation mit Mobilität und Sicherheit, auch eines Rollstuhlfahrers, oder eine ausreichende Reduktion von einschießenden Spasmen und Bewegungsautomatismen im Liegen und Sitzen zu erreichen (Azouvi et al. 1996).

8.4
Behandlungsoptionen

Die Behandlung der Spastik richtet sich in den meisten Fällen unabhängig von der Ätiologie des Syndroms im Wesentlichen nach der Schwere und Verteilung der Spastik über den Körper (Topik). Die Behandlungsoptionen und diesbezüglichen Empfehlungen sind den eingangs genannten Leitlinien entnommen (Liepert et al. 2012; Winter und Wissel 2013).

Physiotherapie

Unter motorischen Übungsbehandlungen verbessert sich die motorische Funktion. Der Einfluss von Physiotherapie auf Spastik nach Schlaganfall ist in Studien methodisch nicht ausreichend untersucht. Wenn während der aktiven motorischen Übungsbehandlung spastisch erhöhter Muskeltonus beobachtet wird, tritt keine Zunahme

der Spastik ein, wenn die Muskulatur passiv gestreckt wird. Die Übungsbehandlung wird daher insbesondere zur Verbesserung der motorischen Funktionen empfohlen. Gleichzeitig ist darauf zu achten, dass eine spastische Muskeltonuserhöhung vermieden wird. Dazu kann die lang andauernde passive Muskelstreckung von zur Spastik tendierenden Muskeln (z. B. Ellbogen- und Handgelenkflexoren der oberen und Plantarflektoren und Invertoren der unteren Extremität) empfohlen werden.

Auch das Training von Kraft und Ausdauer führt zu einer Minderung von Paresen und zur Verbesserung von motorischen Funktionen. Eine Zunahme des spastischen Muskeltonus ist dabei in der Regel nicht zu befürchten (Pak und Patten 2008).

Gerätegestützte Therapie

Die gerätegestützte aktive oder passive repetitive Armbeugung und -streckung mindert spastisch erhöhten Muskeltonus bei gleichzeitiger Verbesserung motorischer Funktionen. Zusätzliche Elektrostimulation verstärkt den Effekt. Auch die Roboter-unterstützte Therapie von durch den Patienten selbst initiierten Fingerbewegungen mindert Spastik und verbessert motorische Funktionen in Finger- und Handmuskeln. Die positiven Therapieeffekte sind mit höherer Trainingsintensität ausgeprägter.

Die gerätegestützte Lokomotionstherapie auf dem Laufband mit partieller Gewichtsentlastung oder mit einem elektromechanischen Lokomotionstrainer (Endeffektor- oder Exoskelettprinzip) führt zu einer Verbesserung der Gangfunktion, ohne dass dadurch in der Regel Spastik zunimmt.

Orthesen

Eine prophylaktische Wirkung von früher Schienenbehandlung auf das Auftreten von spastisch erhöhtem Muskeltonus ist nicht belegt. Einige Studien geben jedoch Hinweise darauf, dass eine Schienenbehandlung alleine oder in Kombination mit anderen Verfahren (zum Beispiel der lokalen Injektion von BotulinumtoxinA) bereits spastisch erhöhten Muskeltonus und Fehlhaltungen/Kontrakturen bessern kann.

Orale Medikation

Die am häufigsten eingesetzten, oral verfügbaren und in Deutschland zugelassenen antispastischen Medikamente sind Baclofen (Gamma-Amino-Buttersäure[GABA]-B-Agonist) und Tizanidin (zentraler Alpha-2-Agonist), des Weiteren Benzodiazepine (GABA-A-Agonisten, Dantrolen (Muskelrelaxation durch Hemmung der Ca-Ionen-Freisetzung im Muskel), Tolperison (zentral wirksam durch Blockade des Natrium-Einstroms an Neuronen) (Taricco et al. 2006; Olvey et al. 2010) und ein aus zwei Cannabis-Derivaten (Tetrahydrocannabinol und Cannabidiol) bestehendes oromukosales Spray (Sativex®; nur für MS-assoziierte Spastik zugelassen) (Wade et al. 2010).

Zentral wirksame Antispastika sollen eine Abnahme der Erregbarkeit von spinalen Interneuronen und damit konsekutiv von Motoneuronen bewirken. Dadurch reduzieren sie einerseits Spastik, können andererseits aber auch die Muskelkraft im Sinne der Willküraktivität reduzieren. Auch für das peripher wirkende Dantrolen trifft die parallele Beeinflussung von Spastik und Muskelkraft zu.

Ferner haben orale Antispastika neben der kraftmindernden Eigenschaft auch weitere mögliche dosisabhängige Nebenwirkungen im Sinne einer Sedation, einer negativen Beeinflussung von Kognition und Bewusstsein, aber auch mögliche negative Auswirkungen auf autonome Funktionen wie die Akkommodation, die Speichelbildung (Mundtrockenheit), die Atem- und Kreislauffunktion. Diese und andere präparatespezifische Nebenwirkungen sind den Fachinformationen zu entnehmen.

Generell empfiehlt sich eine einschleichende Dosierung der antispastischen Medikation unter klinischer Beurteilung von Wirkung und ggf. Nebenwirkungen. Bei der medikamentösen Behandlung einer schweren Para- und Tetraspastik sind nicht selten auch Kombinationen von Medikamenten erforderlich, wenn eine Monotherapie zur Erreichung des Behandlungszieles nicht ausreicht. Bei einer fokalen und segmentalen Spastik ist die orale Medikation oftmals keine optimale Behandlungsmethode, hier ist die fokale und damit gezielte Behandlung der spastischen Muskeln mit BotulinumtoxinA häufig die überlegene Therapieoption (vgl. u. a. Simpson et al. 2009).

Botulinumneurotoxin A (BoNT A)

Für betroffene Erwachsene sind in Deutschland die drei BoNT A-Präparate AbobotulinumtoxinA (Dysport®), OnabotulinumtoxinA (Botox®) und IncobotulinumtoxinA (Xeomin®) zur Behandlung der Armspastik nach Schlaganfall zugelassen. AbobotulinumtoxinA/Dysport® hat seit Ende 2015 auch die Zulassung zur Behandlung der Armspastik unabhängig von der Ätiologie, OnabotulinumtoxinA/Botox® seit Mai 2014 auch die Zulassung zur Behandlung der fokale Spastizität des Fußgelenkes bei erwachsenen Schlaganfallpatienten. Die o. g. Leitlinien der DGN und DGNR skizzieren einen breiteren klinischen Einsatz. Der nachfolgende Text ist der DGN-Leitlinie entnommen, mit Ergänzungen gemäß aktueller Evidenz.

Behandlung der spastischen Tonus- und Funktionsstörung der oberen Extremität mittels BoNT A

Zahlreiche kontrollierte Studien zeigen eine Reduktion eines spastischen Muskeltonus und eine Verbesserung der passiven Beweglichkeit von betroffenen Gelenken durch einmalige und wiederholte intramuskuläre Injektionen von BoNT A (AbobotulinumtoxinA/Dysport®, OnabotulinumtoxinA/Botox®, IncobotulinumtoxinA/Xeomin®) in Muskeln der oberen Extremität mit spastisch erhöhtem Muskeltonus im chronischen Stadium nach Schlaganfall (Kaňovský et al. 2011; Foley et al. 2013; Dressler et al. 2015) und bei anderen Ätiologien (Gracies et al. 2015). Bei einem Teil der Patienten kann durch BoNT-A-Applikation eine Verbesserung aktiver Funktionen erreicht werden. Um dieses zu erreichen, ist eine Kombination mit einem aktiven Funktionstraining sinnvoll. Auch redressierende Behandlungen sowie funktionelle Elektrostimulationen können den Effekt der BoNT-A-Gaben verstärken. Zur Behandlung fokaler Spastizität ist BoNT A einer oralen antispastischen Medikation sowohl hinsichtlich Wirksamkeit als auch Nebenwirkungen überlegen (Simpson et al. 2009). Für die Behandlung der Unterarmmuskeln (Handgelenks- und Fingerbeuger) wird entweder eine Lokalisierungsunterstützung mittels Elektrostimulation oder Ultraschall empfohlen, da apparativ-injektionskontrollierte Behandlungen der alleinigen Palpation bezüglich der erreichten Wirkung der BoNT-A-Behandlung überlegen sind (Picelli et al. 2014).

Behandlung des spastischen Spitzfußes mittels BoNT A

Für AbobotulinumtoxinA und OnabotulinumtoxinA konnte jeweils mit einer kontrollierten Studie eine effektive Reduktion eines spastischen Muskeltonus im oberen Sprunggelenk durch intramuskuläre Injektionen von BoNT A in die Wadenmuskulatur im chronischen Stadium mit spastisch erhöhtem Muskeltonus nach Schlaganfall gezeigt werden (Kaji et al. 2010; Pittock et al. 2003), für OnabotulinumtoxinA auch innerhalb der ersten drei Monaten nach einer Hirnschädigung (Fietzek et al. 2014). Dabei konnten keine signifikanten Verbesserungen von Gangparametern, wohl aber ein verminderter Einsatz von Hilfsmitteln und eine Verbesserung der klinischen Gesamtbewertung („Clinical Global Impression Scale") gezeigt werden.

Behandlung der Hüft- und Kniespastik mittels BoNT A

Alle BotulinumtoxinA-Produkte konnten eine Reduzierung des Muskeltonus in den Hüft- und Oberschenkelmuskeln bei spastischer Bewegungsstörung im Hüft- und Kniegelenk im chronischen Stadium der Spastizität unterschiedlicher Ätiologie (Schlaganfall, Schädel-Hirn-Trauma, Multiple Sklerose und andere) erreichen und werden daher zur lokalen Behandlung empfohlen (u. a. Hyman et al. 2000).

Behandlung von spastikbegleitenden Schmerzen mittels BoNT A

Eine Minderung von durch Bewegung induzierten spastikassoziierten Schmerzen in spastischen Bewegungssegmenten nach Injektionen von OnabotulinumtoxinA an oberer und unterer Extremität im akuten und chronischen Stadium mit Spastizität wurde an einem Kollektiv und in einer großen placebokontrollierten Studie dargestellt und kann als Behandlungsoption empfohlen werden (Wissel et al. 2000; Wissel et al. 2016).

Eine sich gegen Schmerzen oder schmerzhafte Spasmen bei MS richtende Behandlung ist oftmals angezeigt. Je nach „Topik" können orale Medikation, u. a. auch mit einem oromukosalen Spray (Sativex®; nur für MS-assoziierte Spastik zugelassen) bzw. bei fokaler und segmentaler Spastik auch eine Therapie mit BotulinumtoxinA angezeigt sein.

Die Autoren des Kapitels gehen weiter davon aus, dass bei den Betroffenen oftmals auch zusätzliche neuropathische Schmerzen vorliegen. Ob ein neuropathisches Schmerzsyndrom vorliegt, sollte daher spezifisch klinisch evaluiert werden und falls ja, eine zusätzliche antineuropathisch-analgetische Medikation (u. a. mit den strukturverwandten GABA-Analoga Gabapentin oder Pregabalin) erwogen werden.

Intrathekale Baclofen-Therapie (ITB)

Bei multisegmentaler oder generalisierter Spastik zerebraler Ursache sowie Para- oder Tetraspastik nach Rückenmarkschädigung mit schwerer Ausprägung, insbesondere auch mit einschießenden Spasmen, ist mit einer oralen antispastischen Medikation zum Teil kein zufriedenstellender Behandlungserfolg bei vertretbaren Nebenwirkungen zu erreichen. In solchen Fällen stellt die intrathekale Baclofen-Behandlung mittels einer implantierten Pumpe eine Alternative dar (Parke et al. 1989).

Bei Patienten mit einer möglichen Indikation für eine intrathekale Behandlung erfolgt vor Implantation der Pumpe zunächst eine Testung der Wirksamkeit. Über eine Lumbalpunktion erfolgt die intrathekale Gabe eines Bolus über die liegende Nadel (beginnend mit 50 µg Baclofen, bei Wiederholungen – nicht am selben Tag – bis maximal 100 µg) oder kontinuierlich über eine externe Pumpe über einen Katheder. Nach der intrathekalen Applikation, die eine engmaschige Kontrolle der Vitalparameter in den folgenden Stunden erfordert, werden standardisierte Spastikmessungen in den Beinen (Kniegelenk) und Armen (Ellbogengelenk) im stündlichen Abstand jeweils in gleicher Ausgangsposition (Rückenlage, leicht erhöhtes Kopfteil) durchgeführt, um den therapeutischen Nutzen und z. B. die Dauer der Wirkung eines Bolus festzustellen. Ist durch die Bolusausgabe ein ausreichender therapeutischer Effekt erreicht worden (z. B. Abnahme der Ashworth-Skala um mindestens einen Skalenwert), kann die Indikation für eine Baclofen-Pumpen-Therapie gestellt werden.

Die Baclofen-Pumpe wird subkutan in die Bauchwand implantiert und ein Katheter etwa auf der Höhe LWK 3 / LWK 4 nach intrathekal geführt sowie die Katheterspitze etwa auf dem Niveau Th 10 oder höher platziert. Die initiale tägliche intrathekale Baclofen-Dosis ist üblicherweise das Doppelte der Testbolus-Dosis, die einen positiven klinischen Effekt erbrachte (zum Beispiel bei positivem Testbolus mit 50 µg wäre die initiale Tagesdosis 100 µg pro Tag). Die Dosis kann bei Bedarf dann um täglich 5 – 15 % geändert werden, bis ein klinisch zufriedenstellendes Behandlungsergebnis erreicht ist. Sowohl kontinuierliche Abgaben des Medikamentes als auch erhöhte Abgaben zu spezifischen Zeiten während des Tages sind programmierbar. Die Behandlung erfordert eine regelmäßige Füllung der Pumpe, etwa alle 4 – 12 Wochen und einen Pumpen-/Batterieaustausch nach 5–7 Jahren.

Mögliche Nebenwirkungen der intrathekalen Baclofen-Therapie sind u. a. eine Sedierung, eine Hypotension, das Auftreten von Obstipation, epileptischen Anfällen sowie eine Atemdepression bei Überdosierung. Das abrupte Absetzen der intrathekale Therapie kann mit einer deutlichen Verstärkung der Spastik und Spasmen und in schweren Fällen mit Fieber und Veränderungen des Bewusstseins einhergehen. Empfohlen wird die klinische Erprobung und Einstellung auf eine intrathekale Baclofen-Therapie nur an Zentren mit besonderer Erfahrung mit der Therapie.

Chirurgische Optionen

Verschiedene orthopädisch und plastisch- oder handchirurgisch etablierte Verfahren können bei einer schweren Spastik der unteren und oberen Extremität eingesetzt werden. Diese umschließen Faszio- und Tenotomien, den Sehnen- und Muskeltransfer und die Sehnen- und Muskelverlängerung. Bei der Faszio-, Myo- und Tenotomie werden die Faszien, Muskeln und Sehnen spastischer Muskeln durchtrennt. Die Muskel- und Sehnendurchtrennung wird heute nur noch sehr selten noch empfohlen, wohingegen Fasziotomien gerade wieder zunehmend indiziert werden. Muskel- und Sehnenverlängerung und -verlagerung (z. B. an der oberen Extremität Verlagerung des M. flexor carpi ulnaris auf den M. extensor carpi radialis und damit Verbesserung der Handgelenksextension und Abnahme der Ulnarabduktion) kann durchgeführt werden, um bei spastischen Muskeln die Gelenkspositionen in eine mehr physiologische und funktionellere Position zu bringen. Beim Sehnentransfer können

durch die Übertragung von Sehnen innervierter Muskeln an Positionen hochgradig bzw. komplett gelähmter Muskeln aktive Funktionen (wie die Handgelenk- oder Ellbogenstreckung oder die Fußhebung) unterstützt werden. Nicht destruierende operative Verfahren stellen heute in ausgewählten Fällen eine relevante Behandlungsoption dar. Von besonderer Wichtigkeit ist dabei die funktionelle Betrachtung und die funktionelle Zielsetzung der chirurgischen Intervention. Auch kommen heute, diesem Prinzip folgend, neben der externen Elektrostimulation mittels FES (Funktioneller Elektrostimulation) implantierbare Systeme zur FES bei spastischer Gangstörung mit spastischem Fallfuß zum Einsatz.

8.5
Zusammenfassung

Die Untersuchung und Behandlung der Spastik ist immer im Gesamtzusammenhang der neurologischen bzw. rehabilitativen Therapie zu sehen und sollte im Kontext eines multiprofessionellen rehabilitationserfahrenem Team erfolgen..

Durch ein standardisiertes quantitatives Assessment der Spastik und deren Verteilung über den Körper (Topik) wie zum Beispiel mit der Ashworth-Skala und der REPAS lassen sich das Ausmaß der Spastik (Verteilung und Stärke der Spastik) klinisch messen und Veränderungen im Verlauf oder nach Therapien dokumentieren.

Therapieziele orientieren sich an der Behinderung von aktiven und passiven Funktionen und werden idealerweise im Kontext des Behandlungsteams unter Einschluss des Patienten und ggf. der Angehörigen besprochen, abgestimmt und am Besten mittels einer Zielerreichungsskala (goal attainment scale) im Behandlungsverlauf dokumentiert.

Im Vordergrund der rehabilitativen Betrachtung der Spastik stehen die Alltagsfunktionen, sowohl die aktiven motorischen Funktionen als auch bei schwerer Lähmung die passiven Funktionen und ein begleitender Schmerz oder schmerzhafte Spasmen, d.h. die Integrierbarkeit der spastisch gelähmten Gliedmaßen in den Alltag.

Rehabilitative Behandlung, sei es mit Übungstherapie oder als gerätegestützte Therapie, sollte immer vereinbarten funktionellen Zielen folgen. Diese Behandlungen haben in der Regel das Ziel, die aktiven Funktionen zu fördern oder Störungen der passiven Funktionen zu mildern. Eine positive Beeinflussung von Spastik ist dabei ein zusätzlicher Aspekt, der neben den aktiven Funktionen begleitend zu berücksichtigen ist. Die Behandlungsart richtet sich unabhängig von der Ätiologie im Wesentlichen nach der Verteilung der Spastik über den Körper (Topik) und der Schwere der Ausprägung der Spastik und ggf. begleitender Schmerzen. In bestimmten Situationen limitiert die Spastik eine weitere Verbesserung der aktiven motorischen Funktionen. In diesen Situationen ist die spezifische, meist lokale antispastische Behandlung mittels lokaler dosisabhängiger passagerer Denervierung mittels BotulinumtoxinA zur Förderung aktiver Funktionen indiziert.

In anderen Situationen kommt es bei schweren Lähmungen mit schwerer Spastik und Spasmen zu einer Behinderung passiver Funktionen, die eine spezifische lokal, segmental oder breiter wirkende antispastische Behandlung mit einem intrathekalen oder systemischen Ansatz erfordern kann.

Die Basis der therapeutischen Interventionsmöglichkeiten sind anhaltende Dehnungen der spastischen Muskeln, Lagerungstechniken, Lagerung mit Orthesen, Übungstherapien sowie die gerätegestützte Therapie. Pharmakologisch kommen bei schwerer generalisierter Spastik oder bei Querschnittsyndromen als Begleittherapie orale antispastische Medikamente zum Einsatz, insbesondere bei der multisegmentalen und der generalisierten Spastik. Die BotulinumtoxinA-Therapie ist bei der fokalen und segmentalen Spastik die Behandlung der Wahl. Die intrathekale Baclofen-Therapie sollte bei der schweren multisegmentalen und generalisierten Spastik erwogen werden, die nicht genügend oder nur bei unvertretbaren Nebenwirkungen auf orale Medikation und die Basistherapie mit physikalischen und physiotherapeutischen Maßnahmen anspricht.

Literatur

Ashworth B. Preliminary trial of carisoprodol in multiple sclerosis. Practitioner 1964;192: 540-2.

Azouvi P, Mane M, Thiebaut JB et al. Intrathecal baclofen administration for control of severe spinal spasticity: functional improvement and long-term follow-up. Arch Phys Med Rehabil 1996; 77: 35-9.

Bhakta BB, Cozens JA, Chamberlain MA, Bamford JM. Impact of botulinum toxin type A on disability and carer burden due to arm spasticity after stroke: a randomised double blind placebo controlled trial. J Neurol Neurosurg Psychiatry 2000; 69: 217-21.

Bakheit AM. The pharmacological management of post-stroke muscle spasticity. Drugs Aging 2012; 29: 941-7.

Brashear A, Zafonte R, Corcoran M, Galvez-Jimenez N, Gracies J-M, Forrest Gordon M, Mcafee A, Ruffing K, Thompson B, Williams M, Lee C-H, Turkel C. Inter- and intrarater reliability of the Ashworth Scale and the diability assessment scale in patients with upper-limb poststroke spasticity. Archives of Physical Medicine and Rehabilitation 2002; 83: 1349-54.

Dietz V, Sinkjaer T. Spastic movement disorder: impaired reflex function and altered muscle mechanics. Lancet Neurol 2007; 6: 725-33.

Dressler D, Rychlik R, Kreimendahl F, Schnur N, Lambert-Baumann J. Long-term efficacy and safety of incobotulinumtoxinA and conventional treatment of poststroke arm spasticity: a prospective, non-interventional, open-label, parallel-group study. BMJ Open 2015; 5: e009358.

Fietzek UM, Kossmehl P, Schelosky L, Ebersbach G, Wissel J. Early botulinum toxin treatment for spastic pes equinovarus – a randomized double-blind placebo-controlled study. Eur J Neurol 2014 Aug; 21(8): 1089-95.

Foley N, Pereira S, Salter K, Fernandez MM, Speechley M, Sequeira K, Miller T, Teasell R. Treatment with botulinum toxin improves upper-extremity function post stroke: a systematic review and meta-analysis. Arch Phys Med Rehabil. 2013; 94: 977-89.

Gracies J-M, Brashear A, Jech R, McAllister P et al. Safety and effeicacy of abobotulinumtoxinA for hemiparesis in adults with upper limb spasticity after stroke or traumatic brain injury: a double-blind randomised controlled trial. Lancet Neurol 2015; 14: 992-1001.

Hefter H, Jost WH, Reissig A, Zakine B, Bakheit AM, Wissel J. Classification of posture in poststroke upper limb spasticity: a potential decision tool for botulinum toxin A treatment? Int J Rehabil Res 2012; 35: 227-33.

Hyman N, Barnes M, Bhakta B et al. Botulinum toxin (Dysport) treatment of hip adductor spasticity in multiple sclerosis: a prospective, randomised, double blind, placebo controlled, dose ranging study. J Neurol Neurosurg Psychiatry 2000; 68: 707-12.

Kaji R, Osako Y, Suyama K et al. Botulinum toxin type A in post-stroke lower limb spasticity: a multicenter, double blind, placebo-controlled trial. J Neurol 2010; 257: 1330-37.

Kaňovský P, Slawek J, Denes Z, Platz T, Comes G, Grafe S, Pulte I. Efficacy and safety of treatment with incobotulinum toxin A (botulinum neurotoxin type A free from complexing proteins; NT 201) in post-stroke upper limb spasticity. J Rehabil Med 2011; 43: 486-92.

Liepert J. Therapie des spastischen Syndroms. Aus: Hans-Christoph Diener, Christian Weimar (Hrsg.) Leitlinien für Diagnostik und Therapie in der Neurologie. Herausgegeben von der Kommission „Leitlinien" der Deutschen Gesellschaft für Neurologie. Stuttgart: Thieme Verlag 2012.

Olvey EL, Armstrong EP, Grizzle AJ. Contemporary pharmacologic treatments for spasticity of the upper limb after stroke: a systematic review. Clin Ther. 2010; 32: 2282-303.

Pak S, Patten C. Strengthening to promote functional recovery poststroke: an evidence-based review. Top Stroke Rehabil 2008; 15: 177-99.

Parke B, Penn RD, Savoy SM et al. Functional outcome following delivery of intrathecal baclofen. Arch Phys Med Rehabil 1989; 70: 30-2.

Picelli A, Lobba D, Midiri A, Prandi P, Melotti C, Baldessarelli S, Smania N. Botulinum toxin injection into the forearm muscles for wrist and fingers spastic overactivity in adults with chronic stroke: a randomized controlled trial comparing three injection techniques. Clin Rehabil 2014; 28: 232-42.

Pittock SJ, Moore AP, Hrdiman O et al. A double-blind randomised placebo-controlled evaluation of three doses of botulinum toxin type A in the treatment of spastic equinovarus deformity after stroke. Cerebrovasc Dis 2003; 15: 289-300.

Platz T, Eickhof C, Nuyens G, Vuadens P. Clinical scales for the assessment of spasticity, associated phenomena, and function: a systematic review of the literature. Disability and Rehabilitation 2005; 27: 7-18.

Platz T, Vuadens P, Eickhof C, Arnold P, Van Kaick S, Heise K. REPAS, a summary rating scale for resistance to passive movement: item selection, reliability and validity. Disabil Rehabil 2008; 30: 44-53.

Simpson DM, Gracies JM, Yablon SA et al.; BoNT/TZD Study Team: Botulinum neurotoxin versus tizanidine in upper limb spasticity: a placebo-controlled study. J Neurol Neurosurg Psychiatry 2009; 80: 380-5.

Taricco M, Pagliacci MC, Telaro E et al. Pharmacological interventions for spasticity following spinal cord injury: results of a Cochrane systematic review. Eura Medicophys 2006; 42: 5-15.

Turner-Stokes L. Goal attainment scaling (GAS) in rehabilitation: a practical guide. Clin Rehabil 2009; 23: 362-70.

Wade DT, Collin C, Stott C et al. Meta-analysis of the efficacy and safety of Sativex (nabiximols), on spasticity in people with multiple sclerosis. Mult Scler 2010; 16: 707-14.

Winter T, Wissel J. Behandlung der Spastizität nach Schlaganfall. Konsultationsfassung der DGNR-Leitlinie. Neurologie und Rehabilitation 2013; 19: 285-309.

Wissel J, Müller J, Dressnandt J et al. Management of spasticity associated pain with botulinum toxin A. J Pain Sympt Manag 2000; 20: 44-9.

Wissel J, Ward AB, Erztgaard P et al. European consensus table on the use of botulinum toxin type A in adult spasticity. J Rehabil Med 2009; 41: 13-25.

Wissel J, Manack A, Brainin M. Toward an epidemiology of poststroke spasticity. Neurology 2013; 80(Suppl 2): S13-S19.

Wissel J, Ganapathy V, Ward AB et al. OnabotulinumtoxinA Improves Pain in Patients with Post-Stroke Spasticity: Findings from a Randomized, Double-blind, Placebo-controlled Trial. J Pain Sympt Manag 2016 in press.

9
Neurorehabilitation des Schluckens

GUDRUN BARTOLOME ·

9.1
Einleitung

Die Diagnostik und Therapie von Schluckstörungen spielt mittlerweile eine große Rolle in der Neurorehabilitation. So ist auch die Zahl an wissenschaftlichen Publikationen zum Thema Schluckstörungen innerhalb der letzten 20 Jahre rasant angestiegen. Die evidenzbasierten Leitlinien der Deutschen Gesellschaft für Neurologie (DGN), die alle zwei Jahre aktualisiert werden, enthalten im Kapitel „Neurogene Dysphagien" (Prosiegel et al. 2015; www.dgn.org) Empfehlungen für die Neurorehabilitation von Schluckstörungen. Aufgrund der verbesserten Überlebenschancen durch die medizinischen Fortschritte und wegen der zunehmenden Bevölkerungsalterung ist die Anzahl dysphagischer Patienten stetig gewachsen. In neurologischen Akutstationen, neurorehabilitativen Einrichtungen, in Pflegeheimen und in der ambulanten Versorgung besteht erhöhter Bedarf an professionellem Dysphagiemanagement. Schließlich können Schluckstörungen die Lebensqualität erheblich beeinträchtigen und durch Mangelernährung, Austrocknung oder Aspirationspneumonien zu lebensbedrohlichen Folgekomplikationen führen

9.2
Ätiologie der neurogenen Dysphagie

Die Neurorehabilitation befasst sich mit Schluckstörungen infolge neurologischer Erkrankungen. Die neurogene Dysphagie (ND) kann durch Läsionen auf verschiedenen Ebenen des Nervensystems entstehen (Prosiegel 2014). Dazu gehören:

– Großhirnrinde, vor allem das frontoparietale Operculum und die darunterliegende Inselregion
– Deszendierende Bahnen vom Großhirn zu den schluckrelevanten Hirnnervenkernen
– Schluckzentren des Hirnstamms (Central Pattern Generators for Swallowing – CPGs)
– Schluckrelevante motorische und sensorische Hirnnerven
– Neuromuskuläre Übergangsregion
– Schluckmuskulatur

Am häufigsten tritt die ND beim Schlaganfall auf. In der Akutphase leiden nach klinischen Untersuchungsergebnissen etwa 50 % der Patienten und nach apparativer Differentialdiagnostik etwa 80 % an einer Schluckstörung (Martino et al. 2005).

9.3
Physiologie des Schluckvorgangs

Bei der ND ist primär die sensomotorische Steuerung des Schluckens beeinträchtigt. Für eine professionelle Rehabilitation der Dysphagie sind Kenntnisse der physiologischen Schluckvorgänge und der möglichen Pathomechanismen die Grundvoraussetzung. Der Transport von Nahrung, Getränken oder Speichel vom Mundraum in den Magen erfordert ein hochkoordiniertes Zusammenspiel von etwa 50 Muskelpaaren. Neben motorischen Prozessen garantieren kontinuierliche sensorische Rückmeldungen, wie z. B. über die Bolusgröße und Konsistenz, die Anpassung an die variierenden äußeren Gegebenheiten. Zum besseren Verständnis unterteilt man den Schluckvorgang in vier Schluckphasen:

- Orale Vorbereitungsphase – Dauer unterschiedlich
- Orale Transportphase – Dauer < 1 Sekunde
- Pharyngeale Phase – Dauer 0,5 – 1 Sekunde
- Ösophageale Phase – Dauer 4 – 20 Sekunden (**Abb. 9.1 – 9.4**).

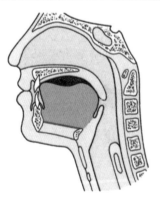

Abb. 9.1 Orale Vorbereitungsphase: Bolus in Zungenschüssel

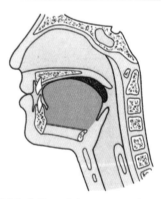

Abb. 9.2 Orale Phase: Bolustransport in den Oropharynx

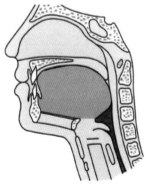

Abb. 9.3 Pharyngeale Phase: Bolus im Hypopharynx

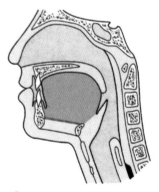

Abb. 9.4 Ösophageale Phase: Bolus im Ösophagus

Abb. 9.1 – 9.4: Die 4 Schluckphasen (©Elsevier GmbH, mit freundlicher Genehmigung, Bartolome, Schröter-Morasch [Hrsg.]: Schluckstörungen, 5. Auflage 2014)

Manche Autoren stellen die sog. **Präorale Phase** voran und beziehen die Wahrnehmung der Speisen und die Nahrungszuführung mit ein. Es ist bislang nicht geklärt, welche Rolle dies für den Schluckablauf spielt. Leopold und Daniels (2010) haben antizipatorische Aktivierungen kortikaler Regionen in der präoralen Phase nachgewiesen.

Die **orale Vorbereitungsphase** ist willentlich steuerbar und dient der Präparation der Schlucksubstanz. Hierzu gehören die Aufnahme des Materials in den Mund, das Zerkauen von fester und halbfester Nahrungskonsistenz, die Vermischung mit Speichel und das Sammeln des schluckfertigen Bolus auf der Zungenschüssel. Breiige Nahrung und Flüssigkeiten werden ebenfalls mit der Zunge zusammengezogen und gehalten. Genussvolles Essen und Trinken verdanken wir vor allem den sensorischen Rückmeldungen der oralen Vorbereitungsphase. Die neuromuskulären Komponenten dieser Schluckphase sind in **Tabelle 9.1** dargestellt.

Tab. 9.1: Neuromuskuläre Komponenten der oralen Vorbereitungsphase (Bartolome, Neumann 2014)

- Lippenadduktion/-protraktion/-retraktion (Kauen)
- Wangentonisierung (einseitig auf Kauseite)
- Unterkieferabduktion/-adduktion/-rotation/ -protraktion/-retraktion (Kauen)
- Zungenlateralisation/-rotation/-protraktion/ -retraktion (Kauen)
- Elevation der Zungenspitze und Vorderzungenränder (Zungenschüsselbildung für Bolussammlung)
- Velumdepression (für Boli, die nicht gekaut werden)

Die **orale Transportphase** ist ebenfalls willentlich steuerbar und dient dem Bolustransport durch den Mundraum in den Rachen. Zu Beginn liegt der „schluckfertige" Bolus auf der Zungen-

schüssel. Mit einer Rollbewegung schiebt nun die Vorderzunge am Gaumendach entlang den Bolus nach hinten Richtung Rachen. Nun beginnt die Velumhebung und genau zum richtigen Zeitpunkt senkt sich die Hinterzunge, damit das Material in den Rachen gleiten kann. Während des oralen Transportes sind Lippen und Kiefer geschlossen und die Wangen beidseitig kontrahiert. **Tabelle 9.2** fasst die neuromuskulären Komponenten der oralen Transportphase zusammen.

Tab. 9.2: Neuromuskuläre Komponenten der oralen Transportphase (Bartolome u. Neumann 2014)

- Leichte Kopfanteflexion
- Lippen-/Unterkieferadduktion (Schluss)
- Elevation Zungenspitze, Vorderzungenränder – Abschluss mit hartem Gaumen, Senkung der Zungenmitte – Zungenschüssel (Startposition des Bolus)
- Sequenzielle Zungenelevation /-depression / -retraktion – Rollbewegung am harten Gaumen entlang nach hinten (oraler Transport)
- Beginn der Velumelevation
- Senkung der Hinterzunge (Rampenbildung für Transport in den Oropharynx)
- Wangentonisierung (beidseitig)

Die **pharyngeale Phase** beginnt mit der Schluckreflexauslösung und unterliegt nicht mehr der willentlichen Steuerung. Durch eine fein abgestimmte reflektorische Bewegungskette wird der Bolus durch den Rachen in die Speiseröhre transportiert. Die Schluckreflexauslösung erfolgt nach Kontakt des Boluskopfes mit Triggerzonen (sensible Areale zur Stimulation der Schluckreflexauslösung) des Oropharynx. Früher galt als kritischer Punkt für die zeitgerechte Schluckreflextriggerung der Schnittpunkt zwischen Mandibula und Zungenbasis (bei Lateralansicht des Kopfes). Da die Schluckreflexauslösezonen inter- und intraindividuell erheblich variieren und von den vorderen Gaumenbögen bis zu den Sinus piriformes reichen, schlägt Rüffer (2012) eine Begriffsdifferenzierung zwischen **später und verspäteter Triggerung** vor:

Der späten Reflexauslösung folgt ein normaler Schluckakt, bei der verspäteten Triggerung kommt es zu pathologischen Symptomen, z. B. Penetration/Aspiration.

Die reflektorische Bewegungskette beginnt mit der Kehlkopfhebung nach vorne. Nahezu zeitgleich kommt es zu einer kräftigen Bewegung der Zungenbasis an die Rachenwand, die ihrerseits kontrahiert. Der Druck der Zungenbasis ist mitverantwortlich für den Weitertransport des Bolus, während die Kontraktionen der Rachenmuskeln, die am Bolusende einsetzen, eher als Reinigungswelle anzusehen sind. Während der pharyngealen Phase stoppt die Atmung, und es kommt zum Kehlkopfverschluss auf drei Ebenen:
- Stimmlippenschluss,
- Verengung des supraglottischen Raumes mit Taschenfaltenschluss,
- Epiglottiskippung.

Die pharyngeale Phase endet mit dem Durchtritt des Bolus durch den oberen Ösophagussphinkter (oÖS). Da über 40 % der Patienten mit ND an oÖS-Öffnungsstörungen leiden (Bartolome, Neumann 1993) sind Kenntnisse über die Mechanismen der Sphinkteröffnung unerlässlich. Die Muskelschlinge des im Ruhezustand geschlossenen oÖS inseriert am Ringknorpel des Kehlkopfgerüsts. Der oÖS öffnet sich immer unmittelbar vor Ankunft des Boluskopfes. Die initiale Öffnung geschieht einerseits durch Muskelrelaxation und andererseits durch Aufdehnung im Zuge der Hyoid-Kehlkopfhebung nach vorne oben (Kendall et al. 2003). Die für jeden Bolus passende Öffnungs-

weite wird dagegen durch Druckmechanismen erzeugt. Diese setzten sich zusammen aus dem Bolusdruck von oben und der Sogwirkung im unteren Rachenraum. Folgende Komponenten sind an diesem sog. **hypopharyngealen Saugpumpenstoß** beteiligt (McConnel et al. 1989):

- *Bolusdruck von oben*
  - Eigengewicht des Bolus
  - Schubkraft der Zunge
  - Pharyngeale Welle
- *Sogwirkung*
  - Zungenbasis-Rachenabschluss
  - Unterdruck durch Raumerweiterung des Hypopharynx im Zuge der Hyoid-Kehlkopfhebung nach vorne

Obwohl die pharyngeale Phase rein reflektorisch erfolgt, können Teilkomponenten durch Methoden der funktionellen Dysphagietherapie trainiert werden. Die folgende **Tabelle 9.3** fasst die Bewegungsmechanismen der pharyngealen Phase zusammen.

Tab. 9.3: Neuromuskuläre Komponenten der pharyngealen Phase (Bartolome u. Neumann 2014)

- Schluckreflexauslösung
- Leichte Kopfanteflexion, Lippen-, Unterkieferadduktion
- Velumelevation (velopharyngealer Verschluss)
- Zungenbasisretraktion (lingual-pharyngealer Verschluss)
- Hyoidelevation (anterior 7,6 bis 18 mm, superior 5,8 mm bis 25 mm)
- Larynxelevation (anterior 3,4 bis 8,2 mm, superior 21,2 bis 33,9 mm)
- Laryngeale Adduktion (Glottisschluss, Verengung supraglottisch mit Taschenfaltenschluss, Epiglottisschluss)
- Pharyngeale Kontraktion nach inferior (pharyngeale Welle)
- Öffnung des oÖS

Die **ösophageale Phase** ist ein reflektorischer Ablauf, der mit dem Eintritt des Bolus in die Speiseröhre beginnt. Der Bolus wird durch wellenförmige Kontraktionen des Speiseröhrentubus (primäre Peristaltik) Richtung unterer Speiseröhrensphinkter (uÖS) transportiert, dessen Ruhedruck sich senkt und dadurch die Boluspassage ermöglicht. Die ösophageale Phase endet mit dem Eintritt des Bolus in den Magen. Falls Boluspartikel in der Speiseröhre hängenbleiben, setzen durch Dehnungsreize bedingt weitere Kontraktionen ein, die als Reinigungswelle dienen (sekundäre Peristaltik). Die ösophageale Phase ist funktionell therapeutischen Verfahren nicht zugänglich.

Auch beim Gesunden existieren zahlreiche **Normvarianten,** die manchmal die Abgrenzung zum pathologischen Schluckmuster erschweren. Unterschiede der Schluckphysiologie ergeben sich in Abhängigkeit von der Nahrungszuführung (z. B. Strohhalmtrinken), von der Schluckinitiierung (z. B. spontanes Schlucken versus Schlucken auf Aufforderung), von den Boluseigenschaften (z. B. Bolusgröße, Konsistenz, Geschmack, Temperatur) und durch altersspezifische neuromuskuläre oder strukturelle Veränderungen des Schluckapparates.

9.4
Pathophysiologie des Schluckens

Häufig macht sich eine Schluckstörung klinisch durch Verschlucken mit Husten oder Ausspucken bemerkbar. Da der Schluckvorgang im Verborgenen abläuft, lassen die klinischen Zeichen keine sicheren Rückschlüsse auf die zugrundeliegende Pathologie zu. Die folgende Darstellung des gestörten Schluckens orientiert sich deshalb an der apparativen Diagnostik. Dabei gilt es zwischen pathologischen Symptomen und deren pathophysiologischer Ursache zu unterscheiden.

Pathologische Symptome beziehen sich auf den Bolusfluss und bestimmen das Ausmaß der Schluckstörung sowie die Therapieindikation. **Pathophysiologische Ursachen** beziehen sich auf die Pathomechanismen und bilden deshalb die Grundlage für die Therapieplanung (Bartolome u. Neumann 2014).

Tabelle 9.4 stellt die pathologischen Symptome dar.

Tab. 9.4: Pathologische Symptome (Bartolome u. Neumann 2014)

- Leaking (Entgleiten)
- Pharyngeales Pooling (Ansammeln)
- Residuen oral, laryngeal und / oder pharyngeal
- Penetration
- Aspiration

Leaking bezeichnet das unkontrollierte Entgleiten des Bolus entweder nach vorne aus dem Mund (anteriores Leaking) oder nach hinten in den Rachen (posteriores Leaking). **Pharyngeales Pooling** bedeutet das Ansammeln von Bolusteilen im Rachen, z. B. in den Valleculae oder Sinus piriformes. Leaking und Pooling geschehen vor der Schluckreflexauslösung, also prädeglutitiv. **Residuen** sind Reste, die nach dem Schlucken im Mund- oder laryngopharyngealen Raum verbleiben, d. h. postdeglutitiv. **Penetration** heißt das Eindringen von Fremdsubstanzen in die Nase (nasale Penetration) oder in den Kehlkopfeingang oberhalb der Stimmlippen (laryngeale Penetration). Die **Aspiration** gilt als bedrohlichste Folge einer Dysphagie und bedeutet das Eindringen von Material in die Luftwege unterhalb der Stimmlippen. Penetration und Aspiration können sich in jeder Schluckphase ereignen, also prä-, intra- und / oder postdeglutitiv.

Tabelle 9.5 fasst die wichtigsten pathophysiologischen Ursachen zusammen.

Tab. 9.5: Pathophysiologische Ursachen (Bartolome u. Neumann 2014)

- Gestörte Oralmotorik (Störungen des Kauens, der Bolussammlung, Boluskontrolle und des oralen Bolustransportes)
- Verspätete / fehlende Schluckreflexauslösung
- Unvollständiger velopharyngealer Abschluss
- Unvollständiger Zungenbasis-Rachenabschluss
- Eingeschränkte Hyoid-Larynxhebung
- Reduzierte Pharynxkontraktion
- Eingeschränkter laryngealer Verschluss (Epiglottiskippung, Taschenfalten-Stimmbandschluss)
- Gestörte oÖS-Öffnung

9.5
Diagnostik der ND

Hierzu gehören die klinische Diagnostik einschließlich Aspirationsschnelltests und die apparativen Zusatzuntersuchungen.

Klinische Diagnostik

Soll möglichst rasch die Gefahr einer Aspiration erkannt werden, bieten sich **Aspirationsschnelltests** an. Diese können auch von geschultem Pflegepersonal durchgeführt werden. In der Literatur sind zahlreiche Tests beschrieben (Übersicht in: Bours et al. 2009, Daniels et al. 2012, O'Horo et al. 2015). Aufgrund ihrer relativ hohen Sensitivität und Spezifität und wegen ihrer einfachen Durchführbarkeit sind folgende Aspirationsschnelltests für die tägliche Praxis zu nennen:
- Der **Gugging Swallowing Screen** (GUSS; Trapl et al. 2007) besteht aus einem Vortest mit Überprüfung des Speichelschluckens, der

Vigilanz, des Hustens und Räusperns sowie aus dem direkten Schlucktest mit Überprüfung verschiedener Nahrungs-Flüssigkeitskonsistenz. Aspirationshinweise und Abbruchkriterien sind für den Vor- und den direkten Schlucktest definiert.
- Beim **90-ml-Wasser-Test** (Suiter und Leder 2008) sollen 90 ml Wasser ohne Unterbrechung getrunken werden. Abbruchkriterien sind Husten / Erstickungsanfall bis zu einer Minute nach Testende oder gurgelnde / feucht-belegte Stimme oder Unfähigkeit, die gesamte Menge zu trinken.
- Der **Schluckprovokationstest** (SPT; Warnecke et al. 2008) ist auch bei liegenden oder / und nicht kooperationsfähigen Patienten anwendbar. Es wird ein dünner Katheter (Ø 4 Charrière) transnasal bis kaudal des Velums vorgeschoben und 0,4 ml bzw. 2 ml Wasser werden durch die Sonde verabreicht. Eine Aspirationsgefährdung liegt vor, wenn innerhalb von 3 s kein Schluckreflex erfolgt.

Nicht jeder Test ist für jeden Patienten geeignet. Absolute Kontraindikationen für Schnelltests sind bereits bekannte Aspirationszeichen, pathologische Lungenbefunde und/oder schwere Bewusstseinsstörungen.

Besteht der Verdacht auf eine Schluckstörung, sollte der Sprachtherapeut eine **ausführliche Klinische Schluckuntersuchung (KSU)** durchführen. Es existieren zahlreiche Untersuchungsprotokolle, bislang liegt allerdings noch kein Goldstandard vor.

Die KSU gliedert sich in (Bartolome, Schröter-Morasch 2014):
- Anamnese einschließlich medizinischer Befunde, Fremd- und Eigenanamnese

– Untersuchung am Schluckvorgang beteiligter Organe einschließlich Ruhebeobachtung, reflektorische Bewegungen, willkürlich intendierte schluckrelevante Bewegungen, Überprüfung der oralen Sensibilität
– Direkte Schluckprüfung mit Beobachtung des Speichelschluckens und Prüfung verschiedener Flüssigkeitskonsistenz und Nahrungstextur, falls möglich

Nach Untersuchungen von McCullough et al. (an 165 Schlaganfallpatienten) erhöhen folgende klinische Symptome das Aspirationsrisiko um mindestens das Dreifache:

- **Anamnese**
  – Pneumonie
  – Schlechte orale Hygiene
  – Drooling (Sabbern)
  – Ernährung via Sonde
- **Untersuchung am Schluckvorgang beteiligter Organe**
  – Schwache Kaumuskulatur bilateral oder unilateral
  – Nasse / gurgelnde Stimme
  – Dysphonie
  – Strukturveränderungen weicher Gaumen (Atrophie)
- **Direkte Schluckversuche** (Schluckkontrollgriff, Stimmprobe vor und nach Schluck)
  – Schluckversuche mit flüssiger oder/und breiiger oder/und fester Konsistenz nicht erfolgreich

Die besten Wahrscheinlichkeitsquotienten erreichten die Wasserschlucke.

Zu erwähnen ist noch eine Studie von Leder et al. (2013) an über 3.900 Patienten mit heterogenen Erkrankungen, die einen Zusammenhang zwischen Aspiration und gestörter Zungenmotorik mit oder ohne Fazialisparese nachweist. Bezüglich des Zusammenhangs zwischen gestörter Oralmotorik und Dysphagie finden

sich in zahlreichen Studien kontroverse Ergebnisse. Auch eine insgesamt schwere bzw. leichte Beeinträchtigung der Oralmotorik muss nicht zwingend auf eine schwere bzw. leichte Dysphagie hinweisen. So konnte nach einer Untersuchung an 42 Schlaganfallpatienten keine Übereinstimmung im Schweregrad der oralmotorischen Störung und dem Aspirationsschweregrad festgestellt werden (Bartolome 2004). Aufgrund der spezifischen Steuerungsmechanismen (Schlucken versus oralmotorische Willkürbewegungen) scheinen sich unterschiedliche Kompensationsstrategien zu generieren.

Da der Schluckvorgang im Verborgenen abläuft, kann die klinische Diagnostik eine Aspiration nie direkt nachweisen. Zudem verlaufen 50 % der Aspirationen still, das heißt ohne äußere klinische Zeichen.

Apparative Diagnostik

Zur Diagnostik der oropharyngealen Dysphagie gelten die videoendoskopische und die videofluoroskopische Schluckuntersuchung als wichtigste Instrumentarien. In Sonderfällen sind ergänzende Methoden erforderlich.

Bei der **videoendoskopischen Schluckuntersuchung (Flexible Endoscopic Evaluation of Swallowing – FEES)** führt man ein flexibles Endoskop am Nasenboden entlang zunächst bis zum hinteren Drittel des unteren Nasengangs. In dieser Position erfolgt die Beurteilung des Gaumensegels. Anschließend schiebt man das Endoskop weiter in den Rachen vor, bis man die Valleculae und den gesamten Kehlkopf übersehen kann **(obere Position)**. In dieser Position erfolgt die Ruhebeobachtung der laryngopharyngealen Strukturen sowie die Beurteilung der Stimmlippenfunktion durch respiratorische und phonatorische Aufgaben, die Ein-

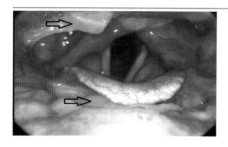

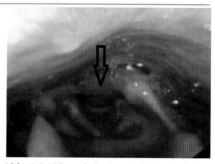

Abb. 9.5: Videoendoskopie – Speisereste in Valleculae und an Rachenwand

Abb. 9.6: Videoendoskopie – Aspiration nach dem
Schluck (postdeglutitiv)

schätzung des Speichelschluckens und
schließlich die Schluckversuche mit
verschiedenen Flüssigkeits- und Nah-
rungskonsistenzen bei unterschiedlichen Bolusvolumina. Es empfiehlt
sich die Testboli mit Lebensmittelfar-
be anzufärben. Während des Schluck-
reflexes kommt es durch Velumhebung
und Rachenkontraktion zum Kontakt
der Optik mit der Schleimhaut und zu
einer Überblendung, dem sog. „White
out". Nach dem Schlucken schiebt
man zur eingehenden Betrachtung des
Kehlkopfeingangs, der Stimmlippen
und der Trachea die Endoskopspitze
bis hinter die Epiglottis **(untere Position)**
(Schröter-Morasch 2014).

Ergänzend kann bei **tracheotomier-
ten Patienten** nach Entfernung der Trachealkanüle das Endoskop durch das
Tracheostoma eingeführt werden. Mit
Blick nach oben auf die Glottisuntersei-
te sind Aspirationen jeder Schluckphase erfassbar. Der Blick nach unten ermöglicht die Beurteilung der Trachea.
Ergänzend kann das Endoskop durch
die liegende Trachealkanüle gescho-
ben und somit Kanülenlage, bronchiale
Speichelansammlungen und die Bron-
chialschleimhaut inspiziert werden.

Eine Sonderform der endosko-
pischen Schluckuntersuchung bie-
tet die **Flexible Endoscopic Evaluation of
Swallowing with Sensory Testing (FEEST).**

Mit einem speziellen Endoskop mit
integriertem Kanal lässt sich ein Luft-
strom zur Überprüfung der laryngealen Sensibilität abgeben (Aviv et al.
1998)**(Abb. 9.5, Abb. 9.6).**

Bei der **videofluoroskopischen Schluckuntersuchung (Videofluoroscopic Swallowing Study – VFSS)** handelt es sich um ein
Durchleuchtungsverfahren, bei dem
der gesamte Schluckablauf dynamisch
aufgezeichnet wird. Die zeitliche Auflö-
sung beträgt 25–30 Bilder/s. Während
früher das Bildsignal auf Videokassetten
aufgenommen oder als digitales Signal
gespeichert wurde, sind heute zunehmend moderne Durchleuchtungs- bzw.
Multifunktionsgeräte mit Flachdetektor
im Einsatz. Diese ermöglichen gepulste
und damit dosissparende Aufnahmen
mit bis zu 30 Bildern/s. Da es sich nicht
mehr um eine Videoaufzeichnung handelt, ist die Bezeichnung **DFFS (digital
fluoroscopic swallowing study)** treffender
(Holzapfel 2014). Mit der **Röntgenki-
nematographie,** einer Aufzeichnungs-
methode mittels Arriflex 35-mm Ki-
nokamera, sind sogar Frequenzen von
50–200 Bildern/s möglich. Aufgrund
der sehr hohen apparativen Kosten und
der höheren Strahlenbelastung ist dieses Verfahren bezüglich der Schluck-
diagnostik meist wissenschaftlichen
Fragestellungen vorbehalten (Wuttge-
Hannig u. Hannig 2010).

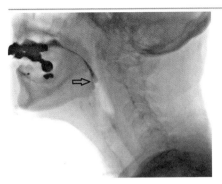
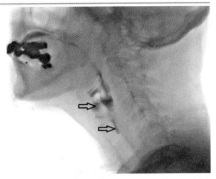

Abb. 9.7: Videofluoroskopie – Leaking

Abb. 9.8: Videofluoroskopie – Penetration und Aspiration vor dem Schluck (prädeglutitiv)

Es wird Kontrastmittel verschiedener Konsistenz und Bolusvolumina verabreicht. Bei Überprüfung semisolider und solider Konsistenz empfiehlt es sich, das Kontrastmittel mir realer Nahrung zu vermischen. Primär erfolgt die Durchführung der Testschlucke im seitlichen Strahlengang (latero-laterale oder l-l Projektion). Zur Beurteilung von Seitenasymmetrien oder pharyngealer Pouches ist eine Aufnahme im posteroanteriorem Strahlengang (p-a Projektion) erforderlich (**Abb. 9.7, Abb. 9.8, Tab. 9.6**).

Tab. 9.6: Vergleich Videoendoskopie und Videofluoroskopie: FEES und VFSS bzw. DFFS

	FEES	**VFSS/DFFS**
Verfahren	Dynamisch bildhaftes Aufzeichnungsverfahren	Dynamisch bildhaftes Aufzeichnungsverfahren
Testschlucke	Speichelschlucke, beliebige Flüssigkeits- und Nahrungskonsistenz	Speichelschlucke nicht beurteilbar, mögliche Veränderungen der Konsistenz, des Geschmacks durch Kontrastmittel
Pathologische Symptome	Leaking, Pooling, Residuen Penetration/Aspiration prä-, postdeglutitiv, intradeglutitiv wegen Überblendung nicht möglich	Leaking, Pooling, Residuen Penetration/Aspiration prä-, intra-, postdeglutitiv
Pathomechanismen	Indirekte Beurteilung des laryngopharyngealen Raumes vor und nach dem Schluck, Überblendung beim Schluck	Direkte Beurteilung des gesamten Schluckvorgangs: oral, pharyngeal, ösophageal
Kooperation/Mobilität des Patienten	Nicht erforderlich	Erforderlich
Beeinträchtigung des Schluckvorgangs	Evtl. durch Endoskop	Keine Beeinträchtigung
Mögliche Risiken	Schleimhautverletzungen, Nasenbluten, erhöhte Sekretproduktion, Erbrechen, vagaler Reflex mit Synkope, Laryngospasmus	Folgen der Strahlenbelastung, allergische Reaktionen auf Kontrastmittel

Mögliche Risiken der FEES sind selbstverständlich zu bedenken, treten jedoch nach bisheriger Erfahrung sehr selten auf. Sogar bei intensiverem Reiz durch Endoskopie mit Sensibilitätstest zeigten sich nach einer Studie an über 250 Patienten mit insgesamt 500 Untersuchungen keine nennenswerten Komplikationen (Aviv et al. 2000). Über eventuelle Spätfolgen der ionisierenden Strahlung bei der Videofluoroskopie/digitalen Fluoroskopie existieren bislang keine Daten. Insgesamt ist die Strahlenbelastung mit einer effektiven Dosis von im Mittel 0,2 mSv eher als niedrig anzusehen (Holzapfel 2014).

Zu den **ergänzenden Untersuchungsmethoden** der oropharyngealen Dysphagie zählen die Bronchoskopie und die pharyngeale Manometrie. Bei der flexiblen **Bronchoskopie** wird ebenfalls ein Endoskop über Mund oder Nase eingeführt und dieses nach Einbringen eines Lokalanästhetikums durch die Glottis in die Trachea und das Bronchialsystem eingeführt. So können die Strukturen der Trachea beurteilt und aspiriertes Material im Bronchialsystem oder entzündliche Reaktionen direkt erfasst werden. Über den Absaugkanal ist das Entfernen des Aspirats oder Sekrets möglich (Gallenberger u. Schröter-Morasch 1999). Die **pharyngeale Manometrie** dient der Druckmessung im Pharynx und im oberen Ösophagussphinkter. Sie wird vor allem zur differentialdiagnostischen Abklärung bei Öffnungsstörungen des oberen Ösophagussphinkters angewendet.

9.6
Medizinische Sofortmaßnahmen

Je nach Schweregrad der Schluckstörung sind zunächst Sofortmaßnah-

men zur Sicherstellung der Ernährung oder/und zum Schutz der Luftwege notwendig. Sind die Patienten durch die Schluckstörung von Mangelernährung/Exsikkose oder pulmonalen Problemen aufgrund der Aspiration bedroht, muss die Nahrungszufuhr vollständig oder partiell non oral, in der Regel via Sonde erfolgen. Besteht zugleich eine lebensgefährliche Speichelaspiration, wird eine Tracheotomie (Luftröhrenschnitt) durchgeführt und eine blockbare Trachealkanüle eingesetzt (Übersicht in Schröter-Morasch 2014).

Chirurgische oder pharmakologische Therapien sind nur in Sonderfällen indiziert. Am häufigsten werden derzeit bei massiver Speichelaspiration Medikationen zur Speichelreduktion verabreicht.

9.7
Funktionelle Dysphagietherapie (FDT)

In der Regel sind bei Patienten mit oropharyngealer Dysphagie übende Behandlungsverfahren das Mittel der Wahl. Die funktionelle Schlucktherapie wird von Sprachtherapeuten/Logopäden durchgeführt. Bevorzugt sollen Methoden angewendet werden, deren Wirksamkeit im Sinne der „evidence-based medicine" nachgewiesen oder aufgrund pathophysiologischer Überlegungen wahrscheinlich ist.

Ziel dieser übenden Methoden ist sicheres und effizientes Schlucken zu erreichen. Ausgehend von der Schluckpathologie, der Grunderkrankung und der Alltagssituation des Patienten wird ein individuell angepasstes Übungsprogramm erstellt. Man versucht, durch Training der Schluckmuskulatur Rückbildungsprozesse zu fördern. Weitere therapeutische Möglichkeiten liegen in der Änderung des Schluckverhaltens mittels kompensatorischer Schluckmanöver oder der Anpassung an die Störung durch externe Hilfen, z. B. die Veränderung der Nahrungskonsistenz. Entsprechend findet man in der Literatur die Unterscheidung zwischen restituierenden (direkten), kompensatorischen (indirekten) und adaptiven (indirekten) Maßnahmen (Bartolome 2014 u. Logeman 1998).

Zu empfehlen ist ein möglichst frühzeitiger Therapiebeginn. In einer RCT-Studie an über 300 Schlaganfallpatienten der Akutphase wurde intensive Schlucktherapie (5 x wöchentlich) mit Standard-Therapie (3 x wöchentlich) und „usual care" verglichen. Nach sechs Monaten konnten sich signifikant mehr Patienten der Gruppe mit intensiver Schlucktherapie wieder oral ernähren (Carnaby et al. 2006).

Restituierende Maßnahmen

Hier handelt es sich um ein sensomotorisches Training der Schluckmuskulatur, das sensorische Stimulationen oder / und schluckrelevante Motilitätsübungen beinhalten kann. *Ziel* ist, durch wiederholtes Üben die neuromuskuläre Voraussetzungen für physiologisches Schlucken zu schaffen oder/und durch Training von Teilfunktionen kompensatorische Schlucktechniken vorzubereiten. Die Übungen werden nicht unmittelbar während des Schluckens, also *indirekt* durchgeführt.

Sensorische Stimulation

■ *Muskelstimulanz*
Bei schweren Bewegungsstörungen beginnt man zur Muskelstimulanz zunächst mit vorbereitenden Hautreizen im Gesichts-Halsbereich und der Mundhöhle, beispielsweise

– Leichte manuelle Berührungen
– Tapping (schnelles manuelles Klopfen)
– Pinseln
– Thermische Maßnahmen
– Dehnung
– Vibration

Die kutanen Reize führen zu einer Vordepolarisation der Motoneurone. Diese senkt die Erregungsschwelle und soll dadurch die Bewegungsinitiierung erleichtern. Unmittelbar nach der Stimulation erfolgt die Aufforderung zur Zielbewegung. Falls der Patient noch keine Reaktion zeigt, führt der Therapeut die gewünschte Bewegung. Es existieren zwar insbesondere aus der Physiotherapie zahlreiche Hinweise über die direkten biomechanischen Auswirkungen der kutanen Stimulation, bezüglich der Schluckmuskulatur gibt es bislang kaum objektive myographische Parameter. Erfahrungsgemäß wirken die Reize nicht bei jedem Patienten gleich. So gilt es nach wie vor die individuellen Reaktionen genau zu beobachten.

Sobald der Patient ein gewisses Maß an Beweglichkeit erreicht, kann die anbahnende, passive Muskelstimulation entfallen. Ziel ist immer die selbstständige aktive Bewegung („hands-off"- Konzeption).

■ *Stimulation der Schluckreflexauslösung*
Häufig leiden schluckgestörte Patienten unter Beeinträchtigungen der Schluckreflexauslösung. In diesen Fällen versucht man durch Erhöhung des sensorischen Inputs die Triggerschwelle zu senken. Die Stimulationen können unmittelbar vor Schluckversuchen mit Nahrung oder zur Anregung des Speichelschluckens erfolgen. Es bieten sich folgende Möglichkeiten:

– Erhöhter Druck des Löffels auf die Vorderzunge
– Vergrößertes Bolusvolumen
– Gustatorische Stimulation
– Thermale Reize (z. B. Thermosonde)
– Saug-Schluckbewegungen
– Akustisches Feedback
– Verbale Stimulation (z. B. 3 s-Vorbereitung)
– Olfaktorische Reize

Am häufigsten wurde die **Thermosondenstimulation** untersucht. Mit einem eisgekühlten Metallstab (z. B. Larynxspiegel – 1 cm Durchmesser) bestreicht man die vorderen Gaumenbögen jeweils 5 x auf jeder Seite. Dann soll der Patient schlucken. Die Studien belegen eine schnellere Schluckreflextriggerung unmittelbar nach der Stimulation, über Langzeiteffekte ist bislang nichts bekannt (Lazzara et al. 1986; Rosenbek et al. 1996; Regan et al. 2010). Noch effektiver war die Thermosondenstimulation mit zusätzlichem Zitrusgeschmack (Sciortino et al. 2003). Auch mentholhaltige Nahrung reizt die Kälterezetoren und begünstigt die Schluckreflexauslösung (Eibihara et al. 2006). Der Geschmacksreiz von **Capsaicin** dagegen stimuliert die Wärmerezeptoren. So hat die Gabe von Capsaicin-Tabletten vor dem Essen bei älteren Dysphagiepatienten zu einer häufigeren Schluckreflexauslösung geführt (Ebihara et al. 2005). Auch eine geringe Menge Capsaicin mit Wasser vermischt (Konzentrationen von 10 – 100 nMol, jeweils 1 ml via Sonde in den Rachen verabreicht) haben bei älteren Patienten mit Aspirationspneumonie zu verbesserter Schluckreflexauslösung geführt (Yamasaki et al. 2010). Allerdings ist die innere Anwendung von Capsaicin noch zu wenig erforscht. Die Gabe ist bei Überempfindlichkeit gegen Paprikagewächse sicher kontraindiziert. Be-

züglich der olfaktorischen Stimulation konnten positive Effekte bei **Schwarzpfefferöl** (Black Pepper Oil – BPO) nachgewiesen werden (Ebihara et al. 2006). 1 Tropfen BPO wird auf einen saugfähigen Papierstreifen appliziert und dieser 1 Minute lang unter die Nasenlöcher gehalten. Wegen möglicher Hautirritationen sollte direkter Hautkontakt vermieden werden. Nach 30 Tagen zeigte sich bei BPO-Stimulation im Vergleich zur Behandlung mit Lavendelöl und einer weiteren Gruppe ohne Stimulation eine deutliche Zunahme der Schluckreflextriggerung und zudem eine Steigerung des Blutflusses im rechten vorderen zingulären Kortex und in der linken Inselregion.

■ *Neue experimentelle Stimulationsmethoden*
Die **pharyngeale Elektrostimulation (PES)** scheint bei Dysphagien nach einseitigen Großhirnläsionen erfolgversprechend und wird bereits klinisch eingesetzt. Hierzu benötigt man eine flexible Sonde mit bipolarer Elektrode und einen Muskelstimulator. Man führt die Sonde via Mund oder Nase in den Pharynx ein und stimuliert dann unterhalb der Schmerzschwelle. Fraser et al. (2002) konnten bei Schlaganfallpatienten mit Dysphagie nach PES (10 Min. mit 5 Hz) eine Stunde nach der Stimulation eine schnellere Schluckreflexauslösung, kürzere Bolustransitzeit und eine verminderte Aspiration feststellen. Besondere klinische Relevanz ergibt die Studie von Jayasekerian et al. (2010). Bei Schlaganfallpatienten in der Akutphase gelangen nach PES ein Rückgang der Aspiration, eine verbesserte Oralisierung und eine kürzere Krankenhausaufenthaltsdauer. Die Wirksamkeit der PES wird derzeit in einer europaweiten Multicenterstudie evaluiert.

Die **Elektrostimulation der vorderen Gaumenbögen** (5 Hz; 0,2 Hz) ergab leider keine Verbesserung von Schluckparametern (Power et al. 2004, 2006).

Die **Neuromuskuläre elektrische Stimulation – NMES** mit VitalStim® nach Freed (2001) zeigte in zahlreichen weiteren Studien kontroverse Ergebnisse. Man platziert die Elektroden an der vorderen Halsmuskulatur oberhalb des Hyoids und in Schildknorpelhöhe. Die elektrische Reizapplikation erfolgt mit biphasischem Impulsstrom (80 Hz). Vor allem die Kehlkopfhebung nach vorne und die Schluckreflexauslösung sollen dadurch stimuliert werden. Allerdings kommt es bei dieser künstlichen Muskelstimulation zu einer synchronen Reizung der Muskelfasern, beim natürlichen Schlucken dagegen zu asynchronen hoch koordinierten Muskelkontraktionen.

Eventuell könnten die **repetitive Transkranielle Magnetstimulation (rTMS)** und die **Transkranielle Gleichstromstimulation (Transcranial Direct Current Stimulation – TDCS)** künftig die Schlucktherapie unterstützen. Nach erregender Magnetstimulation des Schluckkortex mittels rTMS (5 Hz) beobachtete man bei unilateralen Großhirnläsionen eine Verbesserung verschiedener Schluckparameter (Khedr und Abo-Elfethoh 2009; Cheng et al. 2015). Bei der TDCS erfolgt die kortikale Stimulation durch einen schwachen elektrischen Strom, der ebenfalls die Erregungsschwelle der Nervenzellen verändert. Nach tDCS über der gesunden Kortexseite kombiniert mit kräftigem Schlucken kam es bei Schlaganfallpatienten der subakuten Phase zur Verbesserung des Schluckschweregrads (Kumar et al. 2011).

Tab. 9.7: Wirksamkeitsnachweise zum Muskeltraining

Übung	Ziel	Wirksamkeitsnachweise
Lippenschluss, Zungenlateralbewegungen, Kauübungen	Verbesserung orale Phase	Gisel et al. 1996
Isometrische Zungenkraftübungen	Zungenkräftigung, Verbesserung Schluckeffizienz	Robbins et al. 2005, 2007
Exspiratorisches Muskelkrafttraining durch Blasen gegen Widerstand	Kräftigung suprahyoidale Muskulatur, Verbesserung Hustenstoß	Wheeler et al. 2007, Sapienza et al. 2011, Troche et al. 2010, 2014, Park et al. 2016
Kopf-Hebe-Übung im Liegen (Shaker-Übung) Alternative: Kinn senken gegen Widerstand	Kräftigung der suprahyoidalen Muskulatur zur verbesserten Larynxanteriorhebung und oÖS-Öffnung	Shaker et al. 1997, 2002, Mepani et al. 2009, Logemann et al. 2009, Yoon et al. 2013
Lee-Silvermann-Voice-Treatment – LSVT	Verbesserung von Stimmparametern und als Nebeneffekt der Dysphagie bei Patienten mit Parkinson	Sharkawi et al. 2002
Gurgelübung	Verbesserung der Zungenbasisretraktion	Veis et al. 2000
Mendelsohn-Technik als Leerschluck	Zeitliche Verlängerung der Kehlkopfhebung und oÖS-Öffnung	Kharilas et al. 1991, McCullough et al. 2013
Zungenhalteübung (Masako-Manöver)	Kontraktion des Pharyngeus superior	Fujiu u. Logemann 1996, Hammer et al. 2014

Motorisches Training

Das Training beinhaltet Motilitätsübungen zur Verbesserung von Muskelkraft, Bewegungsausmaß, Geschwindigkeit und Koordination. Bewegungsziele sind in Abhängigkeit von der individuellen Pathologie für die **orale Schluckphase** beispielsweise der Lippen-Kieferschluss, Kaubewegungen, Zungenschüsselbildung, Vorderzungenhebung oder Wangenkontraktion. Bei Beeinträchtigungen der **pharyngealen Phase** stehen Übungen zur Zungenbasisretraktion, Rachenkontraktion, Kehlkopfhebung nach anterior oder/und laryngealen Adduktion im Vordergrund. Insgesamt existiert eine Fülle von Übungen zum Training der Schluckmuskulatur. Für einige Übungen gibt es Evidenznachweise und damit auch die Bestätigung, dass sich das Motilitätstraining isolierter schluckrelevanter Bewegungen positiv auf den Schluckvorgang auswirken kann.

Es gibt bislang keine zuverlässigen Daten über:

– Übungsfrequenz
– Wiederholungsrate
– Ruhepausen zwischen den Sequenzen
– Anzahl der Übungstage pro Woche
– Anzahl der Trainingswochen

Nach einer Metaanalyse der Gliedmaßenmuskulatur scheinen acht bis zwölf Wiederholungen zur Verbesserung der Ausdauer und sechs bis acht Wiederholungen für das Krafttraining effektiv (Übersicht in Burkhead et al. 2007). Weiss und Miltner (2001) geben für die physiotherapeutische Rehabilitation eine Pausendauer von der Hälfte der Bewegungszeit nach einer Übungssequenz an. Bei komplexen Bewegungen sollte die Pause doppelt so lange dauern.

Kompensatorische Methoden

Ist eine Wiederherstellung der physiologischen Schluckfunktion nicht mehr oder nur partiell möglich, versucht man durch eine Änderung des Schluckverhaltens das Essen und Trinken wieder zu ermöglichen. Ziel der kompensatorischen Methoden ist es, trotz bestehender Funktionseinbußen effektives und aspirationsfreies Schlucken zu erreichen. Die Techniken werden direkt während des Essens und Trinkens angewendet. Dazu gehören **Änderungen der Kopfhaltung,** seltener der Körperposition, und **spezielle Schlucktechniken.** Haltungsänderungen sind relativ einfach zu erlernen. Hier versucht man mittels Schwerkraft oder durch Veränderung der anatomischen Verhältnisse, den Bolustransport zu beeinflussen. **Schlucktechniken** stellen höhere Anforderungen an die Lern- und Kooperationsfähigkeit des Patienten.

Generell ist zu berücksichtigen, dass aufgrund der anatomischen Unterschiede die Methoden auch bei gleicher pathophysiologischer Ausgangssituation nicht immer identisch wirken. Die Kontrolle mittels endoskopischer oder/und videofluoroskopischer Diagnostik ist deshalb unerlässlich.

Die einzelnen Verfahren, deren Ziele und Wirksamkeitsnachweise sind in **Tabelle 9.8** und **9.9** zusammengefasst. Bei den Wirkungsnachweisen handelt es sich meist um kleine Stichproben.

Adaptive Verfahren

Mit adaptiven Verfahren versucht man mittels externer Hilfen die Nahrungsaufnahme oder/und das Schlucken zu erleichtern. Hierzu gehören vor allem spezielle Trink- und Esshilfen sowie die Kostanpassung.

Tab. 9.8: Kompensatorische Methoden – Haltungsänderungen

Verfahren	Ziel	Wirksamkeitsnachweis
Kopfneigung nach vorn Effekt ab ca. 20° Neigung	Vermeidung Leaking, prä- oder intra-deglutitve Aspiration mittels Schwerkraft oder / und Verschiebung der vorderen Halsstrukturen nach hinten bei: • Gestörter oraler Boluskontrolle • Eingeschränkter Zungenbasisretraktion • Verzögerter Schluckrefleauslösung • Eingeschränktem laryngealem Verschluss	Welch et al. 1993, Shanahan et al. 1993, Ra et al. 2014
	Widersprüchliche Ergebnisse bezüglich Zungenbasisdruck	McCulloch et al. 2010, Hori et al. 2011
Kopfhebung	Verbesserung des oralen Transports bei fließfähiger Nahrung, jedoch prompte Schluckreflexauslösung erforderlich	Logemann et al. 1994
Kopfdrehung zur paretischen Pharynxseite ca. 45°	Kompression der paretischen Pharynxsei-te, Bolustransport über die gesunde Seite	Logemann et al. 1989, Tsukamoto 2000
Kopfkippung zur gesunden Seite	Schwerkraft leitet Bolus über gekippte Seite bei: • unilateraler Hypoglossus- und Pharynx-parese	Logemann 1998, Empfehlung
Seitenlage 45°	Verhindern postdeglutitiver Penetration/ Aspiration pharyngealer Residuen bei: • Pharynxparese	Logemann et al. 1994, Drake et al. 1997

Tab. 9.9: Kompensatorische Methoden – Schlucktechniken

Verfahren	Ziel	Wirksamkeitsnachweis
Kräftiges Schlucken: So hart wie möglich schlucken	Verbesserung der Zungenschubkraft und des Intrabolusdruckes bei: • Reduzierter Zungendruck • Eingeschränkte Pharynxkontrak-tion	Hind et al. 2001, Lazarus et al. 2002, Steele u. Huckabee 2007, Hoffmann et al. 2012, Clark u. Shelton 2014
Supraglottisches Schlucken: Atem anhalten beim Schlucken, Husten sofort nach dem Schlucken	Stimmlippenschluss und Reinigung des Kehlkopfeingangs bei: • Verzögerter Schluckreflexauslö-sung • Unvollständigem laryngealen Verschluss	Martin et al. 1993, Ohmae et al. 1996;
Supersupraglottisches Schlucken: Wie oben, jedoch den Atem fest anhalten	Früherer Kehlkopfverschluss	Logemann et al. 1997, van Daele et al. 2005
Mendelsohn Technik: Oben halten des Kehlkopfs beim Schlucken (1 – 2s), Zunge drückt dabei gegen den Gaumen	Länger andauernde Kehlkopfhebung und oÖS-Öffnung bei: • Eingeschränkter oder zeitlich verkürzter Kehlkopfhebung • Eingeschränkter oder zeitlich verkürzter oÖS-Öffnung	Kahrilas et al. 1991, Boden et al. 2006, Hoffmann et al. 2012, McCullough et al. 2012, 2013

Trink- und Esshilfen

Trink- und Esshilfen werden inidvidu-
ell ausgewählt. Bei gestörter oraler Boluskontrolle kann beispielsweise ein
Becher mit weitem Rand oder mit aus-
geschnittener Nasenkerbe die Kopfnei-
gung nach vorne erleichtern und damit
Leaking oder/und eine prädeglutitive
Aspiration verhindern. Ist beim Trinken eine Kontrolle des Bolusvolumens
notwendig, empfehlen sich Dosier-
becher, die pro Schluck nur eine bestimmte Menge Flüssigkeit abgeben.
Spezielle Strohhalme oder Becher mit
Trinkröhrchenaufsatz können ebenfalls die kontrollierte Flüssigkeitsab-
gabe erleichtern. Bei schweren oralen
Transportstörungen ist gegebenenfalls ein Schiebelöffel hilfreich. Damit
schiebt man die Nahrung direkt auf die
Hinterzunge und erleichtert somit den
Transport in den Rachen. Zusätzliche
Hilfen für die Nahrungszuführung bieten Bestecke mit verstärkten Griffen,
Becher mit fingergerechten Rillen, Tel-
ler mit erhöhtem Rand etc.

Kostanpassung

Die wichtigsten Kriterien der Kostan-
passung sind
– Bolusgröße, Fließfähigkeit und
  Formbarkeit der Nahrung
– Sensorischer Input
– Pulmotoxische Eigenschaften

Die **Bolusgröße, Fließfähigkeit und Formbarkeit** können den Transport erheblich
beeinflussen. Bei den meisten Patholo-
gien eignen sich für erste Schluckversuche am besten kleine Bolusgrößen
(½–1 TL) breiige, gut fließbare Nahrung, z. B. Götterspeise, angedicktes
Wasser. Dünnflüssige Konsistenz ist
schwer zu sammeln und fließt schneller ab. Patienten mit gestörter oraler Boluskontrolle, mit verspäteter Schluckreflexauslösung oder unvollständigem
Kehlkopfverschluss sind hier besonders gefährdet. Nach einer Studie von
Kuhlemeier et al. (2001) an 190 Dysphagiepatienten konnten durch Veränderungen der Nahrungskonsistenz
(dünnflüssig, dick, ultradick) und der
Darreichungsform (Löffel, Tasse) in
95 % der Fälle eine Kost- oder Darreichungsform gefunden werden, die Aspiration verhinderte. Bis heute gibt
es im deutschsprachigen Raum keine
einheitliche Klassifizierung der Nah-
rungs- und Flüssigkeitskonsistenz. Die
folgende im Klinikum München ange-
wendete Klassifizierung der Koststufen
orientiert sich mit länderspezifischen
Abweichungen an der „National Dysphagia Diet" (NDD) der American
Dietetic Association (Mc Cullough et
al. 2003) **(Tab. 9.10)**.

Um die Flüssigkeitsstufen zu verändern, verwendet man im Handel
erhältliche Andickungsmittel. Die
Flüssigkeitsviskosität lässt sich in Cen-

Tab. 9.10: Koststufen (modifiziert nach McCullough et al. 2003)

Koststufe	Beschreibung
Stufe I: Breikost	Püriert, Kauen nicht erforderlich
Stufe II: weiche Kost	Mit Gabel / Zunge zu zerdrücken, sehr leicht zu kauen, Fleisch wird faschiert
Stufe III: Übergangskost	Mit Gabel zu zerteilen/ leicht zu schneiden, leicht zu kauen
Stufe IV: Wunschkost	Keine Einschränkungen

tipoise angeben und kann mit dem Viskosimeter genau bestimmt werden. Allerdings erscheint dies für die tägliche Praxis zu aufwendig. Man orientiert sich meist an den Angaben des Andickungsmittelherstellers. Leider können diese auch in Abhängigkeit von dem jeweiligen Getränk und manchmal auch von der Einwirkzeit sehr schwanken. Deshalb sollte man vor Flüssigkeitsgabe die Viskosität durch Umrühren und Abtropfen vom Löffel prüfen. Bei Patienten mit deutlich verlängerter oraler Phase empfehlen sich amylaseresistente Andickungsmittel, die beim Vermischen mit Speichel die Viskosität kaum verändern. Häufig besteht Unsicherheit, ob angedickte Flüssigkeiten eine ausreichende Flüssigkeitsversorgung gewährleisten. Nach Sharpe et al. (2007) und Hill et al. (2010) hat das Andicken keinen Einfluss auf Flüssigkeitsabsorption. Allerdings trinken Patienten, die angedickte Flüssigkeiten zu sich nehmen müssen häufig wenig. Nach einer Studie von Murray et al. (2014) kamen dysphagische Schlaganfallpatienten während ihrer stationären Behandlung nur auf durchschnittlich 780 ml angedickte Flüssigkeit pro Tag. Nach diesen Daten scheint eine Bilanzierung der Flüssigkeitsaufnahme dringend erforderlich. **Tabelle 9.11** zeigt die von der NDD verwendeten Flüssigkeitsstufen.

Tab. 9.11: Flüssigkeitsstufen (McCullough et al. 2003)

Stufe A	Löffeldick, > 1.750 Centipoise
Stufe B	Honigartig angedickt, 351 – 1.750 Centipoise
Stufe C	Nektarartig angedickt, 51 – 350 Centipoise
Stufe D	Dünnflüssig, 1 – 50 Centipoise

Der **sensorische Input** wirkt bereits präoral. Der Anblick leckerer Speisen und

Getränke regt den Appetit an und fördert die Speichel- und Magensaftsekretion. Inzwischen gibt es auch Möglichkeiten, Breikost ansprechend zu formen und somit für Patienten mit Koststufeneinschränkungen die Lebensqualität zu erhöhen. Auch Fertigprodukte wie beispielsweise geformtes passiertes Brot, Gemüse, Fleisch sind mittlerweile im Handel erhältlich.

Die **pulmotoxischen Eigenschaften** sind vor allem bei ersten Schluckversuchen und bekannter Aspirationsgefahr zu berücksichtigen. Insbesondere säure- und fetthaltige Materialien können die Alveolargänge schädigen. Auch diverse Rückstände in Lebensmitteln können pulmotoxisch wirken.

9.8
Zusammenfassung

Neurogene Dysphagien können durch Erkrankungen auf verschiedenen Etagen des Nervensystems entstehen, angefangen von der Großhirnrinde bis hin zum ausführenden Endorgan, dem Muskel. Bei der ND ist vor allem die orale oder/und pharyngeale Schluckphase betroffen, seltener die ösophageale Phase. Da Schlucken im Verborgenen abläuft und aufgrund der hohen Anzahl stiller Aspirationen ist in vielen Fällen neben dem klinischen Screening die apparative Differentialdiagnostik unerlässlich. Neben Sofortmaßnahmen zur Sicherstellung der Ernährung und zum Schutz der Atemwege sind unter den Behandlungsverfahren vor allem übende Methoden das Mittel der Wahl. Diese beinhalten restituierende Maßnahmen, d. h. ein sensomotorisches Training der Schluckmuskulatur, um die Voraussetzungen für physiologisches Schlucken wiederherzustellen. Weitere therapeutische Ressourcen bieten kompensatorische Techniken, also Änderungen des Schluckverhaltens oder adaptive Hilfsmittel, um trotz bestehender Funktionseinbußen Essen und Trinken wieder zu ermöglichen. Um wieder die orale Ernährung zu erreichen, erscheint ein möglichst frühzeitiger Therapiebeginn erfolgversprechender.

Literatur

Aviv JE, Kaplan ST, Thomson JE et al. The safety of flexible endoscopic evalutation of swallowing with sensory testing (FEESST): an analysis of 500 consecutive evaluations. Dysphagia 2000; 15: 39-44.

Aviv JE, Kim T, Sacco RL. FEESST: a new bedside endoscopic test of the motor and sensory components of swallowing. Ann Oto Rhinol Laryngol 1998; 107: 378-87.

Bartolome G, Neumann S. Physiologie des Schluckvorgangs. In: Bartolome G, Schröter-Morasch H (Hrsg.). Schluckstörungen – Diagnostik und Rehabilitation. 5. Aufl. München: Urban & Fischer 2014.

Bartolome G, Neumann S. Swallowing therapy in patients with neurological disorders causing cricopharyngeal dysfunction. Dysphagia 1993; 8: 146-9.

Bartolome G, Schröter-Morasch H: Befundprotokoll für die Klinische Schluckuntersuchung (Downloadmaterialien). In: Bartolome G, Schröter-Morasch H (Hrsg.) Schluckstörungen – Diagnostik und Rehabilitation. 5. Aufl. München: Urban & Fischer 2014.

Bartolome G. Grundlagen der funktionellen Dysphagietherapie (FDT). In: Bartolome G, Schröter-Morasch H (Hrsg.). Schluckstörungen – Diagnostik und Rehabilitation. 5. Aufl. München: Urban & Fischer 2014.

Bartolome G. Neurogene Dysphagie – Zur Frage des Zusammenhangs zwischen neurogener Dysphagie und Beeinträchtigungen nichtsprachlicher, parasprachlicher und srechmotorischer Willkürbewegungen. Marburg: tectum 2004.

Boden K, Hallgreen A, Hedström HW. Effects of three different swallow maneuvers analysed by videomanometry. Acta Radiologica 2006; 47: 628-33.

Bours GJJ, Speyer R, Lemmens J, Limburg M., de Witt R. Bedside screening tests vs. videofluoroscopy or fibreoptic endoscopic evaluation of swallowing to detect dysphagia in patients with neurological disorders: systematic review. Journal of Advanced Nursing 2009; 56: 477-93.

Burkhead LM, Sapienza CM, Rosenbek JC. Strength-training exercise in dysphagia rehabilitation: principles, procedures, and directions for future research. Dysphagia 2007; 22: 251-65.

Carnaby G, Hankey GJ, Pizzi J. Behavioural intervention for dysphagia in acute stroke: a radomised controlled trial. Lancet Neurol 2006; 5: 31-7.

Cheng IKJ, Chan KMK, Wong CS, Cheung RTF. Preliminary evidence of the effects of high-frequency repetitive transcranial magnetic stimulation (rTMS) on swallowing functions in post-stroke individuals with chronic dysphagia. Int J Lang Comm Dis 2015; 50: 389-96.

Clark HM, Shelton N. Training effects of effortful swallow under three exercise conditions. Dysphagia 2014; 29: 553-63.

Daniels SK, Anderson JA, Willson PC Valid items for screening dysphagia risk in patients with stroke – a systematic review. Stroke 2012; 43: 892-7.

Drake W, O'Donoghue S, Bartram C, Lindsay J, Greenwood R.. Case study: Eating in side lying facilitates rehabilitation in neurogenic dysphagia. Brain Inj 1997; 11: 137-42.

Ebihara T, Ebihara S, Marumaya M. A randomized controlled trial of olfactory stimulation using black pepper oil in older people with swallowing dysfunction. JAGS 2006; 54: 1401-6.

Ebihara T, Ebihara S, Watando A et al. Effects of menthol on the triggering of swallowing reflex in elderly patients with dysphagia. Br K Clin Pharmacol 2006; 62: 369-71.

Ebihara T, Takahashi H, Ebihara S et al. Capsaicin troche for swallowing dysfunction on older people. J Am Geristr Soc 2005; 53: 824-8.

Fraser C, Power M, Hamdy S, Rothwell JC, Hobday D,Hollander I et al. Driving plasticity in human adult motor cortex is associated with improved motor function after stroke. Neuron 2002; 34: 831-40.

Freed ML, Freed L, Chatburn RL, Christian M. Electrical stimulation for swallowing disorders caused by stroke. Respir Care 2001; 46: 466-74.

Fujiu M, Logemann JA. Effect of a tongue-holding maneuver on posterior wall movement during deglutition. Am J Speech Lang Pathol 1996; 5: 23–30.

Gallenberger S, Schröter-Morasch H. Diagnostische und therapeutische Aspekte der Bronchoskopie bei aspirationsgefährdeten Patienten. Sprache-Stimme-Gehör 1999; 23: 32-4.

Gisel EG, Applegate-Ferrante T, Benson J, Bosma JF Oral-motor skills following sensorimotor therapy in two groups of moderately dysphagic children with cerebral palsy: aspiration vs. non aspiration. Dysphagia 1996; 11: 59-71.

Hammer MJ, Jones CA, Mielens JD, Kim CH, McCulloch DM. Evaluating the tongue-hold maneuver using the high-resolution manometry and electromyography. Dysphagia 2014; 29: 264-70.

Hill RJ, Dodrill P, Bluck LJC, Davies PSW. A novel stable isotope approach for determining the impact of thickening agents on water absorption. Dysphagia 2010; 25: 1-5.

Hind JA, Nicosia MA, Roecker EB, Carnes ML, Robbins J. Comparison of effortful and noneffortful swallows in healthy middle-aged and older adults. Arch Phys Med Rehabil 2001; 82: 1661–5.

Hoffmann MR, Mielens JD, Ciucci MR, Jones CA, Jiang JJ, McCulloch TM. High-resolution manometry of pharyngeal swallow pressure events associated with effortful swallow and the Mendelsohn maneuver. Dysphagia 2012; 27: 418–26.

Holzapfel K. Radiologische Diagnostik von Schluckstörungen. In: Bartolome G, Schröter-Morasch H (Hrsg.). Schluckstörungen – Diagnostik und Rehabilitation. 5. Aufl. München: Urban & Fischer 2014.

Hori K, Tamine K, Barbezat C, Maeda Y, Yamori M, Müller F et al. Influence of chin-down posture on tongue pressure during dry swallow and bolus swallows in healthy subjects. Dysphagia 2011; 26: 238-45.

Jayasekeran V, Singh s, Tyrell P, Michou E, Jefferson S, Mistry S et al. Adjunctive functional pharyngeal electrical stimulation reverses swallowing disability after brain lesions. Gastroenterology 2010; 138: 1731-46.

Kahrilas PJ, Logemann JA, Krugler C, Flanagan E. Volitional augmentation of upper esophageal sphincter opening during swalloing. American Journal of Physiology 1991; 260: G450-6.

Kendall KA, Leonard RJ, McKenzie SW. Sequence variability during hypopharyngeal bolus transit. Dysphagia 2003; 18: 85–91.

Khedr EM, Abo-Elfetoh N, Rothwell JC. Treatment of post-stroke dysphagia with repetitive transcranial magnetic stimulation. Acta neurologica Scandinavica 2009; 119: 155-61.

Kuhlemeier KV, Palmer JB, Rosenberg D. Effect of liquid bolus consistency and delivery method on aspiration and pharyngeal retention in dysphagia patients. Dysphagia 2001; 16: 119-22.

Kumar S, Wagner CW, Frayne C, Zhu L, Selim M, Feng W et al. Noninvasive brain stimulation may improve stroke-related dysphagia. Stroke 2011; 42: 1035-40.

Lazarus C, Logemann JA, Song CW, Rademaker AW, Kahrilas PJ. Effects of voluntary maneuvers on tongue base function for swallowing. Folia Phoniatr Logop 2002; 54: 171–6.

Lazzara G, Lazarus C, Logemann JA. (Impact of thermal stimulation on the triggering of the swallowing reflex. Dysphagia 1986; 1: 73-7.

Leder SB, Suiter DM, Murray J et al. Can an oral mechanism examination contribute to the assessment of odds of aspiration? Dysphagia 2013; 28: 370-4.

Leopold NA, Daniels SK. Supranuclear control of swallowing. Dysphagia 2010; 25: 250-7.

Logemann JA, Kahrilas JP, Kobara M, Vakil N. The benefit of head rotation on pharyngoesophageal dysphagia. Arch Phys Med Rehabil 1989; 70: 767-71.

Logemann JA, Pauloski BR, Rademaker AW, Colangelo LA. Super-supraglottic swallow in irradiated head and neck cancer patients. Head & Neck 1997; 19: 535-40.

Logemann JA, Rademaker A, Pauloski BR, Kelly A, Stangl-McBreen C, Antinoja J et al. A randomized study comparing the shaker-exercise with traditional therapy: a preliminary study. Dysphagia 2009; 24: 403-11.

Logemann JA, Rademaker AW, Pauloski BR, Kahrilas PJ. Effects of postural change on aspiration in head and neck surgical patients. Otolaryngol Head Neck Surg 1994; 110: 222-7.

Logemann JA. Evaluation and treatment of swallowing disorders. 2nd ed. Austin: pro-ed 1998.

Martin BJW, Logemann JA, Shaker R, Dodds WJ. Normal laryngeal valving patterns during three breath holding maneuvers: A pilot investigation. Dysphagia 1993; 8: 11-20.

Martino R, Foley N, Bhogal S et al. Dysphagia after stroke: incidence, diagnosis and pulmonary complications. Stroke 2005; 36: 2756-63.

McConnel FMS, Cerenko D, Mendelsohn MS. Analyse des Schluckaktes mit Hilfe der Manofluorographie. Extracta Otorhinolaryngologica 1989; 11: 165-71.

McCulloch TM, Hoffmann MR, Ciucci MR. High resolution manometry of pharyngeal swallow pressure events associated with head turn and chin tuck. Annals of Otology, Rhinology & Laryngology 2010: 119: 369-76.

McCullough GH, Kamarunas E, Mann CG, Schmidley JW, Robbins JA, Crary MA. Effects of Mendelsohn Maneuver on Measures of Swallowing Duration Post-Stroke. Top Stroke Rehabil 2012; 19: 234-43.

McCullough GH, Kim J. Effects of Mendelsohn Maneuver on extent of hyoid movement and UES opening post-stroke. Dysphagia 2013; 28: 511-9.

McCullough GH, Pelletier C, Steele C. National dysphagia diet: what to swallow? http://www.asha.org/Publications/leader/2003/031104/f031104c/

McCullough GH, Rosenbek JC, Wertz RT et al. Utility of clinical swallowing examination measures for detecting aspiration post-stroke. Journal of Speech, Language, and Hearing Research 2005; 48: 1280-93.

Mepani R, Antonik S, Massey B, Kern M, Logemann JA, Pauloski B et al. Augmentation of deglutitive thyrohyoid muscle shortening by shaker-exercise. Dysphagia 2009; 24: 26-31.

Murray J, Miller M, Doeltgen S, Scholten I. Intake of thickened liquids by hospitalized adults with dysphagia after stroke. International Journal of Speech-Language Pathology 2014; 16: 486-94.

O'Horo JC, Rogus-Pulia N, Garcia-Arguello L, Robbins JA, Safdar N. Bedside Diagnosis of Dysphagia: A Systematic Review. Journal of Hospital Medicine 2015; 10: 256-65.

Ohmae Y, Logemann JA, Hanson DG, Kahrilas PJ. Effects of two breath holding maneuvers on oropharyngeal swallowing. Ann Otol Thinol Laryngol 1996; 105: 123-31.

Park JS, Oh DH, Chang MY, Kim KM. Effect of expiratory muscle strength training on oropharyngeal dysphagia in subacute stroke patients: a randomised controlled trial. Journal of Oral Rehabilitation 2016; DOI: 10.1111/joor.12382.

Power M, Fraser CH, Hobson A, Rothwell JC, Mistry S, Nicholson A, et al. Changes in pharyngeal corticobulbar excitability and swallowing behavior after oral stimulation. Am J Physiol Gastrointest Liver Physiol 2004; 286: G45-50.

Power ML, Fraser CH, Hobson A, Singh S, Tyrell P, Nicholson DA et al. Evaluating oral stimulation as a treatment for dysphagia after stroke. Dysphagie 2006; 21: 49-55.

Prosiegel M, Bartolome G, Ledl C et al. Neurogene Dysphagien. In: Diener HC (Hrsg.) Leitlinien für Diagnostik und Therapie in der Neurologie. 5.Aufl. Stuttgart: Thieme 2012. Onlineversion überarbeitet 2015 (www.dgn.org).

Prosiegel M. Neuroanatomie des Schluckens. In: Bartolome G, Schröter-Morasch H (Hrsg.). Schluckstörungen – Diagnostik und Rehabilitation. 5. Aufl. München: Urban & Fischer 2014.

Ra JY, Hyun JK, Ko KR, Lee SJ. Chin tuck für prevention of aspiration: effectiveness and appropriate posture. Dysphagia 2014; 29: 603-609.

Regan J, Walshe M, Tobin WO. Immediate effects of thermal-tactil stimulation in timing of swallow in ideopathic Parkinson's Disease. Dysphagia 2010; 25: 207-15.

Robbins JA, Gnagnon RE, Theis SM et al. The effects of lingual exercise on swallowing in older adults. J Am Geriat Soc 2005; 53: 1483-9.

Robbins JA, Kays SA, Gngnon RE, Hind JA, Hewitt Al, Gentry LR, Taylor AJ. The effects of lingual exercise in stroke patients with dysphagia. Arch Phys Med Rehabil 2007; 88: 150-8.

Rosenbek JC, Roecker EB, Wood L, Robbins JA. Thermal application reduces the duration of stage transition in dysphagia after stroke. Dysphagia 1996; 11:225–33.

Rüffer N. Late swallows. DYSPHAGIEFORUM 2012; 1: 40-57.

Sapienzia C, Troche M, Pitts T, Davenport P. Respiratory strength training: Concept and intervention outcomes. Seminars in Speech and Language 2011; 32: 21-30.

Schröter-Morasch H. Klinische Untersuchung des Oropharynx und videoendoskopische Untersuchung der Schluckfunktion. In: Bartolome G, Schröter-Morasch H (Hrsg.). Schluckstörungen – Diagnostik und Rehabilitation. 5. Aufl. München: Urban & Fischer, 2014.

Schröter-Morasch H. Medizinische Basisversorgung von Patienten mit Schluckstörungen – Trachealkanülen – Sondenernährung. In: Bartolome G, Schröter-Morasch H (Hrsg.). Schluckstörungen – Diagnostik und Rehabilitation. 5. Aufl. München: Urban & Fischer 2014.

Sciortino K, Liss JM, Case Jl, Gerritsen KG, Katz RC. Effects of mechanical, cold, gustatory, and combined stimulation to the human anterior faucial pillars. Dysphagia 2003; 18: 16-26.

Shaker R, Easterling C, Kern M, Nitschke T, Massey B, Daniels S. Rehabilitation of swallowing by exercise in tube-fed patients with pharyngeal dysphagia secondary to abnormal UES-opening. Gastroenterology 2002; 122: 1314-21.

Shaker R, Kern M, Bardan E, Taylor A, Stewart ET, Hoffmann RG et al. Augmentation of deglutitive upper esophageal sphincter opening in the elderly by exercise. Am J Physiol 1997; 272: G1518-22.

Shanahan TK, Logemann JA, Rademaker AW, Pauloski BR, Kahrilas PJ. Chin down posture effects on aspiration in dysphagic patients. Arch Phys Med Rehabil 1993; 74: 736-9.

Sharkawi AE, Ramig L, Logemann JA, Pauloski BR, Rademaker AW, Smith CH et al. Swallowing and voice effects of Lee Silvermann Voice Treatment (LSVT®): A pilot study. J Neurol Neurosurg Psychiatry 2002; 72: 31-6.

Sharpe K, Ward L, Cichero J, Sopade P, Halley P. Thickened fluids and water absorption in rats and humans. Dysphagia 2010; 22: 193-203.

Steele CM, Huckabee ML. The influence of orolingual pressure on the timing of pharyngeal pressure events. Dysphagia 2007; 22: 30-6.

Suiter DM, Leder SB. Clinical utility oft he 3-ounce water swallow test. Dysphagia 2008: 23: 244-50.

Trapl M, Enderle P, Nowotny M, Teusch, Y, Matz K. Dachenhausen A, Brainin M. Dysphagia bedside screening for acute strocke patients. The gugging swallowing screen. Stroke 2007; 38: 2948-52.

Troche MS, Okun MS, Rosenbek JC, Musson N, Fernandez HH, Rodriguez R et al. Aspiration and swallowing in Parkinson disease and rehabilitation with EMST. Neurology 2010; 75: 1912-9.

Troche MS, Rosenbek JC, Okun MS, Sapienza CM. Detraining outcomes with expiratory muscle strength training in Parkinson's disease. J Rehabil Research Development 2014; 51: 305-10.

Tsukamoto Y. CT study of closure of the hemipharynx with head rotation in a case of lateral medullary syndrome. Dysphagia 2000; 15: 17-8.

Van Daele DJ, McCulloch DM, Palmer PM, Langmore SE. Timing of glottic closure during swallowing: a combined electromyographic and endoscopic analysis. Ann Otol Rhinol Laryngol 2005; 114: 478-87.

Veis S, Logemann JA, Colangelo L. Effects of three techniques on maximum posterior movement of the tongue base. Dysphagia 2000; 15: 14-5.

Warnecke T, Teismann I, Meimann W et al. Assessment of aspiration risk in acute ischaemic stroke – evaluation oft he simple swallowing provocation test. J Neurol Neurosurg Psychiatry 2008: 79: 312-4.

Weiss T, Miltner WHR. Motorisches Lernen – neuere Erkenntnisse und ihre Bedeutung für die motorische Rehabilitation. Z f Physiotherapeuten 2001; 53: 578-88.

Welch MV, Logemann JA, Rademaker AW, Kahrilas PJ. Changes in pharyngeal dimensions effected by chin tuck. Arch Phys Med Rehabil 1993; 74: 178-81.

Wheeler-Hegland KM, Rosenbek JC, Saoienza CM. Submental sEMG and hyoid movement during mendelsohn maneuver, effortful swallow, and expiratory muscle strength training. Journal of Speech, Language and Hearing Research 2008; 51: 1072-87.

Wuttge-Hannig A, Hannig C. Radiologische Funktionsdiagnostik von Schluckstörungen bei neurologischen Krankheitsbildern und bei therapierten onkologischen Kopf-Hals-Erkrankungen. In: Bartolome G, Schröter-Morasch H (Hrsg.). Schluckstörungen – Diagnostik und Rehabilitation. 4. Aufl. München: Urban & Fischer 2010.

Yamasaki M, Ebihara S, Ebihara T, Yamanda S, Arai H, Kohzuki M. Effects of capsiate in the triggering of the swallowing reflex in elderly patients with aspiration pneumonia. Japan Geriatrics Society 2010; 10: 107-9.

Yoon WL, Khoo JKP, Liow SJR. Chin tuck against resistance (CTAR): New method for enhancing suprahyoid muscle activity using a Shaker-type exercise. Dysphagia 2013; DOI 10.1007/s00455-013-9502-9

10
Rehabilitation der Sprache

Thomas Platz, Caterina Breitenstein

10.1
Einleitung

Störungen der Sprache (Aphasie), der Fähigkeit Gedanken mit Wörtern und Sätzen auszudrücken, mitzuteilen und die anderer zu verstehen, werden häufig nach Hirnschädigungen beobachten, wie zum Beispiel nach Schlaganfall, nach Schädel-Hirn-Trauma, bei intrazerebralen Tumoren, aber auch bei neurodegenerativen Erkrankungen wie etwa der Demenz vom Alzheimer-Typ.

Die Ausführungen in diesem Kapitel beziehen sich insbesondere auf Aphasien bei Schlaganfall-Patienten, da diese mit einem Anteil von ca. 80 Prozent am häufigsten vorkommen (Ackermann et al. 2012) und somit am besten untersucht sind. Andere Aspekte, die das Sprechen und die sprachliche Kommunikation beeinträchtigen wie die Sprechapraxie oder die Dysarthrie werden hier nicht behandelt.

Bei einer jährlichen Inzidenz (Neuauftreten) von Schlaganfällen bei ca. 200 pro 100.000 Einwohner stellt der Schlaganfall die Krankheit dar, die am häufigsten zu Behinderungen führt. Bei bis zu 30% der Schlaganfälle ist initial mit einer Aphasie zu rechnen (Engelter et al. 2006; Pedersen et al. 1995; Inatomi et al. 2008), nach einem Jahr noch bei bis zu 20% (Dijkerman et al. 1996).

Sprachtherapie (Aphasietherapie) hilft einzelne linguistische Leistungen zu verbessern, aber auch die Kommunikation in alltagsnahen Situationen (Brady et al. 2012) und somit die Teilhabe am sozialen Leben. Sprachliche Modalitäten (Sprachsystematik) umfassen das Verstehen und Ausdrücken sowohl der gesprochenen als auch der geschriebenen Sprache. Sprache findet zudem auf verschiedenen linguistischen Ebenen (Phonologie, Lexikon, Syntax) statt, die von einer Aphasie in unterschiedlichem Ausmaß betroffen sein können. Kommunikation meint das Mitteilen von Gedanken und anderen Kommunikationsinhalten und ist nicht auf Sprache bzw. intakte Sprache alleine angewiesen. Kommunikation kann nonverbal umgesetzt durch Gesten oder Zeichnen werden und auch bei eingeschränkten verbalen Kompetenzen erfolgreich sein.

10.2
Übergeordnete Überlegungen zur Aphasie

Die funktionell neuroanatomische Perspektive

Die menschlichen Sprachfunktionen mit Aspekten des Verstehens und Ausdrückens sowohl der gesprochenen als

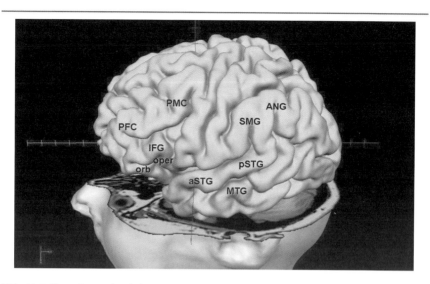

Abb. 10.1: Illustration von kortikalen Gebieten, die in sprachverarbeitende zerebrale Netzwerke eingebunden sind
Für Sprachverarbeitung relevant zu sein scheinen u.a. im frontalen Kortex der prämotorische Kortex (PMC), der inferiore frontale Gyrus (IFG) (inkl. Broca-Areal), der Inselkortex, im temporalen Kortex der vordere (anteriore) (aSTG) und der hintere (posteriore) superiore temporale Gyrus (pSTG) (Wernicke-Areal) sowie der mittlere temporale Kortex (MTG), der untere Parietallappen mit den Gyri supramarginalis (SMG) und angularis (ANG) („Lesezentrum") sowie Faserverbindungen zwischen den kortikalen Arealen (Saur und Hartwigsen 2012). In der Abbildung dargestellt ist die anatomische Lokalisation der meisten benannten Areale für die linke Hemisphäre.

auch der geschriebenen Sprache sind komplex. Entsprechend wurde in der Vergangenheit einerseits eine „holistische", das ganze Gehirn einbeziehende Aktivität des Gehirns bei Sprache vermutet und von anderen eine „lokalisierende" Betrachtung mit regionalen Schwerpunkten der zerebralen Sprachverarbeitung gefordert.

Es wurden also zwei konkurrierende Modelle der neuralen „Entstehung" von Sprache diskutiert, was Konsequenzen für die angedachte Therapie hat (Cappa et al. 2014): Der holistische Ansatz führte zu der therapeutischen Überlegung, das Gehirn insgesamt anzuregen, zu stimulieren und zu fazilitieren („multimodale Stimulation"), um die Sprachleistungen zu verbessern, und um bei gestörtem

Zugriff auf Sprachleistungen diesen zu „deblockieren". Bei den lokalisatorischen Überlegungen wurde hingegen eher davon ausgegangen, dass bei Ausfall bestimmter Zentren genau deren Leistungen durch gezieltes Üben von funktionell intakten alternativen Arealen des Gehirns übernommen werden (Restitution). Inzwischen geht man eher von verteilten zerebralen Netzwerkaktivitäten bei sprachbezogenen Prozessen aus, die je nach erforderlicher sprachlicher Informationsverarbeitung in unterschiedlicher Konstellation aktiviert werden (Price, 2010; Egorova et al. 2016). Bei über 90% der rechtshändigen Erwachsenen ist die linke Hemisphäre sprachdominant; ca. 10% weisen eine rechtshemisphärische Sprachdominanz oder keine ausgeprägte Lateralität auf (Knecht et al. 2000). Personen mit bilateraler Sprachausprägung sind möglicherweise weniger vulnerabel für Sprachstörungen in Folge eines unilateralen Schlaganfalls (Knecht et al. 2002).

Für Sprachverarbeitung relevant zu sein scheinen u.a. im frontalen Kortex der prämotorische Kortex (PMC), der inferiore frontale Gyrus (IFG) (inkl. Broca-Areal), der Inselkortex, im temporalen Kortex der vordere (anteriore) (aSTG) und der hintere (posteriore) superiore temporale Gyrus (pSTG) (Wernicke-Areal) sowie der mittlere temporale Kortex (MTG), der untere Parietallappen mit den Gyri supramarginalis (SMG) und angularis (ANG) („Lesezentrum") sowie Faserverbindungen zwischen den kortikalen Arealen (vgl. **Abb. 10.1**) (Price 2010; Saur und Hartwigsen 2012).

Es wird zwischen einem stärker lateralisierten *„dorsalen" Netzwerkanteil* unterschieden, das vorderen und hinteren superioren temporalen Kortex, inferioren Parietallappen, den prämotorischen Kortex und den opercularen Anteil des inferioren frontalen Gyrus (operIFG) umschließt und stark in Übersetzungsvorgänge zwischen akustischen Sprachsignalen und artikulatorischen Mustern und damit auch Sprachproduktion und Syntax einbezogen ist. Andererseits gibt es einen mehr bilateral organisierten *„ventralen"* Netzwerkanteil, der den mittleren Temporallappen (MTG), den ventrolateralen präfrontalen Kortex (PFC) und den orbitalen Anteil des inferioren frontalen Gyrus (orbIFG) einschließt. Der ventrale Netzwerkanteil ist eher in die semantischen sowie kombinatorische Prozesse der Sprache involviert (Friederici 2015).

Die kognitionspsychologische Perspektive

Die psycholinguistische Forschung hat basierend auf der Analyse des sprachlichen Verhaltens sprachverarbeitende Prozesse mit kognitionspsychologischen Modellen abgebildet: Aspekte der Phonem-(=Laut-)verarbeitung, der Graphem-(=Buchstaben-)verarbeitung, lexikalischer (Wortschatz) und syntaktischer (Satzbau) Verarbeitung, ihre Zusammenhänge und Abfolge wurden für den natürlichen Sprachprozess charakterisiert. Die Sprachleistungen aphasischer Patienten können damit verglichen werden. Auf Grundlage dieser „funktionellen Diagnostik" können einzelne Sprachfunktionen gezielt durch Üben gestärkt werden (Restitution) oder auch intakte Prozesse kompensatorisch genutzt werden (Kompensation, z.B. schreiben statt sprechen).

Erholung von Sprache, Förderung von Kommunikation und Lebensqualität

Kommt man von hier zur funktionell neuroanatomischen Betrachtung zurück, so scheinen homologe (lokalisatorisch analoge) Areale der nicht-sprachdominanten Hemisphäre sprachliche Teilleistungen nach einem Schlaganfall in der Erholungsphase übernehmen zu können. An einer funktionell guten Restitution scheinen aber am ehesten periläsionale, ungeschädigte Areale in der sprachdominanten Hemisphäre beteiligt zu sein (Heiss et al. 1999); eine Reaktivierung des superioren temporalen Gyrus der sprachdominanten Hemisphäre im Verlauf war mit der besten funktionellen Erholung assoziiert.

Wenn man die Änderungen der sprachbezogenen Hirnaktivität bei Aphasie nach Schlaganfall im zeitlichen Verlauf untersucht, so ist in der akuten Phase eine „globale" Minderaktivierung in den sprachbezogenen zerebralen Netzwerken festzustellen (Parallele zu dem vormaligen „holistischen" Gedanken; Phänomen der „Diaschisis" als Minderaktivität in Arealen, die mit dem geschädigten Areal verbunden sind); in der subakuten Phase sind häufiger bilaterale Aktivierungen erkennbar und in der chronischen Phase wieder eine stärkere Lateralisierung (Saur et al. 2006). Vieles spricht dafür, dass die funktionelle Spracherholung, auch die, die durch die Therapie angeregt wird, durch die verbliebenen Netzwerkanteile des prämorbiden zerebralen Netzwerks für Sprachverarbeitung ermöglicht wird (Sauer und Hartwigsen 2012).

Zusammenfassend liegt der Spracherholung nach einem Schlaganfall eine Beteiligung periläsioneller (linkshemisphärischer) oder kontralateral homotoper (rechtshemisphärischer) Gehirnareale zugrunde bzw. die Etablierung einer der in Folge des Schlaganfalls gestörten transkollosalen Inhibition (resultierend in einer relativen Überaktivität der intakten Hemisphäre) und möglicherweise auch eine erfolgreiche Re-Aktivierung übergeordneter kognitiver Kontroll-Netzwerke (Geranmayeh et al. 2014). Der Anteil periläsioneller versus kontralateraler Areale bei der Spracherholung ist vermutlich von der Verlaufsphase nach dem Schlaganfall (Saur et al. 2006) sowie der Läsionsgröße (Watila u. Balarabe 2015) abhängig (periläsionelle Funktionsübernahme eher bei umschriebenenen Läsionen und in der postakuten Phase nach dem Schlaganfall, kompensatorische kontralaterale Funktionsübernahme bei ausgedehnten Läsionen in der chronischen Phase).

Da Sprache der Kommunikation dient und Kommunikation wiederum dem sozialen Austausch, darf sich die Behandlung von Personen mit Aphasie nicht alleine auf Sprache konzentrieren, sondern sollte alle Möglichkeiten der Kommunikation fördern und die sozialen Konsequenzen einer Aphasie im Blick haben. Das emotionale Befinden und die Lebensqualität von Personen mit Aphasie sind ganz wesentlich auch durch nicht-sprachliche Aspekte mitbedingt und beeinflussbar. Sprach- und Sprechstörungen zählen jedoch zu den subjektiv schwerwiegendsten Folgen eines Schlaganfalls, mit einer deutlichen Einschränkung der gesundheitsbezogenen Lebensqualität sowie einer höheren Rate emotionaler Verstimmung im Vergleich zu Schlaganfallpatienten ohne Sprachstörung (Hilari et al. 2011).

10.3
Klinik und Diagnostik der Aphasie

Klinische Betrachtung

Klinisch relevant ist es, zwischen einer *akuten Phase* (ca. 4 Wochen nach dem Schlaganfall) der Aphasie, einer subakuten Phase (nachfolgende Monate) und einer chronischen Phase (längerfristiger Verlauf ab etwa 6–12 Monaten) danach zu unterscheiden.

In der akuten Phase gibt es sehr schnelle Änderungen des klinischen Bildes, weswegen eine zuverlässige standardisierte Diagnostik erst ca. sechs Wochen nach dem Schlaganfall erfolgen kann (Huber et al. 1984). Wichtig ist es jedoch, die Aphasie festzustellen und ihre Ausprägung zu charakterisieren. Wir können bei akuten Aphasien einen Mutismus, eine nicht-flüssige Sprachproduktion und einen flüssige Sprachproduktion unter-

Tab. 10.1: Aphasiesyndrome, Charakteristika und Therapieschwerpunkte

Globale Aphasie
- 20% der Patienten mit Aphasie nach der Akutphase
- Alle Modalitäten stark betroffen
- Leitsymptome: Automatismen, Neologismen und Stereotypien
- Therapieschwerpunkt: Automatismen unterbinden, Anbahnung einfacher Artikulationsmuster, Förderung aller Modalitäten

Broca-Aphasie
- 10 % der Patienten nach der Akutphase, 50 % Syndromwandel bei globaler Aphasie im Laufe eines Jahres
- Leitsymptome: Agrammatismus (Telegrammstil), Sprechapraxie
- Häufig phonematische Paraphasien und Sprechapraxie
- Sprachverständnis (SV) für Wörter mittelschwer betroffen, für Sätze stark
- Therapieschwerpunkt: Aktivierung und Aufbau des Wortschatzes, insbesondere Verben; schrittweise Erweiterung des Telegrammstils, Sprechapraxie-Training, Förderung aller Modalitäten (gute Chancen – langfristig)

Wernicke-Aphasie
- 20% der Patienten nach der Akutphase
- Leitsymptome: Paraphasien und Paragrammatismus (komplexer Satzbau mit Verschränkungen)
- Phonematische (oft initial überlagernd) und/oder sematische Paraphasien bis Neologismen bzw. phonematischer Jargon, Störungen der Grammatik, selten Sprechapraxie
- SV schwer betroffen (Identifikation und/oder Diskrimination), auditiv sprachliche Merkspanne reduziert
- Therapieschwerpunkt: Verbesserung des Sprachverständnisses und des Störungsbewusstseins (Erkennen, Selbstkontrolle und -korrektur)

Amnestische Aphasie
- 30 % der Patienten nach der Akutphase, 50 % Syndromwandel bei Wernicke-Aphasie im Laufe eines Jahres
- Leitsymptome: Wortfindungsstörungen (bewusste Störung – Suchverhalten und Umschreibung) und inhaltsarme Floskeln
- SV nur wenig gestört
- Therapieschwerpunkt: Aktivierung und Aufbau des Wortschatzes (beste Rückbildungschancen unter den Aphasien)

Leitungsaphasie
- Leitsymptome: Nachsprechen auffällig stark gestört

Transkortikale Aphasie
- Leitsymptome: Nachsprechen gelingt auffällig gut

scheiden. Beim *Mutismus* findet keine Sprachäußerung statt, emotionale Äußerungen und Lautäußerungen kommen vor, das Sprachverständnis kann sehr unterschiedlich betroffen. Bei der *nicht-flüssigen Aphasie* können Satzfragmente und Wörter geäußert werden, dabei imponieren Sprechanstrengung und Wortfindungsstörungen, teilweise werden phonematich (lautlich) oder semantisch (inhaltlich)

falsche Wörter (Paraphasien) genutzt, es kommt zu Automatismen (beliebige, nicht passende Laute, Wörter), Neologismen (Aneinanderreihung von Silben zu nicht existenten „Pseudowörtern") bzw. Stereotypien (inhaltsarme Floskeln wie z. B. steoreotyp verwendete Redewendungen), die ohne inhaltlichen Zusammenhang zum Kommunikationsinhalt wiederholt genutzt werden; oder man beobachtet bei Patienten ein Wiederholen, dessen, was das Gegenüber sagt (Echolalie). Das Sprachverständnis ist unterschiedlich schwer betroffen; sprachliche Defizite werden vom Patienten (teilweise) bemerkt. Bei der *flüssigen Aphasie* wird oftmals mit gut erhaltenem oder überschießendem Sprachfluss (Prosodie) inhaltlich Unverständliches geäußert, z. B. ein „Salat" von Lauten, Silben und Wörtern (Jargon), ohne dass der Betroffenen dies selbst bemerkt; das Sprachverständnis ist bei flüssigen Aphasien oftmals stark reduziert.

Für die akute wie die späteren Aphasiephasen ist charakterisierend, dass sie – wenn auch in unterschiedlichem Ausmaß – alle linguistischen Aspekte (Phonologie, Lexikon, Syntax) betreffen, und damit „supramodale Störungen" sind, und andererseits auch alle Sprachmodalitäten, nämlich das Verständnis (Rezeption) und den Ausdruck (Expression) sowohl lautsprachlich als auch schriftsprachlich betreffen, also „multimodal" sind.

In der *subakuten und chronischen Phase der Aphasien* bilden sich stabilere Störungsmuster aus, die sich in „Syndrome" einteilen lassen. Diese unterliegen im Rahmen der Spontanerholung und Therapie auch einem Wandel, der sich aber oftmals eher in Zeiträumen von Monaten darstellt. Ab ca. sechs Wochen nach dem Schlaganfall ist die Einteilung in Aphasiesyndrome auf Grundlage des Aachener Aphasietests (Huber et al. 1984) möglich. An dieser Stelle ist nur eine kurze tabellarische Darstellung möglich, es sei auf vertiefende Literatur aufmerksam gemacht (u.a. Huber et al. 2006) **(Tab. 10.1)**.

Diagnostik

Diagnostisch werden die klinische Untersuchung, die standardisierte Aphasie-Diagnostik inklusive modalitätsbezogener und Syndromdiagnostik, die psycholinguistische Diagnostik, die Diagnostik des Kommunikationsverhaltens sowie die Auswirkungen der Aphasie auf Emotionalität, Lebensqualität und Partizipation unterschieden.

Die klinische Untersuchung

Die *klinische Untersuchung* erfasst differenziert nach Schwere der Aphasie lautsprachlich die Spontansprache, das Reihensprechen (z. B. Wochentage, Zahlen), das Nachsprechen von Lauten, Wörtern und Sätzen, das Benennen sowie das Sprachverständnis für Wörter, einfache und komplexere bzw. abstrakte Sachverhalte; schriftsprachlich werden analog Lesen und Schreiben untersucht. Dabei werden sprachliche Auffälligkeiten (z. B. gemäß der o. g. Symptome) und Kompetenzen befundet. Einen ersten Überblick über den Schweregrad der Aphasie in der Akutphase liefert die Sprachskala der NIH Stroke Scale.

Die standardisierte Aphasiediagnostik

Für die standardisierte Diagnostik in der Akutphase stehen Kurztests zur Verfügung; eine aktuelle Übersicht findet sich bei (Nobis-Bosch et al. 2012). Einer der Kurztests ist der *Aachener Aphasie Bedside Test* (AABT) (Biniek 1993). Er hat 6 Teile: Spontansprache; Aufforderungen zu Blick- und Kopfbewegungen; Aufforderungen zu Mundbewegungen; Singen, Reihen- und Floskelsprechen; Identifizierung von Objekten; und Benennen. Seine Durchführung dauert 15–40 Minuten, bei schrittweiser Stimulation erfolgt neben der Antwortgenauigkeit auch eine Beurteilung der zur Sprachaktivierung notwendigen sprachtherapeutischen Hilfen. Der AATB eignet sich zur Verlaufsdiagnostik; es stehen

Normen für sieben Messzeitpunkte zur Verfügung.

Für die standardisierte Aphasie-Diagnostik in der subaktuten (ab ca. der 6. Woche) und chronischen Phase steht für den deutschsprachigen Raum der *Aachener Aphasie Test (AAT)* zur Verfügung (Huber et al. 1983). Die diagnostischen Ziele des AAT sind die psychometrisch fundierte Feststellung der Aphasie, die Syndromzuordnung, die Feststellung des Schweregrades, die Erstellung eines Störungsprofils über die verschiedenen Sprachmodalitäten hinweg sowie ggf. die Verlaufsdiagnostik der genannten Aspekte. Die Durchführung dauert 1 bis 2 Stunden. Der AAT umfasst die folgenden Testteile: Spontansprache (Bewertung von: Kommunikationsverhalten, Artikulation und Prosodie, automatisierte Sprache, semantische Struktur, phonematische Struktur, syntaktische Struktur); Token-Test; Nachsprechen (Laute, einsilbige Wörter, Lehn- und Fremdwörter, zusammengesetzte Wörter; Sätze); Schriftsprache (lautes Lesen; Zusammensetzen von Wörtern und Sätzen; Schreiben nach Diktat); Benennen (einfache Objektnamen, Farbadjektive, Beschreiben von Situationsbildern in Sätzen); und Sprachverständnis (auditiv – Wörter, Sätze; Leseinnverständnis – Wörter, Sätze).

Die psycholinguistische Untersuchung

Für die psycholinguistische Diagnostik wird oft das Logogen-Modell genutzt (Patterson u. Shewell 1987), welches von dem britischen Kognitionspsychologen John Morton (Morton 1980) vorgeschlagen wurde. Im Logogen-Modell unterscheiden wir für die Verarbeitung von sprachbezogener Information einen tiefen = semantischen Verarbeitungsweg, über den die Bedeutung (Semantik) erfasst wird, dann gibt es einen direkten = lexikalischen Verarbeitungsweg und einen oberflächlichen = nicht-lexikalischen Weg. Was ist damit gemeint? (**Abb. 10.2**)

■ *Oberflächlicher = nicht-lexikalischer Weg*

Wenn wir etwas hören oder lesen bzw. schreiben oder sprechen, dann verwenden wir dafür Grapheme (Buchstaben) oder Phoneme (Laute), diese werden von uns erkannt (visuelle Graphem- oder auditive Phonemanalyse) oder beim Schreiben bzw. Sprechen über einen Phonem- oder Graphempuffer gebildet (generiert). Wir können z. B. Graphemfolgen wie „tata" visuell analysieren (visuelle Graphemanalyse) und dann laut vorlesen (Phonempuffer) oder Schreiben (Graphempuffer), ohne dass wir „tata" zuvor jemals gehört hätten und somit ein solches „Wort" und entsprechend auch keine Bedeutung dazu kennen. Das wäre ein Beispiel für die „oberflächliche Route" sprachlicher Informationsverarbeitung, eine Verarbeitung, ohne dass eine lexikalische (zum Wortschatz gehörende) oder semantische Ebene (Wortbedeutung) genutzt wird.

■ *Direkter = lexikalischer Verarbeitungsweg*

Wenn wir aber ein bekanntes Wort, hören, wird nach der Phonemanalyse diese „Wortform" im „phonologischen Inputlexikon" aktiviert, oder, wenn wir ein bekanntes Wort lesen im „graphematischen Inputlexikon"; wenn wir das Wort dann sprechen möchten, erfolgt eine Aktivierung der Wortform im „phonologischen Output-Lexikon", bzw. wenn wir es schreiben möchten, im „graphematischen Output-Lexikon". Das sind Beispiele der direkten, lexikalischen Verarbeitung.

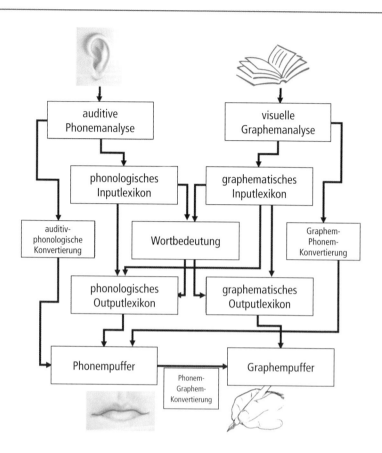

Abb. 10.2: Illustration des Logogen-Modells für die sprachbezogene Verarbeitung von Wörtern

Für die psycholinguistische Diagnostik wird oft das Logogen-Modell genutzt (Patterson u. Shewell 1987). Im Logogen-Modell unterscheiden wir für die Verarbeitung von sprachbezogener Information einen tiefen = semantischen Verarbeitungsweg, über den die Bedeutung (Semantik / Wortbedeutung) erfasst wird; einen direkten = lexikalischen Verarbeitungsweg (Input- und Output-Lexika) und einen oberflächlichen = nicht-lexikalischen Weg (Graphem-, Phonemanalyse, Konvertierung und Phonem- bzw. Graphempuffer). Zur Erklärung siehe Text.

■ *Tiefer = semantischen Verarbeitungsweg*

Eine tiefe, semantische Verarbeitung kann aus dem Hören oder Lesen resultieren oder ist der gedankliche Ursprung einer Sprachmitteilung. Hier „in der Tiefe" erfolgt ein Erkennen bzw. eine Aktivierung von Bedeutungsinhalten. Wir sprechen von der tiefen semantischen Route der Sprachverar-

beitung, wenn das Verstehen oder das gedankliche Bearbeiten von Bedeutungsinhalten sprachgebunden erfolgen.

Die Testbatterie „Lexikon modellorientiert – LeMo 2.0" umfasst in 33 Testbereichen (14 zentrale und 19 vertiefende Tests) die folgenden sprachlichen Leistungen: auditives und visuelles Diskriminieren, auditives und visuelles lexikalisches Entscheiden, Nachsprechen, Lesen, Schreiben, auditives und visuelles Sprachverständnis sowie mündliches und schriftliches Benennen (Stadie et al. 2013). LeMo untersucht die im Logogen-Modell vorgesehenen Verarbeitungsrouten und kann so ihre Defizite und die Kompetenzen der Sprachverarbeitung bei einzelnen Patienten feststellen. Daraus lassen sich therapeutische Strategien ableiten. Die LeMo Testbatterie ist ein rein klinisch-exploratives und kein psychometrisch fundiertes Verfahren, es stehen keine Normwerte für Patienten mit Aphasie zur Verfügung. Erwähnt sei, dass es eine Reihe anderer psycholinguistischer Untersuchungsaspekte und zugehörige Tests bzw. Aufgabensammlung gibt, die hier nicht im Detail vorgestellt werden können.

Diagnostik von Kommunikation, Emotion und Lebensqualität bei Aphasie

Kurz eingegangen werden soll noch auf die Diagnostik des Kommunikationsverhaltens sowie die Auswirkungen der Aphasie auf Emotionalität, Lebensqualität und Partizipation. Die Stimmung (u.a. Depressivität), die psychosoziale Funktionstüchtigkeit und Integration in soziale Bezüge (Familie, Beruf und Freizeit) sind durch aphasische Beeinträchtigungen gefährdet, aber nicht allein durch Ausmaß und Schwere der Aphasie determiniert.

Um Personen mit Aphasie gerecht zu werden und ihre Beratung und Behandlung sachgerecht zu planen, ist es erforderlich, sich als Behandler über Aspekte der emotionalen Befindlichkeit, des Kommunkationsverhaltens, der Krankheitsverarbeitung sowie der familiären und sozialen Einbindung klar zu werden. Diese Aspekte können einerseits klinisch – u. a. durch narrative Interviews – eingeschätzt werden;

teilweise stehen auch standardisierte, spezifisch für Personen mit Aphasie validierte Diagnostikinstrumente zur Verfügung. Beispiele sind:

1. Amsterdam Nijmegen Everyday Language Test (ANELT) (Blomert et al. 1994) – bei simulierten Rollenspielen wird die verbale Kommunikation des Patienten in alltagsnahen Situationen (z. B. telefonisch einen Arzttermin verlegen) überprüft. Eine deutsche Version erscheint in Kürze beim Hogrefe Verlag (Baumgärtner et al., in Vorbereitung).
2. Scenario Test (van der Meulen et al. 2010) (deutsche Bearbeitung: Nobis-Bosch et al., in Vorbereitung) – in interaktiven Rollenspielen mit dem Durchführer sind neben der verbalen Kommunikation auch anderen nicht-verbale Kommunikationskanäle (Zeigen, Zeichnen, Schreiben) zugelassen. Anders als der ANELT ist der Scenario somit auch für schwerst betroffene Patienten mit Aphasie geeignet; die Differenzierung im oberen Leistungsbereich ist hingegen eingeschränkt (Deckeneffekt).
3. Indirekte Verfahren: Communicative effectiveness index (CETI) (Lomas et al. 1989) – ein Angehöriger bewerten die kommunikative Kompetenz des Betroffenen im Alltag (jeweils Vergleich mit dem prämorbiden Kommunikationsverhalten).
4. Visual Analog Mood Scale (VAMS) (Stern et al. 1997) – Unterstützt durch bildhafte Darstellungen („emoticons") können Personen mit Aphasie auf einer 10 cm langen Linie ihre aktuelle emotionale Befindlichkeit selbst einschätzen. Die Durchführung im klinischen Alltag erweist sich wegen der häufig vorliegenden zusätzlichen motorischen Störungen als schwierig.

5. Freiburger Fragebogen zur Krankheitsverarbeitung (FKV) – Die Bildversion des Tests erlaubt eine Selbsteinschätzung zur Krankheitsverarbeitung auch bei schwerer Aphasie.

6. Aachener Lebensqualitätsinventar (ALQI-Aphasie) (Engell et al. 2003) – Die Bildversion ermöglicht Aphasie-Patienten eine Selbsteinschätzung ihrer Lebensqualität in den Dimensionen physisch, psychosozial und aphasiespezifisch. Mit 117 Items ist der Test für den klinischen Einsatz zu umfangreich.

7. Stroke and Aphasia Quality of Life Scale 39 (SAQOL-39) (Hilari et al. 2003) – In 39 Items bewerten die Patienten im Rahmen eines standardisierten Interviews auf einer fünfstufigen Skala (auch nonverbale Beantwortungsmöglichkeiten vorgesehen) ihre Zufriedenheit in den Bereichen körperliche, psychosoziale, auf die Kommunikation bezogene sowie auf die Energie bezogene Lebensqualität. Die SAQOL-39 ist psychometrisch gut fundiert und europaweit das am häufigsten eingesetzte Messinstrument zur Lebensqualität bei Aphasie; eine deutsche Übersetzung erscheint in Kürze (Breitenstein et al., in Vorbereitung).

8.4
Therapie der Aphasie

Die Behandlung der Aphasie hat sowohl die Verbesserung der sprachsystematischen Leistungen und das Wiedererlernen laut- und schriftsprachlicher Fähigkeiten zum Ziel (Restitution), den Erwerb nonverbaler Kompensationsstrategien (z. B. mittels elekronischer Hilfsmittel) als auch die Verbesserung der Kommunikation im Alltag und die Teilhabe am sozialen Leben in Familie, Beruf, Freizeit und am sonstigen sozialen Leben. Die individualisierte Behandlungsplanung sollte zwischen Therapeut und Betroffenen, möglichst auch mit nahen Angehörigen abgestimmt erfolgen.

Ein aktueller Cochrane-Review über 19 randomisierte Vergleiche mit 1.414 Patienten bestätigte, dass Sprachtherapie (verglichen mit „keine Sprachtherapie") sowohl die Kommunikationsfähigkeit als auch das Sprachverständnis und die expressiven Sprachleitungen verbessert (Brady et al. 2012). Multizentrische randomisierte kontrollierte klinische Studien (RCT) mit adäquaten Stichprobengrößen, hinreichender Therapieintensität und einer unbehandelten Kontrollgruppe stehen derzeit aus, die Evidenzbasierung für Sprachtherapie gilt vor diesem Hintergrund als eingeschränkt.

Therapie in der Akutphase

Bei einer akuten Aphasie ist das primäre Aphasie-Therapieziel, basale sprachliche Leistungen und eine basale und dabei kommunikativ nützliche Alltagskommunikation zu fördern bzw. für die Kommunikation eher hinderliche Phänomene (Automatismen, Stereotypien, Jargon) zu hemmen. Entsprechend erfolgt eine Reaktivierung von sprachlichem Wissen über eine *multimodale Stimulierung*, um laut- und schriftsprachliche Aktivitäten wieder anzubahnen, Sprachautomatismen zu hemmen bzw. zu reduzieren und aktives Kommunikationsverhalten, ggf. unter Nutzung kompensatorischer Hilfen (Kommunikationstafeln mit bildhafter Darstellung von Äußerungen zum Befinden und Bedürfnissen) zu fördern. Berücksichtigt werden müssen die oftmals noch sehr limitierte Konzentrationsfähigkeit und andere die Betroffenen zusätzlich einschränkende begleitende Beeinträchtigungen (Allgemeinzustand, Wachheit, Konzentrationsfähigkeit, Lähmungssituation, Sprechstörung etc.). Dabei sollte ein Überforderung vermieden werden. In der Therapie sollte dem Patienten ein fehlerfreies Lernen mit vielen wiederholenden Übungen und schrittweise geringer werdenden Hilfen angeboten werden.

Das *optimale Zeitfenster* für die Initiierung einer (Intensiv-)Sprachtherapie nach einem Schlaganfall konnte empirisch bislang nicht identifiziert werden (Brady et al. 2012). Neurowissenschaftliche Erkenntnisse (Zeiler u. Krakauer 2013) sowie systematische Literaturübersichten legen nahe, sprachliche Interventionen zeitnah nach dem initialen Schlaganfall zu beginnen. Die Intensität richtet sich in der (Sub-)Akutphase nach der mentalen Belastbarkeit des Patienten. *Nicht-intensiv* (d. h. mit weniger als fünf Stunden pro Woche) durchgeführte Sprachtherapie in der frühen Phase nach dem Schlaganfall erbrachte in ersten RCTs keinen Vorteil der Sprachtherapie gegenüber einer Wartebedingung (Laska et al. 2011) oder unstrukturierten sozialen Kontakten (Bowen et al. 2012). Die in Kürze erwarteten Ergebnisse der RATS-3 Studie (Nouwens et al. 2013) werden Aufschluss darüber geben, ob eine innerhalb von zwei Wochen nach dem Schlaganfall initiierte *intensive* Sprachtherapie einer Wartegruppenbedingung überlegen ist.

Sprachtherapie in weiteren Verlauf

Insbesondere in der subakuten, aber auch in der chronischen Phase der Therapie erfolgt eine *störungsspezifische Beübung* sprachlicher und kommunikativ-pragmatischer Kompetenzen. Bei gebessertem Allgemein-

befinden, stabiler Wachheit und gebesserter Konzentrationsfähigkeit sowie stabilisierter aphasischer Symptomatik erfolgt eine detaillierte Aphasiediagnostik und darauf aufbauend eine störungsspezifische Beübung sprachlicher Leistungen. Begonnen wird i.d.R. mit der am schwersten betroffenen linguistischen Funktion (Phonologie, Lexikon, Syntax).

Störungen der Lautstruktur (Phoneme) können durch Übungen mit Entscheidungen zur Lautstruktur beübt werden. Dazu gehören das Zusammensetzen von Phonemen und die Entscheidung, ob sich ein Wort ergibt (Beispiel: Na-gel, Na-bel, Na-kel). Anloges gilt für die Schriftsprache (Grapheme).

In Bezug auf den Wortschatz können Defizite der Wortbedeutung (Semantik) ebenso vorliegen wie der Wortformen (Lexikon). Erstere werden durch Übungen „im semantischen Feld" behandelt, wobei Entscheidungen basierend auf Bedeutungen von Wörtern getroffen werden sollen; z. B. Was macht man mit Besteck: trinken, kochen, bügeln, essen? Letztere können mit Übungen zu Wortform-Entscheidungen (Beispiel: welches Wort gibt es: Mirk, Milch?). Beide Aspekte zusammen können durch multimodales Stimulieren von Wortbedeutungen und Wortformen trainiert werden. Die Behandlung ist sowohl im laut- als auch schriftsprachlichen Bereich möglich und notwendig.

Bei Störungen des Satzbaus und der Grammatik ist es wichtig zu verstehen, ob nur die Satzproduktion oder auch die Verstehen von Sätzen betroffen ist. Satzbauübungen umfassen das Bilden von Sätzen mit vorgegebenen Wörtern, das Umformen, das Vervollständigen sowie das Verstehen und Beurteilen von Sätzen bzw. auch das (korrekte) Verknüpfen von Sätzen. Rezeptive Grammatikübungen können zum Beispiel die Korrektheit von Flexionsformen abfragen (Beispiel: Was ist richtig: Der Postbote bringen die Post; Die Postbote bringen die Post; Der Postbote bringt den Post; Der Postbote bringt die Post?).

Zur Behandlung einer Störung der Textverarbeitung können Übungen zum Verstehen und Wiedergeben von Texten verschiedenen Inhalts und Schwierigkeitsgraden genutzt werden (Salinas 1993)

Es scheint so zu sein, dass durch verschiedene schädigungsorientierte Behandlungsansätze wie sie oben skizziert wurden, jeweils die trainierten sprachsystematischen Leistungen verbessert und dadurch auch Kommunikationsverbesserungen im Alltag erzielt werden können. So wurden in einer randomisierten kontrollierten Studie (Doesborgh et al. 2004) 3–5 Monate nach einem Schlaganfall, Patienten mit Aphasie entweder einer Gruppe zugeteilt, die phonologische Therapie erhielt, oder aber einer Gruppe, die semantische Therapie erhielt (1,5–3 Stunden/Woche, 40–60 Stunden insgesamt). Jede Gruppe erreichte signifikante Verbesserungen (nur) im trainierten Bereich (Phonologie bzw. Semantik; beides schädigungs-orientiert), aber beide Gruppen erreichten vergleichbare Verbesserung bei der Alltagskommunikation (ANELT, Aktivitätsebene), die Verbesserungen im Alltag waren mit den sprachsystematischen Verbesserungen jeweils korreliert. Die Aussagekraft dieser Studie ist durch das Fehlen einer unbehandelten Kontrollgruppe eingeschränkt; möglicherweise handelte es sich ausschließlich um sprachliche Verbesserungen im Rahmen der Spontanerholung im ersten halben Jahr nach dem Schlaganfall. Gleiches gilt für die Nachfolgestudie RATS-2, in der kognitive-linguis-

tische Therapie mit kommunikativem Training (Kompensationsstrategien) bei Schlaganfallpatienten mit Aphasie in der Subakutphase verglichen wurde (Jong-Hagelstein et al. 2011).

Kritisch für die Wirksamkeit der Therapie scheint eine ausreichende Therapieintensität zu sein. Bereits 2003 analysierten Bhogal und Koautoren mit Ergebnissen aus 10 randomisierten kontrollierten Studien mit insgesamt 867 Schlaganfallpatienten mit Aphasie den Effekt der Therapieintensität auf die Therapieerfolge (Bhogal et al. 2003). Nur in der Hälfte der Studien war ein positiver Effekt der Aphasietherapie nachgewiesen worden. Die Autoren verglichen die Studien mit positivem Effekt mit denen mit negativen (fehlendem) Effekt und stellten fest, dass bei negativem Effekt im Durchschnitt 2 Stunden Therapie pro Woche bei insgesamt knapp 44 Stunden Therapie durchgeführt wurden, bei den Studien mit positivem Effekt jedoch im Durchschnitt fast 9 Stunden Therapie pro Woche und insgesamt 98 Stunden. Die Anzahl der Stunden pro Woche und der Therapiestunden insgesamt waren jeweils sehr hoch mit Verbesserungen der Alltagskommunikation korreliert ($r > 0.90$).

Ein besonders intensiver Aphasietherapie-Ansatz ist die „constraint induced aphasia therapy (CIAT)" (Meinzer et al. 2012). Dabei werden z.B. über 10 Werktage 3 Stunden Aphasietherapie pro Tag in einer Kleingruppe durchgeführt. Bei „spielerischen" Aufgabenstellungen („Spiel"-Karten) dürfen die Teilnehmer, die jeweils nur ihre eigenen Karten sehen, aber nach ergänzenden Karten bei den anderen Spielern „fahnden" sollen, nur verbal miteinander kommunizieren. Auf diese Weise erfolgt mit steigenden Anforderungen eine massive Beübung sprachlicher Leistungen. Eine Überlegenheit der CIAT gegenüber anderen intensiv durchgeführten sprachtherapeutischen Vorgehensweisen konnte jedoch bislang nicht nachgewiesen werden (Barthel et al. 2004; Sickert et al. 2014).

Nationale und internationale Leitlinien empfehlen **intensive** Sprach- und Sprechtherapie als „Goldstandard" bei der Versorgung von Schlaganfallpatienten mit Aphasie (Ackermann et al. 2012; Brady et al. 2012). Als Voraussetzung für die Therapiewirksamkeit gilt eine Intensität von *mindestens fünf Wochenstunden* für die Dauer mehrerer Wochen (Bhogal et al. 2003); eine Therapieintensität von zwei oder weniger Wochenstunden gilt als unwirksam und wird lediglich zur langfristigen Aufrechterhaltung von Intensivtherapieeffekten angeraten (Ackermann al., 2012). Bei hinreichender Intensität waren die positive Effekte für mindestens sechs Monate nach Therapieende erhalten (Meinzer et al. 2005; Breitenstein et al. 2015). Die nationalen Leitlinien-Empfehlungen zur Intensität gelten derzeit sowohl für alle Schlaganfallpatienten, unabhängig von der Phase nach dem Schlaganfall.

Förderung von Kommunikation und Teilhabe

Neben der störungsspezifischen Beübung mit dem Ziel der Restitution der sprachsystematischen Leistungen, ist es bereits sehr früh in der Aphasie-Therapie, aber zunehmend im weiteren Verlauf bedeutsam, die Alltagskommunikation und die Teilhabe in sozialen Bezügen therapeutisch zu fördern. Erfolgt das im weiteren Verlauf, wird hier auch von einer „Konsolidierungsphase" gesprochen.

Es gibt verschiedene therapeutische Ansätze, mit denen eine möglichst optimale Nutzung von verbalen und nonverbalen Kommunikationsmöglichkeiten für den Alltag gefördert werden können.

Eine Therapieform ist die PACE-Therapie (Promoting Aphasics Communication Effectiveness). Bei dieser Therapie sind Therapeut und Person mit Aphasie in der Kommunikationssituation (Therapie) gleichberechtigte Kommunikationspartner, die neue Informationen austauschen sollen (vorgegebene Aufgabe). Jeweils einer der Partner kennt die Inhalte nicht. Sprecher- und Hörer-Rollen werden abwechselnd eingenommen. Die Kommunikationsmittel (verbal und nonverbal) sind frei wählbar. Der Therapeut gibt strukturierte Rückmeldung, aber erst im Wiederholungsfall ein spezifisches Feedback.

Kommunikationstraining kann auch für (Lebens-)Partner bzw. Familienangehörige angeboten werden. Im Paartraining lernen aphasische Personen und ihre Lebenspartner günstige kommunikative Verhaltensweisen kennen und trainieren diese.

Auch Gruppentherapien (Kommunikationsgruppe) stellen ein wertvolles Therapiemittel dar, um kommunikative Strategie bei Personen mit Aphasie zu fördern. Bislang liegt keine Evidenz für eine differentielle Wirksamkeit von *Einzel- und Gruppentherapie* vor, die Bewertung basiert jedoch auf Studien mit kleinen Fallzahlen (Brady et al. 2012). Die Frequenz der individuellen sprachlichen Stimulation fällt bei einer gezielten Einzeltherapie höher aus; die Gruppentherapie hat wegen der sozialen Aspekte eine höhere Relevanz für die Kommunikation im Alltag.

De Jong-Hagelstein et al. (2011) verglichen bei 80 subakuten Schlaganfallpatienten mit Aphasie in den ersten 6 Monaten einen schädigungsorientierten sprachsystematischen (Phonologie, Semantik, Syntax) mit einem primär kommunikations-orientierten Behandlungsansatz. Alle Patienten erhielten mindestens 2 Stunden Therapie pro Woche über einen Zeitraum von 6 Monaten. Bei einem Gruppenvergleich nach 3 und nach 6 Monaten waren die Kommunikationsverbesserungen (ANELT) bei der Gruppe mit sprachsystematischem Behandlungsansatz vergleichbar mit den Kommunikationsverbesserungen der Gruppe mit Kommunikationstraining. Bei 2 von 6 phonologischen und Semantik-Tests schnitt die Gruppe mit sprachsystematischem Training besser ab als die Gruppe mit Kommunikationstraining. Auch hier galt also, dass sprachsystematische Aphasietherapie spezifische Effekte erzielt; es ist aber auch so, dass bezüglich Alltagseffekte für die Kommunikation ein primäres Kommunikationstraining ebenso wirksam ist. Auch für diese Studie gilt die Einschränkung, dass keine Kontrolle unspezifischer Effekte (z. B. der Spontanerholung) durch eine unbehandelte Gruppe erfolgte. Die Wirksamkeit beider Therapieformen ist somit ungeklärt.

Eine wichtige Hilfestellung im langfristigen Verlauf stellen möglicherweise therapeutensupervidiertes Heimtraining (Nobis-Bosch et al. 2011) sowie die Aphasie-Selbsthilfe-Gruppen (Deutscher Dachverband der ca. 300 Aphasieselbsthilfegruppen: Bund für die Rehabilitation der Aphasiker e.V.; www.aphasiker.de) dar. Durch die hierbei entstehenden Kontakte und durch gemeinsame Aktivitäten kann eine soziale Isolation vermieden oder gemindert werden sowie die Krankheitsverarbeitung unterstützt werden. Auch erhalten Betroffene und ihre Angehörige Informationen über Möglichkeiten und Weiterentwicklungen im therapeutischen Bereich.

10.5
Ergänzende Behandlungsmöglichkeiten

Ergänzende Behandlungsmöglichkeiten gibt es u.a. im Sinne der kognitiven Therapie, medikamentöser Behandlung sowie einer nicht-invasiven Hirnstimulation.

Aufmerksamkeitsfunktionen sind grundlegende Kapazitäten für kognitive Leistungen. Oftmals bestehen bei Schlaganfall-Patienten Aufmerksamkeitsstörungen. Deren gezielte diagnostische Abklärung und Therapie führt zu verbesserten Aufmerksamkeitsfunktionen, die auch sprachliche Leistungen wieder günstig beeinflussen können. Gesicherte Erkenntnisse aus groß angelegten RCTs zu positiven Effekten eines kognitiven Trainings auf die Spracherholung stehen derzeit aus.

Mehrere zentralnervös wirksame Medikamente könnten die Effekte der Sprachtherapie unterstützen. Diese Medikamente wurden jedoch nur in kleineren Studien untersucht und sind für die Indikation der Sprachtherapie-Unterstützung nach Schlaganfall nicht zugelassen; wenn sie eingesetzt werden, handelt es sich demnach um einen „off label"-Gebrauch. Einen verstärkenden Effekt auf die Erfolge von Sprachtherapie konnte in der frühen Phase nach einem Schlaganfall für eine Verordnung von Piracetam (4,8 gr/d über 6 Wochen) (Huber et al. 1997; Kessler et al. 2000) gezeigt werden; in der chronischen Phase nach einem Schlaganfall lieferten Donepezil (10 mg/d über 12 Wochen) (Berthier et al. 2006) und Memantine-Therapie (20 mg/d, über 20 Wochen) (Berthier et al. 2009) erste vielversprechende Ergebnisse.

Sowohl für die transkranielle Gleichstromstimulation (tDCS) als auch die repetitive transkranielle Magnetstimulation (rTMS), zwei nicht-invasive Verfahren der Hirnstimulation konnten positive Effekte auf aphasische Symptome gezeigt werden. Die Klinikreife wurde für keines der Verfahren erreicht (Elsner et al. 2013).

Exemplarisch sei eine Studie erwähnt. In einer randomisierten konrollierten Studie wurden 24 subakuten Schlaganfall-Patienten mit Aphasie über 10 Tage jeweils für 20 Minuten mit einer inhibitorischen 1 Hz rTMS über dem rechten triangulären Anteil der inferioren frontalen Gyrus (IFG) (Broca-homologes Areal) oder mit einer Scheinstimulation behandelt, immer gefolgt von einer 45-minütigen Sprachtherapie (Thiel et al. 2013). In der mit der echten rTMS behandelten Gruppe waren die Sprachverbesserungen (Aachener Aphasie Test) insgesamt und insbesondere für das Benennen nach der zweiwöchigen Behandlung stärker gebessert als in der Kontrollgruppe. Gleichzeitig zeigte die Gruppe mit der echten rTMS im Verlauf eine stärkere Aktivierung sprachverarbeitender Areale der linken Hemisphäre. Die Inhibition des Broca-homologen Areals der rechten Hemisphäre verbesserte also für diese Gruppe subakuter Schlaganfall-Patienten mit Aphasie die Erfolge der Aphasietherapie und die funktionale Reorganisation bzw. Re-Aktivierung sprachverarbeitender Areale in der linken Hemisphäre. Als Erklärung für diese Wirkung könnte angenommen werden, dass das Broca-homologe Areal der rechten Hemisphäre einen inhibitorischen Einfluss auf sprachverarbeitende Netzwerke der linken Hemisphäre hatte, der durch die inhibitorische rTMS gemindert werden konnte, was dann den sprachverarbeitenden Netzwerken der linken Hemisphäre wiederum eine bessere sprachbezogene Aktivierung und Sprachverarbeitung ermöglichte.

Auch wenn die Ergebnisse der nicht-invasiven Hirnstimulation in der Aphasie-Therapie noch begrenzt sind und ein breiter Routine-Einsatz in der klinischen Versorgung noch nicht gerechtfertigt scheint, so sind die Ergebnisse zum Teil sehr ermutigend und bestärken die weitere Untersuchung der Methodik bzgl. ihrer Wirksamkeit. Wünschenswert in diesem Sinne wäre eine weitere Anwendung in spezialisierten Zentren und das systematische Erfassen und Bewerten von Ergebnissen. Besonders vielversprechend erscheinen *duale Stimulationsansätze* (Fazilitierung periläsioneller Areale bei gleichzeitiger Hemmung homologer Areale der kontralateralen Hemisphäre) in Kombination mit intensiver Sprachtherapie (Khedr et al. 2014; Marangolo, 2016).

Literatur

Ackermann H, Baumgaertner A, Breitenstein C, Goldenberg G, Huber W, Amslinger A, Sedlmaier C, Schupp W, Springer L, Willmes-von Hinckeldey K, Ziegler W. Rehabilitation aphasischer Störungen nach Schlaganfall. In: Diener HD, Putzki N (Hg.). Leitlinien für Diagnostik und Therapie in der Neurologie. Stuttgart: Thieme 2012.

Barthel G, Meinzer M, Djundja D, Rockstroh B. Evaluation von Intensivtherapie bei Patienten mit chronischer Aphasie: Modellorientierte Aphasietherapie (MOAT) und Constraint-Induced Aphasia Therapy (CIAT). Paper presented at the 4th Annual Meeting of the German Society for Aphasia Research and Therapy, Greifswald, Germany 2004.

Berthier ML, Green C, Higueras C et al. A randomized, placebo-controlled study of donepezil in poststroke aphasia. Neurology 2006; 67: 1687-9.

Berthier ML, Green C, Lara JP et al. Memantine and constraint-induced aphasia therapy in chronic poststroke aphasia. Ann Neurol 2009; 65: 577-85.

Bhogal SK, Teasell R, Speechley M. Intensity of aphasia therapy, impact on recovery. Stroke 2003; 34: 987-93.

Biniek R. Akute Aphasien. Stuttgart: Thieme; 1993.

Blomert L, Kean ML, Koster C, Schokker J. Amsterdam Nijmegen Everyday Language Test: construction, reliability and validity. Aphasiology 1994; 8, 381-407.

Bowen A, Hesketh A, Patchick E, Young A, Davies L, Vail A, Long AF, Watkins C, Wilkinson M, Pearl G, Ralph MA, Tyrrell P. Effectiveness of enhanced communication therapy in the first four months after stroke for aphasia and dysarthria: a randomised controlled trial. BMJ 2012, 345: e4407

Brady MC, Kelly H, Godwin J, and Enderby P. Speech and language therapy for aphasia following stroke. Cochrane Database Syst Rev 2012; 5: CD000425.

Breitenstein C, Korsukewitz C, Baumgartner A, Floel A, Zwitserlood P, Dobel C, Knecht S. L-dopa does not add to the success of high-intensity language training in aphasia. Restor Neurol Neurosci 2015, 33: 115-20.

Cappa SF, Ansaldo AI, Durand E. Rehabilitation for aphasia. In: Selzer ME, Clarke S, Cohen LG, Kwakkel G, Miller RH (eds.). Textbook of neural repair and rehabilitation (2nd ed.). Oxford: Oxford University Press 2014, Vol II: 437-46.

De Bleser R, Cholewa J, Stadie N, Tabatabei S. LeMo – Lexikon modellorientiert. Einzelfalldiagnostik bei Aphasie, Dyslexie und Dysgraphie. München: Elsevier 2004.

de Jong-Hagelstein M, van de Sandt-Koenderman WM, Prins ND et al. Efficacy of early cognitive-linguistic treatment and communicative treatment in aphasia after stroke: a randomised controlled trial (RATS-2). J Neurol Neurosurg Psychiatry 2011; 82: 399-404.

Dijkerman HC, Wood VA, Hewer RL. Long-term outcome after discharge from a stroke rehabilitation unit. J R Coll Physicians Lond 1996, 30: 538-46.

Doesborgh SJC, van de Sandt-Koenderman MW, Dippel DW et al. Effects of semantic treatment on verbal communication and linguistic processing in aphasia after stroke: a randomized controlled trial. Stroke 2004; 35: 141-46.

Egorova N, Shtyrov Y, Pulvermuller F. Brain basis of communicative actions in language. Neuroimage 2016, 125: 857-67.

Elsner B, Kugler J, Pohl M, Mehrholz J. Transcranial direct current stimulation (tDCS) for improving aphasia in patients with aphasia after stroke. Cochrane Database Syst Rev 2015, 5, CD009760.

Engelter ST, Gostynski M, Papa S, Frei M, Born C, Ajdacic-Gross V, Gutzwiller F, Lyrer PA. Epidemiology of aphasia attributable to first ischemic stroke: incidence, severity, fluency, etiology, and thrombolysis. Stroke 2006: 37: 1379-84.

Friederici AD. White-matter pathways for speech and language processing. Handb Clin Neurol 2015, 129: 177-86.

Geranmayeh F, Brownsett SL, Wise RJ. Task-induced brain activity in aphasic stroke patients: what is driving recovery? Brain 2014, 137: 2632-48.

Heiss WD, Kessler J, Thiel A, Ghaemi M, and Karbe H. Differential capacity of left and right hemispheric areas for compensation of poststroke aphasia. Ann Neurol 1999; 45: 430-38.

Hilari K, Byng S, Lamping DL, Smith SC. Stroke and Aphasia Quality of Life Scale-39 (SAQOL-39): evaluation of acceptability, reliability, and validity. Stroke 2003, 34: 1944-50.

Hilari K. The impact of stroke: are people with aphasia different to those without? Disabil Rehabil 2011; 33: 211-8.

Huber W, Poeck K, Weniger D, Willmes K. Der Aachener Aphasie Test (AAT). Göttingen: Hogrefe 1983.

Huber W, Poeck K, Willmes K. The Aachen Aphasia Test. Adv Neurol 1984; 42: 291-303.

Huber W, Poeck K, Springer L. Klinik und Rehabilitation der Aphasie. Stuttgart, New York: Thieme 2006.

Huber W, Poeck K, Springer L. Klinik und Rehabilitation der Aphasie. Stuttgart New York: Thieme 2006.

Huber W, Willmes K, Poeck K et al. Piracetam as an adjuvant to language therapy for aphasia: A randomized double-blind placebo-controlled pilot study. Arch Phys Med Rehabil 1997; 78: 245-50.

Inatomi Y, Yonehara T, Omiya S, Hashimoto Y, Hirano T, and Uchino M. Aphasia during the acute phase in ischemic stroke. Cerebrovasc Dis 2008; 25: 316-23.

Kessler J, Thiel A, Karbe H, Heiss WD. Piracetam improves activated blood flow and facilitates rehabilitation of poststroke aphasic patients. Stroke 2000; 31: 2112-16.

Khedr EM, Abo El-Fetoh N, Ali AM, El Hammady DH, Khalifa H, Atta H, Karim AA. Dual-hemisphere repetitive transcranial magnetic stimulation for rehabilitation of poststroke aphasia: a randomized, double-blind clinical trial. Neurorehabil Neural Repair 2014; 28: 740-50.

Knecht S, Deppe M, Drager B, Bobe L, Lohmann H, Ringelstein E, Henningsen H. Language lateralization in healthy right-handers. Brain 2000; 123: 74-81.

Knecht S, Floël A, Dräger B, Breitenstein C, Sommer J, Henningsen H, Ringelstein E B, Pascual-Leone A. Degree of language lateralization determines susceptibility to unilateral brain lesions. Nat Neurosci 2002; 5: 695-9.

Laska AC, Kahan T, Hellblom A, Murray V, Von Arbin M. A randomized controlled trial on very early speech and language therapy in acute stroke patients with aphasia. Cerebrovasc Dis Extra 2011; 1: 66-74.

Lomas J, Pickard L, Bester S, Elbard H, Finlayson A, Zoghaib C. The communicative effectiveness index: development and psychometric evaluation of a functional communication measure for adult aphasia. J Speech Hear Disord 1989; 54: 113-24.

Marangolo P, Fiori V, Sabatini U, De Pasquale G, Razzano C, Caltagirone C, Gili T. Bilateral Transcranial Direct Current Stimulation Language Treatment Enhances Functional Connectivity in the Left Hemisphere: Preliminary Data from Aphasia. J Cogn Neurosci 2016; [Epub ahead of print]: 1-15.

Meinzer M, Rodriguez AD, Gonzalez Rothi LJ. First decade of research on constrained-induced treatment approaches for aphasia rehabilitation. Arch Phys Med Rehabil 2012; 93(1 Suppl): S35-45.

Meinzer M, Djundja D, Barthel G, Elbert T, Rockstroh B. Long-term stability of improved language functions in chronic aphasia after constraint-induced aphasia therapy. Stroke 2005, 36: 1462-6.

Van der Meulen I, van de Sandt-Koenderman WM, Duivenvoorden HJ, Ribbers GM. Measuring verbal and non-verbal communication in aphasia: reliability, validity, and sensitivity to change of the Scenario Test. Int J Lang Commun Disord 2010; 45: 424-35.

Morton J. The Logogen Model and Orthographic Structure. In: Frith U (Hg.). Cognitive Processes in Spelling. London: Academic Press 1980.

Nobis-Bosch R, Springer L, Radermacher I, Huber W. Supervised home training of dialogue skills in chronic aphasia: a randomized parallel group study. J Speech Lang Hear Res 2011, 54: 1118-36.

Nouwens F, Dippel DW, Jong-Hagelstein M, Visch-Brink EG, Koudstaal PJ, de Lau LM. Rotterdam Aphasia Therapy Study (RATS)-3: "The efficacy of intensive cognitive-linguistic therapy in the acute stage of aphasia"; design of a randomised controlled trial. Trials 2013; 14: 24.

Pedersen PM, Jorgensen HS, Nakayama H, Raaschou HO, Olsen TS. Aphasia in acute stroke: incidence, determinants, and recovery. Ann Neurol 1995; 38: 659-66.

Patterson KE, Shewell C. Speak and spell: Dissociations and word class effects. In: Coltheart M, Sartori G, Job,R. (Hg.). The Cognitive Neuropsychology of Language.London: Erlbaum 1987.

Price CJ. The anatomy of language: a review of 100 fMRI studies published in 2009. Ann NY Acad Sci 2010; 1191: 62-88.

Salinas DC. Texte verstehen. Materialien für die Diagnostik und Therapie. Dortmund: Borgmann 1993.

Saur D, Lange R, Baumgaertner A et al. Dynamics of language reorganization after stroke. Brain 2006; 129: 1371-84.

Saur D, Ronneberger O, Kummerer D et al. Early functional magnetic resonance imaging activations predict language outcome after stroke. Brain 2010; 133: 1252-64.

Saur D, Hartwigsen G. Neurobiology of language recovery after stroke: lessons from neuroimaging studies. Arch Phys Med Rehabil 2012; 93(1 Suppl): S15-25.

Sickert A, Anders LC, Munte TF, Sailer M. Constraint-induced aphasia therapy following sub-acute stroke: a single-blind, randomised clinical trial of a modified therapy schedule. J Neurol Neurosurg Psychiatry 2014; 85: 51-5.

Stern RA, Arruda JE, Hooper CR, Wolfner GD, Morey CE. Visual analogue mood scales to measure internal mood state in neurologically impaired patients: description and initial validity evidence. Aphasiology 1997; 11: 59-71.

Thiel A, Hartmann A, Rubi-Fessen I, Anglade C, Kracht L, Weiduschat N, Kessler J, Rommel T, Heiss WD. Effects of non-invasive brain stimulation on language networks and recovery in early post-stroke aphasia. Stroke 2013; 44: 2240-6.

Watila MM, Balarabe SA. Factors predicting post-stroke aphasia recovery. J Neurol Sci 2015; 352: 12-18.

Zeiler SR, Krakauer JW. The interaction between training and plasticity in the poststroke brain. Curr Opin Neurol 2013, 26: 609-16.

11
Neurovisuelle Neurorehabilitation

ANNA-KATHARINA SCHAADT, ANN-KATHRIN BUR & GEORG KERKHOFF

11.1
Einleitung

Mehr als die Hälfte der Patienten mit erworbenen Hirnschädigungen vaskulärer (40–60%; Suchoff et al. 2008; Rowe et al. 2009), traumatischer (50%; Kerkhoff 2000) oder degenerativer (40% der Patienten mit Alzheimer-Demenz; Mendez et al. 1990a; Mendez et al. 1990b) Genese weisen Störungen elementarer und/oder komplexer zentraler visueller Funktionen auf (s. Übersicht in Schaadt u. Kerkhoff 2016). Da intakte visuelle Funktionen eine wichtige Voraussetzung für viele berufliche und Alltagsaktivitäten darstellen, sind neurovisuelle Störungen häufig mit weitreichenden Einschränkungen für die Betroffenen assoziiert. Im vorliegenden Kapitel werden das klinische Bild, Diagnostik und Therapie der wichtigsten zentralen Sehstörungen sowie komplexer neurovisueller Syndrome wie Neglect und Bálint-Holmes-Syndrom beschrieben. Am Ende des Kapitels findet sich eine Zusammenfassung der Leitsymptome auf Grundlage eines Anamnesefragebogens, um ein routiniertes Screening neurovisueller Defizite im rehabilitativen Setting zu ermöglichen.

11.2
Störungen der Sehschärfe und des Kontrastsehens

Sehschärfe (Visus) bezeichnet die räumliche Auflösungskapazität des visuellen Systems (Zihl 2011). Primäre Ursachen einer zentralen Visusreduktion stellen bilaterale postchiasmatische Läsionen dar (häufig komorbid zu homonymen Gesichtsfelddefekten; Kerkhoff 1999), welche zu einem partiellen bis vollständigen Verlust der Sehschärfe führen und nicht durch Linsen korrigiert werden können (Frisén 1980). Sekundäre Ursachen visueller Unschärfe können Explorations- und Fixationsstörungen, beeinträchtigte Kontrastempfindlichkeit (siehe unten) oder Nystagmus sein. Spontane Symptomverbesserungen sind bei Patienten mit sekundären Ursachen häufig, selten jedoch bei primären Ursachen.

Kontrastsehen ist definiert als die visuelle Fähigkeit, zwischen Streifenmustern unterschiedlicher Helligkeit (Kontrast) und Streifenbreite (räumliche Frequenz) zu unterscheiden. Störungen des Kontrastsehens finden sich bei 80% der Patienten mit vaskulär bedingten posterioren Hirnläsionen in der Akutphase der Erkrankung (Bulens et al. 1989). Obgleich diese häufig in den ersten Wochen bis Monaten nach Läsion spontan remittieren, bleiben

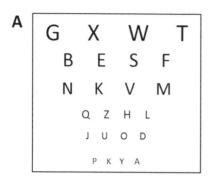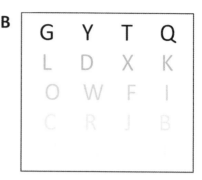

Abb. 11.1: Reihenoptotypen zur Messung von Sehschärfe (A) und Konstrastsensitivität (B)

permanente Defizite bei ca. 20 % der Betroffenen bestehen (Kerkhoff 2000).

Beide Beeinträchtigungen stellen Störungen elementarer visueller Funktionen dar und können dadurch die Durchführung und Interpretation komplexerer visuell basierter neuropsychologischer Tests signifikant erschweren (Skeel et al. 2006).

Assessment

Sehschärfe und Kontrastsehen können routinemäßig mittels Reihenoptotypen untersucht werden (s. **Abb. 11.1**).

Rehabilitation

Sofern die Sehschärfereduktion sekundärer Genese ist, weist die Mehrheit der Patienten nach erfolgreicher Therapie der zugrunde liegenden Defizite deutliche Visussteigerungen auf. Im Falle bilateraler postchiasmatischer Läsionen können Vergrößerungssoftwares oder Bildschirmlesegeräte hilfreich sein (Kerkhoff 2000). Defizite beim Kontrastsehen können durch zusätzliche indirekte Beleuchtung oder lichtfilternde Linsen kompensiert werden (Jackowski et al. 1996).

11.3
Störungen der fovealen Hell- oder Dunkeladaptation

Foveale photoptische Adaptation beschreibt die kontinuierliche Anpassung an eine hellere Beleuchtung (Helladaptation), foveale skotopische Anpassung die Anpassung an eine dunklere Beleuchtung als die Referenzquelle (Dunkeladaptation). Beide Prozesse sind dissoziierbar, können jedoch kombiniert auftreten (Zihl u. Kerkhoff 1990). Es ist zu beachten, dass insbesondere Störungen der Dunkeladaptation sowie der Hell- und Dunkeladaptation bei defizitärer Raumausleuchtung (< 200 Lux) zu schlechteren visuellen Alltagsleistungen (z. B. Sehschärfe, Lesen) führen können (Schaadt et al. 2016). Dies hat wichtige Implikationen für Assessment und Rehabilitation dieser Patientengruppen, um einer Unterschätzung der Performanz in visuell basierten Testsituationen vorzubeugen.

Assessment

Ein Fragebogen zur Untersuchung der häufigsten subjektiven Beschwerden bei diesen Patienten findet sich am Ende dieses Beitrags unter einem Download-Link. Zur Rehabilitation der Adaptationsstörung gibt es keine Evidenz (auch nach Jahren nicht), dass sich die Defizite regenerieren (Zihl u. Kerkhoff 1990).

Rehabilitation

Bei defizitärer Helladaptation sollten direkte und flackernde Beleuchtung sowie nächtliches Autofahren vermieden werden. Der Einsatz von Dimmern zur individuellen Regulation der Beleuchtungsbedingungen erscheint sinnvoll, ebenso das Tragen von Sonnenbrillen außerhalb von Gebäuden. Von sich kontinuierlich anpassenden (=verdunkelnden) Brillengläsern (Varilux) wird indes abgeraten, da diese nur langsam an eine dunklere Illumination rückadaptieren (Jackowski et al. 1996). Bei Störungen der Dunkeladaptation werden eine Verstärkung indirekter Beleuchtung sowie die Benutzung von Dimmern empfohlen.

11.4
Visual Discomfort

Visual Discomfort tritt bei ca. 10 % der Patienten mit zerebralen Sehstörungen auf. Phänomenologisch zeigen sich Flimmererscheinungen, Verschwommensehen, Kopfschmerzen und/oder asthenopische Beschwerden (z. B. Augendruck) beim Blick auf homogene Muster wie Linien, geschriebenen Text oder Streifenmuster (**Abb. 11.2a, b**) einer bestimmten Ortsfrequenz (3–4 Kanten pro Sehwinkelgrad; Wilkins 1986). Einzelne Symptome des Visual Discomfort können auch bei neurologisch gesunden Personen auftreten, sie sind jedoch bei hirngeschädigten Patienten weitaus schwerer und führen zu erheblichen Schwierigkeiten bei längerfristigen visuellen Aufgaben wie z. B. Lesen oder PC-Arbeit.

Assessment

Visual Discomfort sollte aufgrund der Relevanz für die längerfristige visuelle Belastbarkeit anamnestisch er-

A Visual Discomfort (geschriebener Text)

Der Blick auf einen homogenen Text kann Flimmererscheinungen, verschwommene Sicht und Kopfschmerzen hervorrufen. Diese Erscheinungen treten bei Gesunden gelegentlich auch auf, sind allerdings bei Patienten mit neurovisuellen Störungen viel ausgeprägter.

B Visual Discomfort (Streifenmuster)

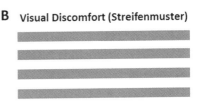

C Visual Discomfort (Schablone)

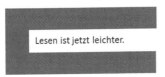

Lesen ist jetzt leichter.

Abb. 11.2: Entstehungsbedingungen für Visual Discomfort (A,B) sowie kompensatorische Techniken zur Erleichterung des Lesens (C)

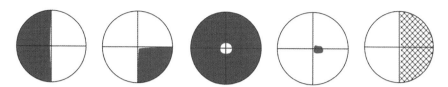

Abb. 11.3: Arten unterschiedlicher Gesichtsfeldausfälle: Hemianopsie links, Quadrantenanopsie rechts unten, Röhrengesichtsfeld, Parazentralskotom, Hemiamblyopie (v.l.n.r.)

fragt werden, sofern nicht spontan berichtet. Unterstützend können Texte (schwarzer Druck auf weißem Papier) oder Streifenmuster mit der entsprechend kritischen Ortsfrequenz vorgelegt werden.

Rehabilitation

Symptome des Visual Discomfort beim Textlesen können mit einer einfachen Schablone, welche alle Zeilen außer der gegenwärtig zu lesenden bedeckt **(Abb. 11.2c)** reduziert werden.

11.5
Homonyme Gesichtsfeldausfälle

Homonyme Gesichtsfelddefekte treten bei 20–50 % aller Schlaganfallpatienten auf (Rowe et al. 2009). Bei 70 % der Betroffenen umfasst dabei der residuale Bereich im blinden Halbfeld in der Regel maximal fünf Sehwinkelgrade (Zihl 2011; Kerkhoff 1999). **Abbildung 11.3** zeigt die häufigsten Arten von Gesichtsfeldausfällen. Neben der Gesichtsfeldeinschränkung weisen die Patienten oft Defizite in der visuellen Exploration, Lesestörungen und visuell-räumliche Defizite auf:

■ *Visuelle Exploration*
Defizite in der visuellen Exploration sind gekennzeichnet durch eine zeitaufwendige, ineffiziente visuelle Suche,

Verlust des visuellen Überblicks sowie unsystematische Suchstrategien (zahlreiche kleinamplitudige Sakkaden im blinden Halbfeld; Auslassungen von Targets im blinden Gesichtsfeld; Zihl 1995a; Pambakian et al. 2000; Pambakian et al. 2004; Machner et al. 2009).

■ *Hemianope Lesestörung*
Insbesondere bei Patienten mit einem Restgesichtsfeld <5° im betroffenen Halbfeld zeigt sich charakteristischerweise ein stark verlangsamtes, fehlerhaftes Lesen ohne Vorliegen einer Alexie oder Aphasie. Das Lesen von kurzen Einzelwörtern gelingt hingegen in der Regel. Hintergrund der hemianopen Lesestörung ist die Notwendigkeit eines intakten zentralen Gesichtsfeldbereichs (±5° parafoveal), da nur dort eine suffiziente Sehschärfe und Formverarbeitung für die Buchstabenerkennung gegeben sind („Wahrnehmungslesefenster"; s. **Abb. 11.4**).

■ *Visuell-räumliche Defizite*
Die subjektive visuelle Geradeausrichtung („Subjektive Mitte") der Patienten im Raum sowie die Halbierung von Linien und Objekten ist bei 90 % der Betroffenen in Richtung des Skotoms verschoben (Kerkhoff 1993; Barton und Schwarz 1998; Kuhn et al. 2010; Kerkhoff u. Schenk 2011; s. **Abb. 11.5**). Dieser Halbierungsfehler ist dabei keine Folge exzentrischer Fixation (Kuhn et al. 2012a) und lässt sich nicht durch

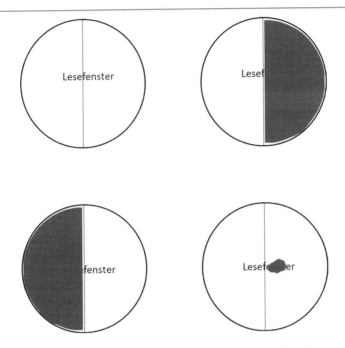

Abb. 11.4: Leseschwierigkeiten bei unterschiedlichen homonynehmen Gesichtsfeldausfällen

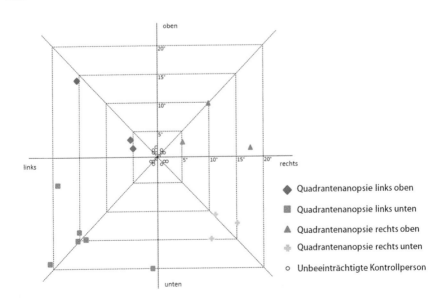

Abb. 11.5: Visuell-räumlicher Teilungsfehler in Abhängigkeit der Art des Gesichtsfeldausfalles

aufmerksamkeitslenkendes Cueing modifizieren (Kuhn et al. 2012b). Vermutlich ist er die direkte Folge der okzipitalen Läsion (Baier et al. 2010b).

Assessment

Die im klinischen Alltag aufgrund der zeitlichen Ökonomie häufig eingesetzte Screeningmethode der Fingerperimetrie „entdeckt" nur ca. 52 % aller Gesichtsfelddefekte (Kerr et al. 2010). Eine apparative Kampimetrie (z. B. mit dem Eyemove-Programm, Kerkhoff u. Marquardt 2009b) oder noch besser Perimetrie ist daher zumindest bei allen Patienten mit „posterioren" vaskulären Läsionen sowie diffusen Hirnläsionen (SHT, Hypoxie) unerlässlich. Eine diagnostische Untersuchung assoziierter Defizite ist für die visuelle Exploration mit Durchstreichtests (unter Zeitnahme), für die hemianope Lesestörung das Vorlesen kurzer Texte (unter Zeitnahme; siehe Download-Link am Ende

des Kapitels) sowie für visuell-räumliche Defizite mit Linienhalbierungsaufgaben möglich. Ferner existieren evaluierte und standardisierte computergestützte Programme für Assessment und Behandlung (Kerkhoff u. Marquardt 2009a, Kerkhoff u. Marquardt 2009b, Kerkhoff u. Marquardt 2004).

Rehabilitation

Spontane partielle Remissionen zeigen sich in den ersten 2–3 Monaten nach Läsion bei bis zu 40 % der Patienten (Zhang et al. 2006). Eine Spontanerholung nach mehr als sechs Monaten ist äußerst unwahrscheinlich (Zihl u. von Cramon 1986; Zhang et al. 2006). Restaurativ orientiertes Training bewirkt nur sehr geringe bis keine Gesichtsfeldvergrößerungen (~ 1°), verbessert die visuelle Exploration und das Lesen nur minimal (Mödden et al. 2012) und ist ferner nur für eine sehr kleine Gruppe von Patienten geeignet

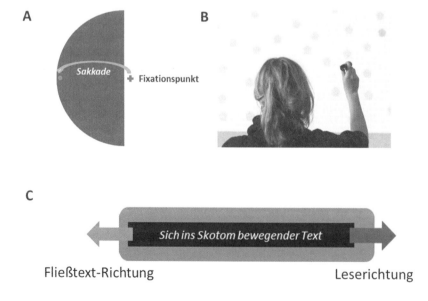

Abb. 11.6: Sakkadentraining (A), visuelles Explorationstraining (B), hemianopes Lesetraining (C)

(unvollständige Läsionen, hohe residuale Sehfähigkeiten wie Licht-, Bewegungs-, Form- oder Farbwahrnehmung in bestimmten Bereichen des Skotoms; Kerkhoff 2000; Bouwmeester et al. 2007; Überblick in Kerkhoff 2010).

Daher empfiehlt sich für die Mehrheit der Patienten (95 %) ein kompensatorisches Gesichtsfeldtraining, welches zu signifikanten und langfristigen Verbesserungen in visuellen Alltagsaktivitäten führt und so die funktionelle Unabhängigkeit des Patienten erhöht (Kerkhoff 1999; Kerkhoff 2000; Bouwmeester et al. 2007; Spitzyna et al. 2007; Zihl 2011):

■ *Sakkadentraining*
Repetitives hochfrequentes Einüben von Sakkaden in den blinden Gesichtsfeldbereich zwecks Kompensation des Skotoms mit automatisierten Blickbewegungen (**Abb. 11.6a**). Cave: Kompensatorische Kopfbewegungen in Richtung des Skotoms (entweder spontan durch den Patienten oder aktiv trainiert) reduzieren den Trainingsfortschritt und haben keinen rehabilitativen Nutzen, da sie zu Explorationsdefiziten im ipsiläsionalen Gesichtsfeld sowie einer asymmetrischen Beanspruchung der Nackenmuskulatur führen (Kerkhoff et al. 1992).

■ *Visuelles Explorationstraining*
Einüben systematischer visueller Suchstrategien anhand großflächiger alltagsnaher Explorationsvorlagen (**Abb. 11.6b**).

■ *Hemianopes Lesetraining*
Training systematischer Lesesakkaden und funktionaler Leseleistungen (Zahlen-/Telefonnummern und Einzelworte lesen) mit dem READ-Programm (Kerkhoff u. Marquardt 2009a; Reinhart et al. 2013 a, Reinhart et al. b) (**Abb. 11.6c**).

11.6
Störungen der konvergenten binokularen Fusion und der Stereopsis

Konvergente Fusion beschreibt die Vereinigung der beiden leicht disparaten monokularen Eindrücke zu einem einzigen stereoskopischen Perzept (Rizzo 1989, **Abb. 11.7a**). Dieser Prozess umfasst eine motorische (motorische Fusion) und eine sensorische Komponente. Motorische Fusion beschreibt die Konvergenzbewegung der Augen beim Blick auf visuelle Stimuli in unterschiedlichen Distanzen zum Beobachter. Die sensorische Komponente beinhaltet die eigentliche Verschmelzung der monokularen Eindrücke zu einem binokularen Perzept, welches räumliche Tiefe enthält (3D-Perzept). Störungen der konvergenten Fusion treten infolge vaskulärer Läsionen bei ca. 20 % und nach Schädelhirntrauma bei ca. 30 % der Patienten auf. Ferner kann eine zerebrale Hypoxie die Fusion massiv beeinträchtigen (Schaadt et al. 2013).

Typische Symptome von Fusionsstörungen sind (Kerkhoff 2000; Schaadt 2013a, Schaadt et al. 2014):

– Verschwommensehen oder Diplopie nach kurzer Zeit andauernder binokularer Aktivität im Nahbereich (z. B. Lesen, PC-Arbeit; s. **Abb. 11.7 b**)
– Reduktion bis Verlust des Stereosehens (Stereopsis) und Defizite bei motorischen Aktivitäten im Nahbereich (z. B. Greifen, Treppengehen)
– Asthenopische Beschwerden (z. B. Augendruck, Kopfschmerzen).

Die resultierenden Beschwerden führen zu einer teilweise erheblichen Reduktion der binokularen Belastbarkeit (< 25 min, Schaadt et al. 2013; Schaadt et al. 2014; Schaadt et al. 2015), was

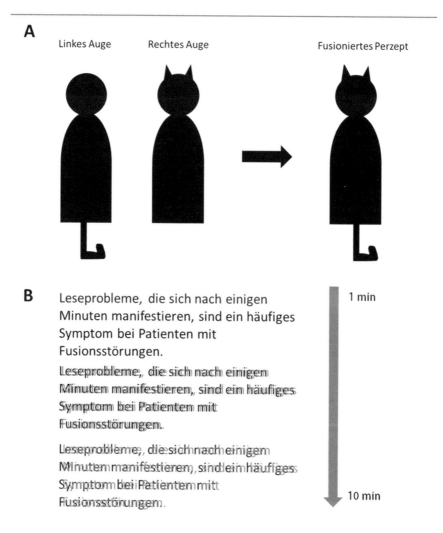

Abb. 11.7: Illustration der konvergenten Fusion (A) und Veranschaulichung der reduzierten binokularen Belastbarkeit aufgrund von Verschwommensehen/Diplopie bei Fusionsstörungen (B)

weitreichende Konsequenzen für visuelle Alltags- und berufliche Aktivitäten mit sich bringt.

Assessment

Die konvergente Fusionsbreite lässt sich mit Prismen (Basis außen; appliziert vor einem Bagolini-Glas, s. **Abb. 11.8**) bestimmen. Zur Untersuchung des Stereosehens empfehlen sich konventionelle Tests, welche sowohl die lokale (konturbasierte) als auch die globale Stereopsis erfassen (Titmus, TNO, Lang Test).

Rehabilitation

Fusionsdefizite nach Hirnschädigung mit assoziierter Reduktion der visuellen Belastbarkeit und des Stereosehens können mit einfachen orthoptischen (**Abb.**

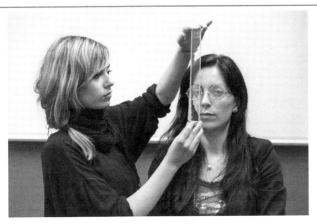

Abb. 11.8: Diagnostik und Training der konvergenten Fusion anhand einer Prismenleiste

11.8) und dichoptischen Trainingsmaterialien **(Abb. 11.7a)** mit sukzessive steigender Disparität innerhalb weniger Sitzungen (ca. 15 à 50 min) signifikant und langfristig verbessert werden (Schaadt et al. 2013; Schaadt et al. 2014; Schaadt et al. 2015).

Bei permanent vorhandenen Doppelbildern oder Verschwommensehen sollten andere Ätiologien (z. B. Augenmuskelparesen, zentrale Sehschärfereduktion) und deren etwaige Rehabilitationsmöglichkeiten (z. B. Prismenausgleich) zunächst in Betracht gezogen werden.

11.7
Visuelle Bewegungswahrnehmungsdefizite

Ein vollständiger Verlust der Bewegungswahrnehmung (Akinetopsie; Zeki 1991) infolge bilateraler zerebraler Läsionen ist eher selten (Rizzo u. Barton 2008). Hingegen können graduelle Beeinträchtigungen der visuellen Bewegungswahrnehmung nach fokalen Läsionen bewegungssensitiver Kortexregionen (u. a. Area V5/MT) durchaus häufiger auftreten (Schenk u. Zihl

1997). Des Weiteren berichten viele Patienten mit zerebralen Sehstörungen subjektive Probleme bei der Einschätzung von Geschwindigkeiten und Positionsänderungen von sich bewegenden Fahrzeugen im Straßenverkehr (sowohl als Fußgänger als auch als Autofahrer). Dies kann entweder in einer eingeschränkten Bewegungswahrnehmung, möglicherweise aber auch in einer Beeinträchtigung des optischen Flusses (Optic flow; Radialmuster, die bei der Bewegung eines Subjektes entstehen; Gibson 1950), Defiziten in der visuell-räumlichen Wahrnehmung, gestörter Augenfolgebewegungen oder einer Kombination dieser Faktoren resultieren.

Assessment

Bewegungswahrnehmungsdefizite sollten gezielt erfragt werden, sofern sie nicht spontan durch den Patienten berichtet werden.

Rehabilitation

Spontane Remissionen bei Patienten mit bilateralen Läsionen wurden bislang nur selten berichtet (Zihl et al.

1991), während eine Erholung infolge unilateraler Schädigung durchaus möglich ist. Aufgrund der Seltenheit von schweren Beeinträchtigungen in der visuellen Bewegungsverarbeitung wurden keine Behandlungsansätze entwickelt. Allerdings erscheint die Behandlung assoziierter Beeinträchtigungen wie beispielsweise von Augenfolgebewegungen beim optischen Verfolgen von sich bewegenden Targets sinnvoll, um die visuelle Exploration und Orientierung in dynamischen Aktivitäten des täglichen Lebens zu erleichtern (Smooth Pursuit Eye Movement Training; Gur u. Ron 1992). Zusätzlich kann ein gezieltes Einüben von Alltagssituationen, in denen Bewegung relevant ist (beim Überqueren einer Straße), die Orientierung verbessern und die Wahrscheinlichkeit von Unfällen reduzieren.

11.8
Visuell-räumliche Störungen

Visuell-räumliche Störungen stellen häufige Beeinträchtigungen nach Schlaganfällen dar, welche extrastriäre kortikale und subkortikale Hirnareale betreffen (30–50 % nach linkshemisphärischen, 50–70 % nach rechtshemisphärischen Läsionen; Jessehope et al. 1991). Darüber hinaus werden defizitäre visuell-räumliche Fähigkeiten oft bei neurodegenerativen Erkrankungen wie Alzheimer Demenz oder posteriorer kortikaler Atrophie beobachtet (Mosimann et al. 2004; Tang-Wai et al. 2003; Graham et al. 2003). Intakte visuell-räumliche Fähigkeiten sind jedoch für eine Vielzahl von Alltagsaktivitäten (z. B. Ankleiden, Transferaufgaben, Lesen der Uhr) relevant und stellen, insbesondere nach rechtshemisphärischen Läsionen, einen wichtigen Prädiktor für ein erfolgreiches Rehabilitationsergebnis dar (Kaplan u. Hier 1982).

Es werden vier Kategorien visuell-räumlicher Störungen unterschieden:

■ *Räumlich-perzeptive Störungen:*
Diese Gruppe von Beeinträchtigungen beschreibt Einbußen grundlegender perzeptiver Leistungen, welche nach unterschiedlichen Läsionen parietookzipitaler (vor allem rechtsseitiger) Hirnareale auftreten können. Eher posterior gelegene Läsionen dieser Hirnregionen führen zu Defiziten bei der Einschätzung oder Diskrimination von Längen, Abständen und Formen. Weiter anterior lokalisierte parietotemporale Läsionen hingegen werden mit Schwierigkeiten bei der Einschätzung von Positionen oder Orientierungen assoziiert sowie mit Schwierigkeiten bei der Wahrnehmung der

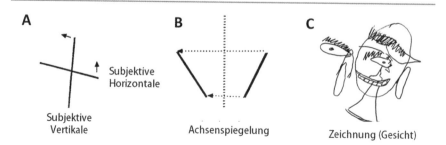

Abb. 11.9: Illustration der Defizite räumlich-perzeptiver (A), räumlich-kognititver (B) und räumlich-konstruktiver (C) Störungen

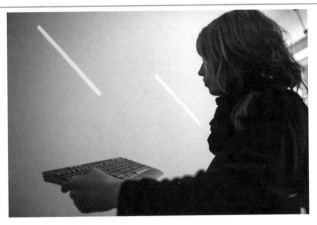

Abb. 11.10: Feedbackgestütztes Training räumlicher Fähigkeiten mit dem VS-Win-System

subjektiven visuellen Vertikalen/Horizontalen in der Frontal- und Sagittalebene (Utz et al. 2011; Kerkhoff 2012, siehe **Abb. 11.9a**)

■ *Räumlich-kognitive Störungen:*
Diese bezeichnen Defizite in visuellräumlichen Aufgaben, welche zusätzlich zur primären Perzeption mentale Operationen wie Rotation, Spiegelung oder Maßstabtransformation erfordern. Defizite bei Aufgaben zum Perspektivenwechsel oder zur mentalen Rotation werden mit parietalen und parietookzipitalen Läsionen in bei-den Hemisphären in Verbindung gebracht (Kerkhoff, 2012; siehe **Abb. 11.9b**).

■ *Räumlich-konstruktive Störungen:*
Räumlich-konstruktive Störungen beziehen sich auf eine heterogene Gruppe von Funktionsdefiziten, deren Gemeinsamkeit eine Beeinträchtigung der Fähigkeit darstellt, manuell Figuren oder Objekte aus einfachen zusammengesetzten Elementen zu erstellen oder zu kopieren (z. B. Zeichnen oder Kopieren einer geometrischen Figur mit zwei oder drei Dimensionen; s.

Abb. 11.9c). Diese Defizite werden oft als ‚Konstruktive Apraxie' bezeichnet (nicht zu verwechseln mit gliedkinetischer Apraxie). Trotz der klinischen und alltäglichen Relevanz sowie häufigem gemeinsamen Auftreten mit visuell-räumlichen, dysexekutiven und Arbeitsgedächtnisdefiziten und der Koinzidenz mit Neglect (Marshall et al. 1994) sind die Kernmechanismen von konstruktiven visuell-räumlichen Symptomen noch immer unbekannt (Kerkhoff 2012). Einige Studien weisen auf Defizite in der Transformation retinaler in reale Raumkoordinaten als mögliche Ursache der visuokonstruktiven Dysfunktion hin (Russell et al. 2010).

■ *Topographische visuell-räumliche Störungen:*
Topographische visuell-räumliche Störungen beziehen sich auf Orientierungsdefizite sowohl im realen als auch im imaginativen dreidimensionalen Raum und werden mit parahippocampalen Läsionen oder sekundären Defiziten bei Neglect oder dem Bálint-Holmes-Syndrom in Zusammenhang gebracht (Aguirre und D'Esposito 1999; Kerkhoff 2012).

Tab. 11.1: Therapieansätze bei visuell-räumlichen Störungen

Behandlungsansatz	Therapeutisches Prinzip
Feedbackbasiertes Training	Verbesserung der räumlich-perzeptiven und kognitiven Wahrnehmungsleistungen mit visuellem oder verbalem Feedback
Optokinetische Stimulation	Verbesserung der Aufmerksamkeit für die Ausdehnung und Orientierung des Raumes
Räumlich-konstruktives Training	Gestuftes Üben mit visuokonstruktivem Material (z. B. Tangram, Mosaikwürfel)
Reaktionsverkettung	Aufteilung von langen Wegstrecken in kurze Teilstrecken und anschließende „Verkettung" unter Einsatz mnestischer Strategien hilft beim Wegelernen
ADL-Therapie	Identifikation und gezieltes Üben problematischer visuell-räumlicher Alltagshandlungen, z. B. Ankleiden, Abstandsschätzung, Transfers

ADL: Aktivitäten des täglichen Lebens

Assessment

Für räumlich-perzeptive Störungen sind evaluierte und z. T. computergestützte Diagnostikprogramme verfügbar (z. B. VS-Win; Kerkhoff u. Maquardt 2004). Für räumlich-kognitive und konstruktive Defizite eignen sich einfache Zeichenaufgaben, welche störungsrelevante Aspekte beinhalten. Ferner sollten räumlich-konstruktive sowie räumlich-topographische Defizite detailliert erfragt werden.

Rehabilitation

Erfolgreiche Therapieansätze sind Feedback-basiertes Training räumlich-perzeptiver und -kognitiver Fähigkeiten (**Abb. 11.10**), optokinetische Stimulation, räumlich-konstruktives Training und Reaktionsverkettungsverfahren für topographische visuell-räumliche Störungen sowie ADL-Therapie (Aktivitäten des täglichen Lebens; Kerkhoff et al. 2007). Insbesondere Feedback-basiertes Training räumlich-perzeptiver Fähigkeiten führt zu signifikanten langfristigen Verbesserungen, mit Transfer auf andere visuell-räumliche und -konst-

ruktive sowie Alltagsleistungen (Funk et al. 2013). In neueren Studien konnte auch der positive Effekt von Galvanisch-Vestibulärer Stimulation (GVS) für verschiedene räumlich-perzeptive Störungen wie etwa die Subjektive Visuelle und Haptische Vertikale sowie den Linienhalbierungsfehler bei Neglect gezeigt werden (Oppenländer et al. 2015a; Oppenländer et al. 2015b.). Die verschiedenen Behandlungsansätze einschließlich ihrer therapeutischen Prinzipien sind in **Tabelle 11.1** zusammengefasst.

11.9
Störungen der Farbwahrnehmung

Zerebrale Farbwahrnehmungsstörungen können innerhalb eines Skotoms im Kontext eines homonymen Gesichtsfelddefekts oder im Bereich des zentralen Sehens auftreten (Meadows 1974; Zeki 1990; Bouvier u. Engel 2006). Ein vollständiger Ausfall der zerebralen Farbwahrnehmung (Achromatopsie; s. **Abb. 11.11**) ist eher selten und bedarf bilateraler, okzipitotemporaler Läsionen (Rizzo u. Barton 2008). Häufiger sind hingegen Störungen der Farbton-

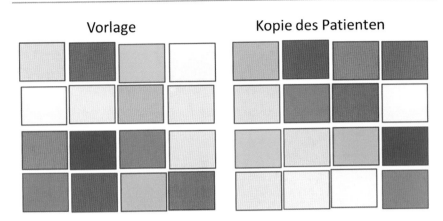

Abb. 11.11: Beeinträchtigte Farbtonunterscheidung eines Patienten mit zerebraler Achromatopsie

unterscheidung nach unilateralen okzipitotemporalen Läsionen sowie nach leichten zerebralen Hypoxien oder bei Alzheimer Demenz (Vingrys u. Garner, 1987; Cronin-Golomb et al. 1993).

Assessment

Zur Diagnostik von Farbwahrnehmungsstörungen eignen sich Farbtonunterscheidungstests, beispielsweise auf Grundlage von Zuordnungsaufgaben **(Abb. 11.11)**, oder detaillierte Farb-Sortier-Tests wie der LM-70 oder FM-100 von Farnsworth-Munsell.

Rehabilitation

Remissionen von Farbwahrnehmungsstörungen innerhalb eines Skotoms sind häufig bei Patienten mit partieller Gesichtsfeldwiederherstellung zu beobachten (Zihl u. von Cramon 1985). In der Regel verläuft die progressive visuelle Wiederherstellung im Skotom (falls sie wieder eintritt) folgendermaßen: Lichterkennung → Lichtlokalisation → Helligkeitsdiskrimination → Formdiskrimination → Farbwahrneh-

mung. Bei Patienten mit Farbwahrnehmungsdefiziten im Bereich des zentralen Sehens liegen keine Berichte zur Spontanremission vor (Pearlman et al. 1979).

Bei Patienten mit residualer Farbwahrnehmung im Skotom und unvollständigen Läsionen gibt es einige Hinweise, dass die Verbesserung der Farbunterscheidung durch Diskriminationstraining anhand farbiger Targets im Übergangsbereich zwischen Skotom und intaktem Gesichtsfeld verbessert werden kann. Bei Farbunterscheidungsdefiziten im Bereich des zentralen Sehens nach einer zerebralen Anoxie hat sich ein „Forced-Choice"-Unterscheidungstraining farbiger Formen als partiell wirksam erwiesen, allerdings mit begrenztem Transfer auf nicht trainierte Farben (Merrill u. Kewman 1986).

Aufgrund der begrenzten restitutiven Möglichkeiten ist der Erwerb kompensatorischer Strategien sinnvoll, sodass Farburteile auf Basis anderer Stimulusmerkmale wie Helligkeit oder Sättigung erfolgen können.

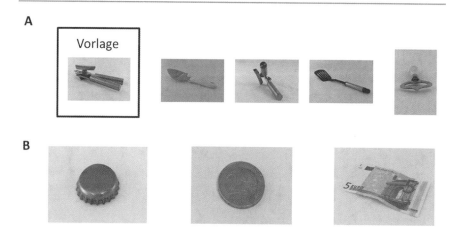

Abb. 11.12: Visuelle Zuordnungsaufgaben auf Basis perzeptueller (A) und semantischer (B) Objektmerkmale zur Untersuchung einer visuellen Agnosie

11.10
Visuelle Agnosien

Die Unfähigkeit, visuelle Stimuli trotz ausreichender elementarer visueller (z. B. Sehschärfe, räumliche Kontrastempfindlichkeit, Exploration) und sprachlicher Funktionen sowie einer intakten Rekognitionsleistung in anderen Modalitäten (z. B. auditiv, haptisch) zu erkennen, wird als visuelle Agnosie bezeichnet (Zihl 2011). Je nach Schweregrad und Spezifität des visuellen Erkennungsdefizits können verschiedene Arten von Agnosie unterschieden werden:

Visuelle Objektagnosien bezeichnen Beeinträchtigungen beim Erkennen komplexer Objekte oder Bilder. Traditionell wird zwischen apperzeptiver und assoziativer Agnosie unterschieden. Die **apperzeptive Agnosie** beschreibt Defizite in der kohärenten Wahrnehmung des Stimulus, **assoziative Agnosie** einen defizitären Abruf semantischer Gedächtnisinhalte oder einen Verlust semantischen Wissens per se.

Während Patienten mit apperzeptiver Agnosie folglich Schwierigkeiten beim Kopieren von Objekten oder Zuordnungsaufgaben von Objekten aus unterschiedlichen Perspektiven haben (s. **Abb. 11.12a**), schneiden Patienten mit rein assoziativer Agnosie bei diesen Aufgaben gut ab, sind jedoch nicht in der Lage, semantische Aspekte des Objekts (Funktion, Name) abzurufen (Farah 1990; Riddoch u. Humphreys 2001; **Abb. 11.12b**). Letzteres stellt zudem ein Kernmerkmal der semantischen Demenz dar, eines Subtyps der frontotemporalen Demenz. **Visuelle Formagnosie** bezeichnet die schwerste Form der apperzeptiven Agnosie, gekennzeichnet durch die Unfähigkeit, selbst einfache geometrische Formen zu unterscheiden. **Prosopagnosie** entspricht einem selektiven Defizit beim Erkennen von Gesichtern (Zihl 2011).

Visuelle Agnosien werden allgemein als seltene Erkrankungen (weniger als 3 % aller neurologischen Patienten; Zihl u. Kennard 1996; Zihl u. Nelles 2004; Zihl 2011) beschrieben. Sie treten am häufigsten nach bilateralen okzipitotemporalen Läsionen vaskulärer, traumatischer oder anoxischer Genese auf (Farah 1990; Farah 2004). Allerdings deuten neuere Befunde darauf hin, dass einzelne Symptome aus dem Formenkreis der visuellen Agnosie im Sinne gradueller Defizite deutlich häufiger sind als bisher angenommen (z. B. Martinaud et al. 2012 berichten eine Prävalenz von 65 % nach Infarkten in der Arteria cerebri posterior).

Assessment

Zur diagnostischen Abgrenzung der Art der Agnosie eignen sich Zuordnungs- sowie Benennaufgaben (**Abb. 11.12**). Weiterführende standardisierte Diagnosemethoden sind in Form der Birmingham Object Recognition Battery (BORB; Riddoch u. Humphreys 1993) oder der Visual Object and Space Perception Battery (VOSP; Warrington u. James 1991) verfügbar.

Rehabilitation

Detaillierte Fallberichte bezüglich einer vollständigen spontanen Remission der Symptomatik sind selten, wohingegen partielle Verbesserungen in der Erkennungsleistung insbesondere mit Hinblick auf die Prosopagnosie nach unilateraler Läsion gelegentlich in der Literatur beschrieben wurden (Farah 1990; Mesad et al. 2003). Die visuelle Formerkennung kann in einigen Fällen durch repetitives Feedback-gestütztes Diskriminationstraining auf Grundlage einfacher geometrischer Formen verbessert werden. Verbale oder computergestützte Rückmeldung ist mit zunehmender Ähnlichkeit der Reize, die diskriminiert werden müssen, wichtig. Kontrollierte Therapiestudien für komplexe Objekt- und Gesichtserkennungsdefizite sind selten.

Gewisse Verbesserungen konnten unter Verwendung von Paradigmen des „errorless Learning", welche auf bestimmte Suchstrategien für Schlüsselmerkmale von Objekten oder Flächen fokussieren berichtet werden (Zihl u. Kennard 1996; Zihl 2011). In der Regel kann die Verwendung von Kontextinformationen (Wissen über Objekte/Gesichter und die jeweils relevante [soziale] Situation) und nicht-visuellen Hinweisen sinnvoll und für einige Patienten hilfreich sein (Zihl 2011).

11.11
Visuelle Reizerscheinungen

Während sich die zuvor beschriebenen Störungen alle auf Funktionsausfälle im Sinne negativer visueller Phänomene beziehen, bezeichnen visuelle Reizerscheinungen positive Symptome in Abwesenheit eines externen Stimulus (Zihl 2006b). Einfache visuelle Reizerscheinungen (helle Punkte, Balken, Linien, Sterne, Nebel, farbige Empfindungen etc.; Lance 1976) werden häufig von Patienten wenige Tage vor oder nach einer okzipitalen vaskulär bedingten Läsionen berichtet. Komplexere visuelle Halluzinationen und Illusionen sind mit eher temporalen Läsionen assoziiert, obgleich deren Prävalenz infolge struktureller Läsionen weitaus niedriger ist (Kolmel 1984; Kolmel 1985; Baier et al. 2010a; **Abb. 11.13**). Eine spontane Symptomremission erfolgt schnell und vollständig bei 95 % der Patienten (Kolmel 1984; Kolmel 1985).

Assessment

Visuelle Reizerscheinungen werden selten spontan in der Anamnese vom Patienten berichtet, sondern sollten gezielt durch den Untersucher erfragt werden.

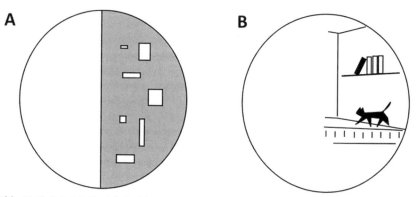

Abb. 11.13: Beispiele für einfache (A) und komplexe (B) visuelle Reizerscheinungen

Rehabilitation

Trotz der für den Patienten zumeist hochgradig irritierenden Phänomenologie sind visuelle Reizerscheinungen in der Regel Übergangsphänomene. Daher ist eine Information und initiale Beruhigung des Patienten als prioritär einzustufen. Bei persistierenden Reizerscheinungen sollten epileptiforme oder psychiatrische Ursachen sowie die Möglichkeit eines Reinsultes diagnostisch abgeklärt werden.

11.12
Bálint-Holmes-Syndrom

Als Bálint-Holmes-Syndrom wird eine Gruppe von Symptomen (Rafal 1997) bezeichnet, einschließlich:

1. Simultanagnosie: Beeinträchtigte gleichzeitige Wahrnehmung von mehr als einem Objekt (Moreaud 2003)
2. Optischer Ataxie: Beeinträchtigungen im visuell geführten Greifen, welche nicht Folge einer anderen primären motorischen oder visuellen Störung sind (Perenin u. Vighet-

to 1988). Der Patient soll einen visuellen Stimulus (z. B. Nasenspitze des Untersuchers) fixieren, während der Finger des Untersuchers als Target im linken oder rechten visuellen Halbfeld präsentiert wird. Neurologisch gesunde Probanden können trotz fehlender Fixation akkurat nach dem Target greifen, Patienten mit optischer Ataxie gelingt dies nicht.

3. Visuellem Neglect und visuellräumlichen Störungen: z. B. Beeinträchtigung der Einschätzung von Abständen, Ausrichtungen und Positionen (Moreaud 2003).
4. Okulomotorische Störungen: erschwerte Fixationen, starres Anblicken von Gegenständen („klebender Blick") sowie Probleme bei der Erzeugung von Sakkaden (freiwillig und auf Anforderung; okulomotorische Apraxie; Zee u. Newman-Toker 2005; Zihl 2011).

Darüber hinaus weisen die Patienten schwerwiegende Probleme im Lesen auf. Dabei gelingt das Lesen von kurzen Wörtern (4–6 Buchstaben) besser als Lesen von Nicht-Wörtern (Baylis et al. 1994). Ursachen des Bálint-Holmes-Syndroms sind bilaterale oder diffuse okzipito-parietale Läsionen. Es wird davon ausgegangen, dass etwa 30% der Patienten mit neurodegenerativen Erkrankungen Erscheinungsformen des Bálint-Holmes-Komplexes zeigen (Mendez et al. 1990b; Rizzo 1993), wenn auch nicht zwingend das komplette Syndrom. Die Inzidenz bei nicht degenerativen neurologischen Erkrankungen liegt wahrscheinlich bei <0,5% (Kerkhoff, unveröffentlichte Ergebnisse).

Assessment

Bei Verdacht auf Bálint-Holmes-Syndrom ist ein detailliertes Assessment der konstituierenden Symptome erforderlich. Es ist anzunehmen, dass die Erkrankung oft übersehen oder fehldiagnostiziert wird (z.B. als Röhrengesichtsfeld oder zerebrale Blindheit). Manchmal berichten Patienten, dass sie das gleiche Objekt an mehreren Stellen im Raum zu sehen glauben. Dies kann manchmal durch Blinzeln kurzfristig eliminiert werden (Kerkhoff 2000).

Rehabilitation

Die gegenwärtige Evidenzbasis im Hinblick auf wirksame Rehabilitationstechniken ist, nicht zuletzt aufgrund der angenommenen niedrigen Inzidenz infolge akut hirnschädigender Ereignisse, eher gering (für eine Übersicht siehe Perez et al. 1996; Kerkhoff u. Heldmann 1999). Jedoch gibt es Hinweise, dass gewisse Verbesserungen in der visuellen Exploration und Fixation nach systematischem Training erreicht werden können, eine Verbesserung der räumlichen Störung jedoch eher unwahrscheinlich ist (Kerkhoff 2000; Zihl, und Kennard 1996; Zihl 2011).

11.13
Neglect

Neglect bezeichnet das Nichtbeachten von Reizen (visuell, auditiv, taktil oder olfaktorisch) in der kontraläsionalen Raum- oder Körperhälfte sowie den reduzierten Extremitäteneinsatz dieser Körperhälfte (Karnath 2012). Neglect tritt häufig nach ausgedehnten rechtsseitigen Läsionen auf und zählt aufgrund des Läsionsausmaßes, der resultierenden vielfältigen Begleitstörungen sowie der zumeist unzureichenden Awareness (Katz et al. 1999) zu den eher schwer behandelbaren Störungen. Patienten mit visuellem Neglect zeigen eine in die ipsiläsionalen Raumhälfte (meist rechtsseitig) verschobene Exploration (Augen- und Kopfbewegungen), teilen Objekte häufig zu weit nach ipsiläsional und weisen eine nach ipsiläsional verlagerte subjektive Geradeausrichtung auf (Kerkhoff 2004). Der visuelle Überblick ist deutlich reduziert, die spontane Exploration beschränkt sich auf die ipsiläsionale Raumbereiche, welche wiederholt perseveratorisch abgesucht werden. Dadurch kommt es zur häufigen Kollision mit Objekten oder Gegenständen insbesondere in der linken Raumhälfte. Der visuelle Neglect kann alle visuellen Aufgaben beeinträchtigen, häufig findet sich auch eine defizitäre Lesefähigkeit (Neglectdyslexie). Es werden zwei Bezugssysteme bei Neglect unterschieden: Raumbezogene Neglectsymptome (1) beziehen sich auf bestimmte Raum- oder Körperabschnitte (z.B. übersieht der Patient Objekte auf der kontraläsionalen Seite eines Tisches oder Wörter auf der linken Seite des Textes). Objektzentrierte Neglectphänomene (2) hingegen betreffen die kontraläsionale Seite von Objekten oder Wörtern als Ganzes unabhängig von der Position des Stimulus im Raum. Der raumbezogene Neglect tritt häufiger auf als der objektzentrierte, jedoch können beide Phänomene gemeinsam auftreten, was insbesondere beim Lesen oft geschieht; hier finden sich raumbezogene Auslassungsfehler sowie wort- oder objektbezogene Substitutionsfehler (Reinhart et al. 2013c; Reinhart et al. 2013d).

Ein mit Neglect häufig assoziiertes Symptom ist die Extinktion (visuell, akustisch, taktil). Diese bezeichnet eine Nichtbeachtung des kontraläsionalen Reizes bei simultaner Präsentation eines ipsiläsionalen Reizes (Schmidt et al. 2013).

Assessment

Priorität für die Diagnose des Neglects ist, dass eine primär sensorische (z. B. Hemianopsie) oder motorische (z. B. Hemiparese) Beeinträchtigung als alleinige Ursache ausgeschlossen werden kann. Diagnostisch bieten sich konventionelle Verfahren wie Durchstreichtests, Linienhalbieren, Lesen (siehe Download-Link am Ende des Kapitels) und / oder Zeichnen an. Differenzialdiagnostisch ist der hemianope gegenüber dem Neglect-assoziierten Linienhalbierungsfehler durch die kontra- vs. ipsiläsionale Verschiebung zu unterscheiden. Die visuelle Extinktion lässt sich gut anhand standardisierter PC-gestützter Verfahren quantifizieren (Kerkhoff u. Marquardt 2009b). Aufgrund der häufigen Unawareness der Patienten empfiehlt sich zudem eine systematische Befragung der Angehörigen und/oder Pflegekräfte zu Alltagsbeeinträchtigungen, etwa durch den Beobachtungsbogen für Räumliche Störungen (BRS, Neumann et al. 2008).

Rehabilitation

Grundsätzlich werden in der Therapie des multimodalen Neglects Top-down-Therapieverfahren von Bottom-up-Stimulationsansätzen unterschieden. Top-down-Verfahren implizieren das Erlernen einer kognitiv gesteuerten und systematischen Suchstrategie. Diese eignen sich in einer späteren Phase der Rehabilitation, sind in der Akutphase hingegen weniger sinnvoll. Bottom-up-Verfahren haben die gezielte Stimulation relevanter afferenter Kanäle zum Ziel und bieten sich aufgrund der Nichtnotwendigkeit eines Strategieerwerbs insbesondere in der Akutphase an. Jedoch sollten im Hinblick auf eine optimierte und ressourcenorientierte Rehabilitation eine Kombination beider Techniken angestrebt werden. **Tabelle 11.2** zeigt eine Übersicht evaluierter und wirksamer Behandlungsansätze. Eine ausführlichere Darstellung der gegenwärtig verfügbaren Rehabilitationsstrategien findet sich in Kerkhoff u. Schenk (2012) oder Kerkhoff (2004).

11.14
Zusammenfassung

Neurovisuelle Wahrnehmungsstörungen treten nach unterschiedlichen Ätiologien auf und umfassen ein breites Spektrum von zerebralen Einbußen der visuellen Verarbeitung, das von elementaren Funktionsausfällen wie Sehschärfe- und Kontrastwahrnehmungsstörungen bis hin zu komplexen Defiziten wie beispielsweise visuellen Agnosien oder dem Bálint-Holmes-Syndrom reicht. Aufgrund der Alltags- und Berufsrelevanz sowie der Häufigkeit entsprechender Defizite kommt der visuellen Neurorehabilitation eine wichtige Aufgabe zu – die leider aber in der klinischen Praxis zu oft vernachlässigt wird. Mithilfe der schematischen Orientierungshilfe in **Tabelle 11.3** können Patienten mit aus-

Tab. 11.2: Übersicht über evidenzbasierte Therapieverfahren zum multimodalen Neglect und zur Extinktion und Unawareness

Behandlungsansatz	Inhalte	Therapeutisches Prinzip
Optokinetische Stimulation mit Blickfolgebewegungen (OKS)	Signifikante und dauerhafte Reduktion des Neglects (multimodal) nach 5–20 Sitzungen durch Aktivierung parietaler Hirnregionen. Aktive Blickfolgebewegungen durch den Patienten sind essenziell für die Wirksamkeit des Verfahrens; OKS-Therapie reduziert die Anosognosie.	Bottom-up-Stimulation
Galvanisch-Vestibuläre Stimulation (GVS)	GVS aktiviert das thalamokortikale vestibuläre System und verbessert das „Körper-im-Raum-Empfinden" bei Neglect u. Extinktion. GVS verbessert Lagesinn und reduziert taktile Extinktion dauerhaft.	Bottom-up-Stimulation
Nackenmuskelvibration	Vibration der kontraläsionalen Nackenmuskeln aktiviert das propriozeptive System, die Inselregion und den superioren temporalen Kortex. Sie verbessert Explorationsleistungen (visuell + taktil) und das subjektive Geradeausempfinden des Patienten im Raum.	Bottom-up-Stimulation
Visuomotorische Prismenadaptation (PA)	Ausnutzen des sensomotorischen Rekalibrierungseffekts nach Tragen (15 min) eines Prismas (Blickverlagerung um 10–15° zur ipsiläsionalen Seite). Rekalibrierung der gestörten Raumorientierung durch Aktivierung eines zerebellär-kortikalen Netzwerkes.	Bottom-up-Stimulation
Aufmerksamkeitstraining	Verwendung von Alertnessreizen führt zur besseren Ausrichtung der Aufmerksamkeit in den vernachlässigten Halbraum. Steigerung der Daueraufmerksamkeit reduziert die nicht-lateralisierten Aufmerksamkeitsdefizite bei Neglectpatienten. Es kommt durch das Training zu fronto-parietalen Mehraktivierungen.	Bottom-up-Stimulation
Periphere Magnetstimulation	Magnetische Stimulation der Hand ist absolut schmerzfrei und aktiviert den kontralateralen, somatosensorischen Kortex. Dies führt zu einer Aktivierung der geschädigten Hemisphäre und reduziert die taktile Extinktion und den körperbezogenen Neglect.	Bottom-up-Stimulation
Neuromodulation (TMS, tDCS)	Repetitive „Brain Stimulation" des parietalen Kortex (durch TMS, tDCS) reduziert visuellen Neglect und Alltagsdefizite (ADL).	Bottom-up-Stimulation
Medikamente	Dopaminagonisten bzw. Antidepressiva (SSRIs) fördern die visuelle Aufmerksamkeit und tragen so indirekt zur Neglectreduktion bei.	Bottom-up-Stimulation
Visuelles Explorationstraining	Entwicklung systematischerer Suchstrategien und dadurch Reduktion der Auslassungen in der visuellen Suche. Dadurch werden Verbesserungen der visuellen Exploration, des Lesens und ein partieller Transfer auf Alltagsleistungen erreicht.	Top-down-Strategie-Verfahren

Tab. 11.3: Schematische Orientierungshilfe zur Anamnese der häufigsten neurovisuellen Störungen nach Hirnschädigung (basierend auf Kerkhoff, Schaub & Zihl 1990)

Nr.	Frage	Neurovisuelles Defizit
1	Sind Ihnen seit der Erkrankungen irgendwelche Veränderungen im Sehen aufgefallen?	Prüfung der Awareness über etwaige Defizite
2	Haben Sie den Eindruck, dass Ihr Sehen nicht mehr so klar ist wie früher? Erleben Sie dieses permanent oder nur nach Anstrengung?	Störungen der Sehschärfe und des Kontrastsehens, Fusionsstörung
3	Haben Sie seit der Erkrankung Doppelbilder? Sind diese permanent oder treten sie nur nach visueller Anstrengung auf?	Fusionsstörung, Augenmuskelparesen
4	Haben Sie Probleme beim Ausweichen vor Gegenständen oder stoßen Sie öfters an Personen/Türrahmen an? Wenn ja, auf welcher Seite?	Visuelle Explorationsschwierigkeiten bei homonymen Gesichtsfeldausfällen, Neglect, Bálint-Holmes
5	Haben Sie Schwierigkeiten beim Lesen? Wenn ja, welche? Fehlen von Worten / Zeilen; Schwierigkeiten beim Auffinden von Zeilenanfängen / Zeilenenden, reduzierte Lesespanne?	Hemianope Lesestörung, Neglectdyslexie, reduzierte visuelle Belastbarkeit, z.B. infolge einer Fusionsstörung
6	Haben Sie Schwierigkeiten beim Abschätzen der Tiefe der Stufen beim Treppengehen / auf unebenen Untergründen oder beim gezielten Greifen nach Gegenständen?	Stereopsis
7	Sehen Farben anders aus als früher?	Farbwahrnehmungsstörungen
8	Haben Sie Probleme beim Erkennen von Objekten? Sehen Gesichter verändert aus?	Störungen der Objekt- und Gesichtserkennung
9	Blendet Sie helles Licht leichter als früher oder benötigen Sie mehr Licht, weil Sie den Eindruck haben, dass Ihnen alles zu dunkel erscheint?	Foveale Adaptationsstörungen
10	Haben Sie Schwierigkeiten, den Weg in bekannten / unbekannten Umgebungen zu finden?	Topografische Orientierungsdefizite
11	Haben Sie vor, während oder seit der Erkrankung Lichtpunkte/-blitze oder farbige Muster oder komplexe Szenen gesehen?	Visuelle Reizerscheinungen

reichender Awareness anamnestisch auf zentrale Sehstörungen hin befragt werden (Kerkhoff et al. 1990; Neumann et al. 2016), um so eine gezielte und ressourcenorientierte Diagnostik, Behandlungsplanung und nachfolgende Therapie zu ermöglichen.

Download-Link

Unter folgendem Link: http://www.uni-saarland.de/lehrstuhl/kerkhoff/downloads-diagnostiktherapie.html können Interessierte nützliche Verfahren der neurovisuellen Anamnese und Diagnostik kostenfrei herunterladen.

Literatur

Aguirre GK, D'Esposito M. Topographical disorientation: a synthesis and taxonomy. Brain 1999; 122(Pt 9): 1613-28.

Baier B, de HB, Mueller N, Thoemke F, Birklein F, Dieterich M, et al. Anatomical correlate of positive spontaneous visual phenomena: a voxelwise lesion study. Neurology 2010a; 74(3): 218-22.

Baier B, Mueller N, Fechir M, Dieterich M. Line bisection error and its anatomic correlate. Stroke 2010b; 41(7): 1561-3.

Barton JJS, Black S. Line bisection in hemianopia. J Neurol Neurosurg Psychiatry 1998; 660-2.

Baylis GC, Driver J, Baylis LL, Rafal RD. Reading of letters and words in a patient with Balint's syndrome. Neuropsychologia 1994; 32(10): 1273-86.

Bouvier SE, Engel SA. Behavioral deficits and cortical damage loci in cerebral achromatopsia. Cereb Cortex 2006; 16(2): 183-91.

Bouwmeester L, Heutink J, Lucas C. The effect of visual training for patients with visual field defects due to brain damage: a systematic review. J Neurol Neurosurg Psychiatry 2007; 78(6): 555-64.

Bulens C, Meerwaldt JD, van der Wildt GJ, Keemink CJ. Spatial contrast sensitivity in unilateral cerebral ischaemic lesions involving the posterior visual pathway. Brain 1989; 112(Pt 2): 507-20.

Cronin-Golomb A, Sugiura R, Corkin S, Growdon JH. Incomplete achromatopsia in Alzheimer's disease. Neurobiol Aging 1993; 14(5): 471-7.

Farah M. Visual agnosia. Cambridge, MA: MIT Press 1990.

Farah M. Visual agnosia. 2nd Edition ed. Cambridge, MA: MIT Press 2004.

Frisen L. The neurology of visual acuity. Brain 1980; 103(3): 639-70.

Funk J, Finke K, Reinhart S, Kardinal M, Utz KS, Rosenthal A, et al. Effects of feedback-based visual line-orientation discrimination training for visuospatial disorders after stroke. Neurorehabil Neural Repair 2013; 27(2): 142-52.

Gibson JJ. The perception of Visual World. Boston: Houghton Mifflin 1950.

Graham NL, Bak TH, Hodges JR. Corticobasal degeneration as a cognitive disorder. Mov Disord 2003 Nov; 18(11): 1224-32.

Gur S, Ron S. Training in oculomotor tracking: occupational health aspects. Isr J Med Sci 1992; 28(8-9): 622-8.

Jackowski MM, Sturr JF, Taub HA, Turk MA. Photophobia in patients with traumatic brain injury: Uses of light-filtering lenses to enhance contrast sensitivity and reading rate. NeuroRehabilitation 1996; 6(3): 193-201.

Jessehope HJ, Clark MS, Smith DS. The Rivermead Perceptual Assessment Battery: its application to stroke patients and relationship with function. Clinical Rehabilitation 1991; 5: 115-55.

Kaplan J, Hier DB. Visuospatial deficits after right hemisphere stroke. Am J Occup Ther 1982; 36(5): 314-21.

Karnath H-O. Neglect. In: Karnath HO, Thier P (eds). Kognitive Neurowissenschaften. Berlin, Heidelberg: Springer 2012.

Katz N, Hartman-Maier A, Ring H, Soroker N. Functional disability and rehabilitation outcome in right hemisphere damaged patients with and without unilateral spatial neglect. Arch Phys Med Rehabil 1999; 80(4): 379-84.

Kerkhoff G, Heldmann B. Balint-Syndrom und assoziierte Störungen: Anamnese – Diagnostik – Behandlungsansätze. Nervenarzt 1999; 70: 859-69.

Kerkhoff G, Marquardt C. VS-WIN – Computational Analysis of Visuospatial Perception and Cognition [computer program]. München: Verlag MedCom 2004.

Kerkhoff G, Marquardt C. Erworbene, visuell bedingte Lesestörungen. Der Nervenarzt 2009a; 80(12): 1424-39.

Kerkhoff G, Marquardt C. Eyemove. Der Nervenarzt 2009b; 80(10): 1190-1204.

Kerkhoff G, Munssinger U, Haaf E, Eberle-Strauss G, Stogerer E. Rehabilitation of homonymous scotomata in patients with postgeniculate damage of the visual system: saccadic compensation training. Restor Neurol Neurosci 1992; 4(4): 245-54.

Kerkhoff G, Oppenländer K, Finke K, Bublak P. Therapie zerebraler visueller Wahrnehmungsstörungen. Nervenarzt 2007; 78(457): 470.

Kerkhoff G, Schenk T. Line bisection in homonymous visual field defects – Recent findings and future directions. Cortex 2011; 47(1): 53-8.

Kerkhoff G, Schenk T. Rehabilitation of neglect: an update. Neuropsychologia 2012; 50(6): 1072-9.

Kerkhoff G. Displacement of the egocentric visual midline in altitudinal postchiasmatic scotomata. Neuropsychologia 1993; 31: 261-5.

Kerkhoff G. Evidenzbasierte Verfahren in der neurovisuellen Rehabilitation. Neurologie und Rehabilitation 2010; 16: 82-90.

Kerkhoff G. Neglect und assoziierte Störungen. Göttingen: Hogrefe 2004.

Kerkhoff G. Neurovisual rehabilitation: recent developments and future directions. J Neurol Neurosurg Psychiatry 2000; 68(6): 691-706.

Kerkhoff G. Restorative and compensatory therapy approaches in cerebral blindness – a review. Restor Neurol Neurosci 1999; 15(2-3): 255-71.

Kerkhoff G. Störungen der visuellen Raumorientierung. In: Karnath HO, Thier P (eds). Kognitive Neurowissenschaften. Berlin, Heidelberg: Springer 2012.

Kerr NM, Chew SS, Eady EK, Gamble GD, Danesh-Meyer HV. Diagnostic accuracy of confrontation visual field tests. Neurology 2010; 74(15): 1184-90.

Kolmel HW. Coloured patterns in hemianopic fields. Brain 1984; 107(Pt 1): 155-167.

Kolmel HW. Complex visual hallucinations in the hemianopic field. J Neurol Neurosurg Psychiatry 1985; 48(1): 29-38.

Kuhn C, Bublak P, Jobst U, Rosenthal A, Reinhart S, Kerkhoff G. Contralesional spatial bias in chronic hemianopia: the role of (ec)centric fixation, spatial cueing and visual search. Neuroscience 2012a; 210: 118-27.

Kuhn C, Heywood CA, Kerkhoff G. Oblique spatial shifts of subjective visual straight ahead orientation in quadrantic visual field defects. Neuropsychologia 2010; 48(11): 3205-10.

Kuhn C, Rosenthal A, Bublak P, Grotemeyer KH, Reinhart S, Kerkhoff G. Does spatial cueing affect line bisection in chronic hemianopia? Neuropsychologia 2012b; 50(7): 1656-62.

Machner B, Sprenger A, Sander T, Heide W, Kimmig H, Helmchen C, et al. Visual search disorders in acute and chronic homonymous hemianopia: lesion effects and adaptive strategies. Ann N Y Acad Sci 2009; 1164: 419-26.

Marshall RS, Lazar RM, Binder JR, Desmond DW, Drucker PM, Mohr JP. Intrahemispheric localization of drawing dysfunction. Neuropsychologia 1994; 32(4): 493-501.

Martinaud O, Pouliquen D, Gerardin E, Loubeyre M, Hirsbein D, Hannequin D, et al. Visual agnosia and posterior cerebral artery infarcts: an anatomical-clinical study. PLoS One 2012; 7(1): e30433.

Meadows JC. Disturbed perception of colours associated with localized cerebral lesions. Brain 1974; 97(4): 615-32.

Mendez MF, Mendez MA, Martin R, Smyth KA, Whitehouse PJ. Complex visual disturbances in Alzheimer's disease. Neurology 1990a; 40(3 Pt 1): 439-43.

Mendez MF, Tomsak RL, Remler B. Disorders of the visual system in Alzheimer's disease. J Clin Neuroophthalmol 1990b; 10(1): 62-9.

Merrill MK, Kewman DG. Training of color or and form identification in cortical blindness: a case study. Arch Phys Med Rehabil 1986; 67(7): 479-83.

Mesad S, Laff R, Devinsky O. Transient postoperative prosopagnosia. Epilepsy Behav 2003; 4(5): 567-70.

Mödden C, Behrens M, Damke I, Eilers N, Kastrup A, Hildebrandt H. A randomized controlled trial comparing 2 interventions for visual field loss with standard occupational therapy during inpatient stroke rehabilitation. Neurorehabil Neural Repair 2012; 26(5): 463-9.

Moreaud O. Balint syndrome. Arch Neurol 2003; 60(9): 1329-31.

Mosimann UP, Mather G, Wesnes KA, O'Brien JT, Burn DJ, McKeith IG. Visual perception in Parkinson disease dementia and dementia with Lewy bodies. Neurology 2004; 63(11): 2091-96.

Neumann G, Neu J, Kerkhoff G. Ein neues Verfahren zur Fremdanamnese räumlicher Störungen bei hirngeschädigten Patienten: Der Beobachtungsbogen für räumliche Störungen (BRS). Neurologie und Rehabilitation 2008; 14(4); 203-210.

Neumann G, Schaadt AK, Reinhart S, Kerkhoff G. Clinical and Psychometric Evaluations of the Cerebral Vision Screening Questionnaire in 461 Nonaphasic Individuals post-stroke. Neurorehabil Neural Repair 2016; 30(3): 187-98.

Oppenländer K, Keller I, Karbach J, Schindler I, Kerkhoff G, Reinhart S. Subliminal galvanic-vestibular stimulation influences ego-and object-centred components of visual neglect. Neuropsychologia 2015a; 74: 170-7.

Oppenländer K, Utz KS, Reinhart S, Keller I, Kerkhoff G, Schaadt AK. Subliminal galvanic-vestibular stimulation recalibrates the distorted visual and tactile subjective vertical in right-sided stroke. Neuropsychologia 2015b; 74: 178-183.

Pambakian AL, Mannan SK, Hodgson TL, Kennard C. Saccadic visual search training: a treatment for patients with homonymous hemianopia. J Neurol Neurosurg Psychiatry 2004 ; 75(10): 1443-8.

Pambakian AL, Wooding DS, Patel N, Morland AB, Kennard C, Mannan SK. Scanning the visual world: a study of patients with homonymous hemianopia. J Neurol Neurosurg Psychiatry 2000; 69(6): 751-9.

Pearlman AL, Birch J, Meadows JC. Cerebral color blindness: an acquired defect in hue discrimination. Ann Neurol 1979; 5(3): 253-61.

Perenin MT, Vighetto A. Optic ataxia: a specific disruption in visuomotor mechanisms. I. Different aspects of the deficit in reaching for objects. Brain 1988; 111 (Pt 3): 643-74.

Rafal RD. Balint syndrome. In: Feinberg TE, Farah MJ, editors. Behavioral neurology and neuropsychology. Boston: McGraw-Hill 1997, 337-56.

Reinhart S, Höfer B, Kerkhoff G. Visuell bedingte Lesestörungen nach erworbener Hirnschädigung: Klinik und Anamnese. Sprache Stimme Gehör 2013a; 37(1): 46-53.

Reinhart S, Höfer B, Kerkhoff G. Visuell bedingte Lesestörungen nach erworbener Hirnschädigung: Therapie. Sprache Stimme Gehör 2013b; 37(2): 105-111.

Reinhart S, Schaadt AK, Adams M, Leonhardt E, Kerkhoff G. The frequency and significance of the word length effect in neglect dyslexia. Neuropsychologia 2013c; 51(7): 1273-8.

Reinhart S, Wagner P, Schulz A, Keller I, Kerkhoff G. Line bisection error predicts the presence and severity of neglect dyslexia in paragraph reading. Neuropsychologia 2013d; 51(1): 1-7.

Riddoch MJ, Humphreys GW. Birmingham object recognition battery. Hove: Lawrence Erlbaum Associates Ltd. 1993.

Riddoch MJ, Humphreys GW. Object recognition. In: Rapp B, editor. The handbook of cognitive neuropsychology. New York: Psychology Press 2001, 45-74.

Rizzo M, Barton JJS. Central disorders of visual function. In: Miller NR, Newman NJ, Biousse V, Kerrison JB, editors. Walsh and Hoyt's Clinical Neuro-Opthalmology: The Essentials. Philadelphia: Lippincott Williams & Wilkins 2008, 263-84.

Rizzo M. Astereopsis. In: Boller F, Grafman J (eds). Handbook of Neuropsychology. Amsterdam: Elsevier 1989, 415-27.

Rizzo M. ‚Balint's syndrome' and associated visuospatial disorders. Baillieres Clin Neurol 1993; 2(2): 415-37.

Rowe F, Brand D, Jackson CA, Price A, Walker L, Harrison S, et al. Visual impairment following stroke: do stroke patients require vision assessment? Age Ageing 2009; 38(2): 188-93.

Russell C, Deidda C, Malhotra P, Crinion JT, Merola S, Husain M. A deficit of spatial remapping in constructional apraxia after right-hemisphere stroke. Brain 2010; 133(Pt 4): 1239-51.

Schaadt AK, Schmidt L, Reinhart S, Adams M, Garbacenkaite R, Leonhardt E, Kuhn C, Kerkhoff G. Perceptual Relearning of Binocular Fusion and Stereoacuity After Brain Injury. Neurorehabil Neural Repair 2013; 28(5): 462-71.

Schaadt AK, Schmidt L, Kuhn C, Summ M, Adams M, Garbacenkaite R, Leonhardt E, Reinhart S, Kerkhoff G. Perceptual relearning of binocular fusion after hypoxic brain damage: four controlled single-case treatment studies. Neuropsychology 2014; 28(3): 382-7.

Schaadt AK, Brandt SA, Kraft A, Kerkhoff G. Holmes and Horrax (1919) revisited: impaired binocular fusion as a cause of "flat vision" after right parietal brain damage - a case study. Neuropsychologia 2015; 69: 31-38.

Schaadt AK, Reinhart S, Kerkhoff G. Einfluss von postläsionellen Hell- und Dunkeladaptationsstörungen auf andere Sehleistungen im Alltag. Neurol Rehabil 2016; 2: 109-14.

Schaadt AK, Kerkhoff G. Vision and visual processing deficits. In: Husain M, Schott J (eds.). Oxford Textbook of Cognitive Neurology & Dementia. Oxford: Oxford University Press 2016: 147-60.

Schenk T, Zihl J. Visual motion perception after brain damage: I. Deficits in global motion perception. Neuropsychologia 1997; 35(9): 1289-97.

Schmidt L, Utz KS, Depper L, Adams M, Schaadt AK, Reinhart S, et al. Now You Feel both: Galvanic Vestibular Stimulation Induces Lasting Improvements in the Rehabilitation of Chronic Tactile

Extinction. Front Hum Neurosci 2013; 7: 90.

Skeel RL, Schutte C, van VW, Nagra A. The relationship between visual contrast sensitivity and neuropsychological performance in a healthy elderly sample. J Clin Exp Neuropsychol 2006; 28(5): 696-705.

Spitzyna GA, Wise RJ, McDonald SA, Plant GT, Kidd D, Crewes H et al. Optokinetic therapy improves text reading in patients with hemianopic alexia: a controlled trial. Neurology 2007; 29: 68(22): 1922-30.

Suchoff IB, Kapoor N, Ciuffreda KJ, Rutner D, Han E, Craig S. The frequency of occurrence, types, and characteristics of visual field defects in acquired brain injury: a retrospective analysis. Optometry 2008; 79(5): 259-65.

Tang-Wai DF, Josephs KA, Boeve BF, Dickson DW, Parisi JE, Petersen RC. Pathologically confirmed corticobasal degeneration presenting with visuospatial dysfunction. Neurology 2003; 28; 61(8): 1134-5.

Utz KS, Keller I, Artinger F, Stumpf O, Funk J, Kerkhoff G. Multimodal and multispatial deficits of verticality perception in hemispatial neglect. Neuroscience 2011;188: 68-79.

Vingrys AJ, Garner LF. The effect of a moderate level of hypoxia on human color vision. Doc Ophthalmol 1987; 66(2): 171-85.

Warrington EK, James M. The visual object and space perception battery. Bury St. Edmunds: Thames Valles Test Company 1991.

Wilkins A. What is visual discomfort. Trends in Neurosciences 1986; 9: 343-6.

Zee DS, Newman-Toker D. Supranuclear and internuclear ocular motility disorders. In: Miller NR, Newman NJ, Biousse V, Kerrison JB, editors. Walsh and Hoyt's Clinical Neuro-Opthalmology: The Essentials. Philadelphia: Lippincott Williams & Wilkins 2008, 344-76.

Zeki S. A century of cerebral achromatopsia. Brain 1990;113 (Pt 6): 1721-77.

Zeki S. Cerebral akinetopsia (visual motion blindness). A review. Brain 1991;114 (Pt 2): 811-24.

Zhang X, Kedar S, Lynn JJ, Newman NJ, Viousse V. Natural history of homonymous hemianopia. Neurology 2006; 66: 901-5.

Zihl J, Kennard C. Disorders of higher visual functions. In: Brandt T, Caplan LR, Dichgans J, Diener HC, Kennard C (eds.). Neurological Disorders. Course and Treatment. San Diego: Academic Press 1996: 201-12.

Zihl J, Kerkhoff G. Foveal phoptic and scotopic adaption in patients with brain damage. Clinical Vision Sciences 1990; 2: 185-95.

Zihl J, Nelles G. Rehabilitation von zerebralen Sehstörungen. In: Nelles G (Hg.). Neurologische Rehabilitation. Stuttgart: Thieme 2004: 129-41.

Zihl J, von Cramon D, Mai N, Schmid C. Disturbance of movement vision after bilateral posterior brain damage. Further evidence and follow up observations. Brain 1991; 114 (Pt 5): 2235-52.

Zihl J, von Cramon D. Recovery of visual field in patients qith postgeniculate damage. In: Poeck K, Freund HJ, Gänshirt H (eds.). Neurology. Heidelberg: Springer, 1986: 188-94.

Zihl J, von Cramon D. Visual field recovery from scotoma in patients with postgeniculate damage. A review of 55 cases. Brain 1985 Jun; 108 (Pt 2): 335-65.

Zihl J. Eye movement patterns in hemianopic dyslexia. Brain 1995; 118 (Pt 4): 891-912.

Zihl J. Rehabilitation of visual disorders after brain injury. 2nd ed. New York, NY US: Psychology Press 2011.

12
Neuropsychologische Therapie bei Störungen von Kognition und Emotion

Thomas Guthke

12.1
Einleitung

Die neuropsychologische Diagnostik und Therapie dient der Feststellung und Behandlung von hirnorganisch verursachten Störungen der kognitiven Funktionen, des emotionalen Erlebens und des Verhaltens, wobei auch Fragen der Krankheitsverarbeitung, der Anpassung an die Folgen der Hirnschädigung und der Auswirkungen auf psychosoziale Beziehungen sehr bedeutsam sind. Dabei liegt es in der Natur und der Lokalität der Hirnschädigung, aber auch an der prämorbiden Ausgangslage, dass die individuellen Schädigungsbilder sehr komplex sind und dass verschiedene kognitive und affektive (neuropsychologische) Störungen in unterschiedlichen Konstellationen und Auswirkungen auftreten.

In diesem Beitrag soll das praktische Vorgehen bei wesentlichen neuropsychologischen Störungsbildern illustriert werden, wobei jahrelange klinische Erfahrungen bei der Arbeit in einem neuropsychologischen Team und aktuell in einer neuropsychologischen Praxis, wenn möglich vor dem Hintergrund wissenschaftlicher Evidenzprüfung reflektiert werden sollen. Hierbei soll auf Störungen von Aufmerksamkeits-, Gedächtnis- und exekutiven Funktionen sowie auf Verhaltensänderungen und

emotional-affektive Störungen nach einer Hirnschädigung eingegangen werden. Störungen der visuellen Wahrnehmung und räumlicher Leistungen werden in dem Beitrag zur neurovisuellen Neurorehabilitation (Schaadt 2016) behandelt. Für eine umfassende Darstellung der Klinischen Neuropsychologie sei auf das Lehrbuch der Klinischen Neuropsychologie (Sturm, Herrmann, Münte 2009), für eine Übersicht über neuropsychologische Testverfahren auf das Handbuch neuropsychologischer Testverfahren (Schellig et al. 2009) und auf aktuelle Leitlinien zur Diagnostik und Therapie von Aufmerksamkeitsstörungen (Sturm 2012), von Gedächtnisstörungen (Thöne-Otto 2012) und von exekutiven Dysfunktionen (Müller 2012) verwiesen.

12.2
Aufmerksamkeits-, Gedächtnis-, exekutive, Verhaltens- und emotional-affektive Störungen nach erworbener Hirnschädigung

Neuropsychologische Störungen sind sehr häufig nach Schlaganfällen und Schädel-Hirn-Traumata. So litten in einer Stichprobe von 400 Patienten (davon 156 nach Schädel-Hirn-Trauma und 184 nach vaskulären Hirnschädigungen) in der neuropsychologischen Abteilung im Krankenhaus München-Bogenhausen (Prosiegel 1988) 83 % an Aufmerksamkeitsstörungen, 65 % an Gedächtnisbeeinträchtigungen und 22 % an exekutiven Störungen. Ähnlich häufig, aber etwas anders verteilt waren neuropsychologische Defizite bei einer reinen Schlaganfallpopulation in einer herkömmlichen Rehabilitationsklinik (n = 375, Prosiegel u. Erhardt 1990). Dort waren bei 64 % die Aufmerksamkeit, bei 33 % das Gedächtnis und bei 32 % die exekutiven Funktionen gestört. Fast 50 % der Schlaganfallpatienten und 40 % der pflegenden Angehörigen litten nach der Entlassung aus der Klinik unter depressiven Verstimmungen, die häufig mit Angststörungen und aggressivem Verhalten assoziiert waren. Es fanden sich bei diesen Patienten ausgeprägte exekutive Störungen und eine unzureichende soziale Anpassung nach 6 und 12 Monaten (Kotila et al. 1998). Auch in Studien über Schädel-Hirn-Trauma-Patienten der Tagesklinik für kognitive Neurologie in Leipzig fanden wir hohe Raten neuropsychologischer Beeinträchtigungen (Scheid et al. 2006, Scheid 2009). So litten 78 % unter Aufmerksamkeits- (davon 28 % mittel bis schwer), 75 % unter Gedächtnis- (davon 50 % mittel bis schwer) und 70 % unter exekutiven Störungen (davon 39 % mittel bis schwer).

Die unterschiedlichen Prävalenzangaben liegen vor allem an Patientenselektionseffekten, an der unterschiedlichen Sensitivität der eingesetzten Untersuchungsverfahren und an dem theoretischen Verständnis über die jeweilige Funktion bzw. Störung. Deshalb möchte ich zunächst eine Definition der einzelnen Funktionsbereiche vornehmen, wie wir sie unserer Arbeit zugrunde legen, wobei wir uns hierbei im Wesentlichen auch an den aktuellen Leitlinien orientieren.

Aufmerksamkeitsstörungen

Laut Sturm (2012) stellen Aufmerksamkeitsfunktionen Basisleistungen dar, die für nahezu jede praktische oder intellektuelle Tätigkeit erforderlich sind, wobei zwischen automatischen und kontrollierten Verarbeitungsprozessen unterschieden wird.

Es lassen sich mindestens fünf Aufmerksamkeitskomponenten differenzieren (Sturm 2009):

– Aufmerksamkeitsaktivierung (Alertness)
– längerfristige Aufmerksamkeitszuwendung (Daueraufmerksamkeit, Vigilanz)
– räumliche Ausrichtung des Aufmerksamkeitsfokus
– selektive oder fokussierte Aufmerksamkeit
– geteilte Aufmerksamkeit, Aufmerksamkeitsflexibilität, Wechsel des Aufmerksamkeitsfokus

Gedächtnisstörungen

Unter Gedächtnisstörung werden laut Thöne-Otto (2012) alle Einbußen des Lernens, Behaltens und des Abrufs gelernter Information gefasst, die nicht durch andere Störungen erklärt werden können.

Nach unterschiedlichen Modellen und Theorien (z. B. Thöne-Otto 2009) lassen sich verschiedene Gedächtnissysteme unterscheiden, die unabhängig voneinander gestört sein können:

■ *Untergliederung des Gedächtnisses nach Zeitaspekten:*
– **Kurzzeitgedächtnis:** Halten von Informationen im Zeitraum von Sekunden bis wenige Minuten unter kontinuierlicher Aufmerksamkeitszuwendung
– **Arbeitsgedächtnis:** Befähigt, gehaltene Informationen mental zu ma-

nipulieren und gegenüber Störinformationen abzuschirmen

– **Langzeitgedächtnis:** Umfasst alle Informationen, die nach einem Intervall weiter abrufbar sind
– **Neugedächtnis:** Informationen, die nach einer Hirnschädigung ins Gedächtnis aufgenommen wurden
– **Altgedächtnis:** Informationen, die vor längerer Zeit bzw. vor einer Hirnschädigung ins Gedächtnis aufgenommen wurden und bereits lange gespeichert sind
– **prospektives Gedächtnis:** Fähigkeit, Aufgaben, Termine, Erledigungen zu einem bestimmten Zeitpunkt oder bei Eintreffen eines bestimmten Ereignisses in der Zukunft zu erinnern und auszuführen

◾ *Inhaltliche Untergliederung des Langzeitgedächtnisses:*
– **deklaratives Gedächtnis:** weiter unterteilt in semantisches und episodisches Gedächtnis: Abruf bewusst, explizit.
– **nondeklaratives Gedächtnis:** weiter unterteilt in Priming, prozedurales Gedächtnis, Konditionierung sowie nicht assoziatives Lernen: Abruf unbewusst, implizit.

◾ *Untergliederung verschiedener Gedächtnisprozesse:*
– Im Lernprozess werden die Phasen der **Enkodierung,** der **Konsolidierung** oder Speicherung sowie des **Abrufs** unterschieden.

Exekutive- und Verhaltensstörungen

Exekutive Funktionen werden in der Regel mit Steuerungs- oder Leitungsfunktionen übersetzt (vgl. Müller 2012). Als exekutive Funktionen werden metakognitive Prozesse bezeichnet, die zum Erreichen eines definierten Zieles die flexible Koordination mehrerer Subprozesse steuern bzw. ohne Vorliegen eines definierten Zieles bei der Zielerarbeitung beteiligt sind. Diese höheren kognitiven Leistungen stellen eine sehr heterogene Gruppe von Prozessen dar. Nach Müller et al. (2004) lassen sich die meisten Schwierigkeiten der Patienten mit dysexekutivem Syndrom durch Störungen
– des Arbeitsgedächtnisses und Monitorings,
– der kognitiven Flexibilität und Flüssigkeit,
– des planerischen und problemlösenden Denkens

beschreiben. Mit Symptomen exekutiver Dysfunktion sind häufig Persönlichkeitsveränderungen und Verhaltensauffälligkeiten assoziiert bzw. sie werden in einem weiter gefassten Verständnis des dysexekutiven Syndroms mit eingeschlossen. So vertritt Drechsler (2007) ein Verständnis der Exekutivfunktionen, welches neben den eher kognitiven Prozessen (Initiieren, Wechseln und Hemmen) noch drei weitere Regulationsebenen (Emotion, Aktivität, sozial) umfasst. Hiermit werden dann auch solch klinisch relevante Schwierigkeiten wie primär beeinträchtigtes Störungsbewusstsein, emotionale Indifferenz und Antriebsminderung sowie Impulskontrollstörung mit erfasst.

Affektive, Angst- und Belastungsstörungen

Neben den bereits weiter oben beschriebenen typischen Verhaltensänderungen und emotional-motivationalen Störungen bei Patienten mit erworbener Hirnschädigung können zusätzlich nach einem hirnschädigenden Ereignis noch weitere psychische Störungen auftreten. Besonders häufig sind depressive Störungen,

Angststörungen, Belastungs- und Anpassungsstörungen sowie Suchterkrankungen (Ashman et al. 2004; De Wit et al. 2008; Whelan-Goodinson et al. 2009). So erfüllten in einer Stichprobe von Patienten mit erlittenem Schädel-Hirn-Trauma 45 % die klinischen Kriterien für eine Depression, 38 % für eine Angststörung und 21 % für eine Abhängigkeitserkrankung (Whelan-Goodinson et al. 2009). Allerdings wiesen die Autoren darauf hin, dass vor dem Schädel-Hirn-Trauma in dieser Stichprobe auch eine gegenüber der Normalbevölkerung erhöhte Prävalenz psychischer Störungen bestand (41 % Abhängigkeitserkrankung, 17 % Depression, 13 % Angststörung). Die Autoren schlussfolgerten, dass nach einem Schädel-Hirn-Trauma vor allem die Häufigkeit von Depressionen, generalisierter Angststörung, Posttraumatischer Belastungsstörung, Panikstörung und Phobien ansteigt. Koponen et al. (2002) berichteten, dass das Risiko, eine psychische Störung zu entwickeln, im ersten Jahr nach der Hirnschädigung am höchsten sei, aber lebenslang erhöht bleibe.

Gängige Modellvorstellungen zur Ätiopathologie derartiger psychischer Störungen berücksichtigen vor allem die Verletzung besonders vulnerabler Hirnstrukturen oder Netzwerke. Allerdings erbrachte eine Metaanalyse (Carson et al. 2000) über den Zusammenhang der Depression und der Lokalisation und des Ausmaßes der Hirnschädigung keine konsistenten Ergebnisse.

Für die Ausprägung psychischer Störungen nach einer Hirnschädigung ist eben auch entscheidend, ob beispielsweise das hirnschädigende Ereignis oder dessen Akutbehandlung als psychisches Trauma erlebt wird. Auch handelt es sich in der Regel um ein sehr kritisches Lebensereignis, welches zu erhöhtem Stress führt, das wiederum z. B. eine Anpassungsstörung oder depressive Episode bedingen bzw. auslösen kann. Des Weiteren kann dieses Ereignis auch als Auslöser einer durch prämorbide Vulnerabilitäten generierten emotional-affektiven Störung (z. B. rezidivierende depressive Störung, Essstörung, Sucht) fungieren.

Der oft mit der erworbenen Hirnschädigung verbundene Leistungswandel, als zeitweiliger oder dauerhafter Verlust körperlicher und geistiger Funktionen, kann zu Ärger- und Trauerreaktionen um einen Teil der eigenen Persönlichkeit/Identität führen. Häufig ist auch eine maladaptive psychische Reaktion auf die Beeinträchtigungen und Veränderungen zu beobachten, z. B. dysfunktionale Kognitionen bezüglich eigener Leistungen, prämorbider Bewertungsmaßstäbe oder bezüglich Bewältigungsstrategien.

12.3
Neuropsychologische Diagnostik

Die neuropsychologische Diagnostik dient der Erfassung und Objektivierung von kognitiven und affektiven Funktionsstörungen nach einer Hirnfunktionsstörung oder Hirnschädigung und der emotionalen Reaktionen auf diese Störungen (Sturm 2009). Hierbei orientiert sich das diagnostische Vorgehen an allgemeinen Kriterien der psychologischen Diagnostik, wobei medizinische Informationen (vor allem Bildgebung, neurologische, internistische und umweltmedizinische) für die Hypothesengenerierung und -überprüfung sowie Auswahl der Untersuchungsverfahren sehr bedeutsam sind.

In dem folgenden Flussdiagramm, entlehnt aus Sturm (2009), wird die

Vorgehensweise bei der neuropsychologischen Diagnostik illustriert (**Abb. 12.1**).

Wichtige Informationsquellen sind die Anamnese und die Exploration (Selbsteinschätzung). Zur aktuellen quantitativen Einordnung der erlebten kognitiven, affektiven und verhaltensbezogenen Störungen und Beeinträchtigungen der Lebensqualität setzen wir auch eine visuelle Analogskala ein. Des Weiteren sollten, wenn möglich, auch Bezugspersonen nach ihrer Einschätzung befragt werden. Diesbezüglich hat sich der Einsatz geeigneter Ratings zur Fremdbeurteilung bewährt. Bei der Auswahl und Interpretation der neuropsychologischen Untersuchungsverfahren müssen testbehindernde und ergebnisbeeinflussende Faktoren be-

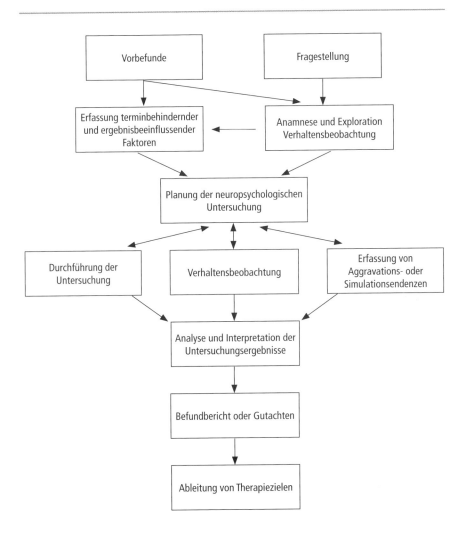

Abb. 12.1: Flussdiagramm zur Vorgehensweise bei der neuropsychologischen Diagnostik (nach Sturm 2009)

rücksichtigt werden. Beispielsweise wirkt eine Hirnschädigung sich oft auf für die Testdurchführung wichtige Voraussetzungen hinsichtlich Wahrnehmung, Sprachverstehen und -produktion und motorischer Leistungen aus. Auch muss beachtet werden, wie z. B. Ergebnisse in einem Gedächtnistest durch Aufmerksamkeits- oder exekutive Funktionsbeeinträchtigungen beeinflusst werden. Sehr bedeutsam ist auch die Verhaltensbeobachtung in und außerhalb der Testsituation. So besteht der Nutzen von Verfahren zur Diagnostik exekutiver Funktionen oftmals eher darin, dass durch die Testsituation Verhalten angeregt wird und damit dann auch systematisch beispielsweise mit geeigneten Beurteilungsratings vor dem Hintergrund ausreichender klinischer Erfahrung eingeschätzt werden kann. Insofern lässt sich die Durchführung neuropsychologischer Untersuchungsverfahren oft nur schlecht delegieren, bzw. es gehen wertvolle Informationen verloren, wenn nur die Testergebnisse berichtet werden.

In den weiter oben bereits erwähnten aktuellen Leitlinien sind Mindestanforderungen bezüglich des Umfangs und der Auswahl an Untersuchungsverfahren einer fachlich angemessenen neuropsychologischen Untersuchung aufgeführt.

Die neuropsychologische Diagnostik bezieht sich hierbei vor allem auf Aufmerksamkeits-, Gedächtnis- und exekutive Funktionen sowie auf die Fragen nach emotional-affektiven Störungen und Veränderungen des Verhaltens und der Persönlichkeit.

Beim Verdacht auf Aggravations- oder Simulationstendenzen sollten entsprechende spezifische Testverfahren (Merten 2006) zum Einsatz kommen. Wichtig ist aber die Betrachtung des Gesamtbildes, vor allem unter Be-

rücksichtigung des neuropsychologischen Profils, der Verhaltensbeobachtung, der Anamnese und der medizinischen Befund- und Motivlage (vgl. Leitlinie „Neuropsychologische Begutachtung" 2015).

Für die Ableitung der Therapieziele und des -planes sind aber neben der Erfassung des Umfangs und Art der Störungen auch die verbliebenen Ressourcen, die Behandlungsmotivation, die Einsicht in die vorhandenen Probleme und das soziale und berufliche Umfeld der Patienten zu eruieren (Cramon, Mai u. Ziegler 1993; Guthke et al. 2012). So können auch die Folgen der Hirnschädigung für die Aktivitäten des täglichen Lebens und die soziale, berufliche und schulische Integration des Betroffenen eingeschätzt werden. Hier kann sich die neuropsychologische Diagnostik an der Internationalen Klassifikation der Funktionsfähigkeit, Behinderung und Gesundheit (ICF) der Weltgesundheitsorganisation (WHO) orientieren. Diese Klassifikation dient als länder- und fachübergreifende einheitliche Sprache zur Beschreibung des funktionalen Gesundheitszustandes, der Behinderung, der sozialen Beeinträchtigung und der relevanten Umgebungsfaktoren einer Person (Stucki, Ewert u. Cieza 2002).

12.4
Neuropsychologische Therapie

Im Rahmen der neuropsychologischen Therapie werden verschiedene Verfahren eingesetzt. Diese zielen darauf ab, die kognitiven, emotionalen und behaviouralen Störungen sowie die damit einhergehenden psychosozialen Beeinträchtigungen und Aktivitätseinschränkungen von Patienten mit erworbener Hirnschädigung oder -funktionsbeeinträchtigung zu beseitigen oder, falls dies nicht möglich sein sollte, diese so weit wie möglich zu verringern. Die betroffenen Patienten sollen durch die neuropsychologische Therapie ein möglichst hohes Funktionsniveau im Alltag wiedererlangen und soziale, berufliche und/oder schulische Anforderungen möglichst wieder erfolgreich bewältigen können.

Hierbei werden unterschiedliche Behandlungsmethoden und -programme eingesetzt. Es lassen sich laut Gauggel (2003)

– Funktionstherapien bzw. restitutive Interventionen,
– Kompensationstherapie und Anpassung,
– integrierte bzw. adaptierte Interventionsverfahren unterscheiden.

Funktionstherapeutische bzw. restitutive neuropsychologische Therapien

Die Restitution kognitiver Funktionen wird in der neuropsychologischen Therapie vor allem durch die gezielte Stimulation der entsprechend geschädigten neuronalen Netzwerke angestrebt. Die Durchführung einer spezifischen Stimulation setzt eine klare Indikationsstellung, ein theoretisches Erklärungsmodell und solide neurowissenschaftliche Kenntnisse über die Funktionsweise des Gehirns, seine Plastizität und die der Stimulation zugrunde liegenden Mechanismen voraus. Im Vorfeld einer spezifischen Stimulation muss dabei insbesondere eruiert werden, welche Defizite bei dem jeweiligen Patienten vorliegen und wo die Ansatzpunkte für eine restitutive Intervention bestehen. Auch ist es wichtig, den Schweregrad der Therapie den jeweiligen Funktionsniveaus des Patienten anzupassen und im Verlauf eine erfolgsabhängige Steigerung der Schwierigkeit zu ermöglichen.

Je nach Art der Funktionsstörung müssen die entsprechenden Therapien über einen längeren Zeitraum intensiv durchgeführt werden, da nur so eine zunehmende Reaktivierung des geschädigten Systems auf neuronaler Ebene erfolgen kann. Unsere empirischen Erfahrungen in der Tagesklinik und auch Studien zeigen vor allem positive Erfahrungen mit der restitutiven Therapie von Wahrnehmungs- und Aufmerksamkeitsleistungen. Bei Gedächtnis- und exekutiven Funktionsstörungen dagegen sollten eher auch gleichzeitig geeignete Strategien z. B. zur Aufmerksamkeitslenkung, vertieften Verarbeitung oder zum Monitoring vermittelt werden (Kombination von Funktionstherapie und der Vermittlung von Strategien).

So zeigen Analysen von Cicerone et al. (2005, 2011) die Wirksamkeit von Aufmerksamkeitstherapien in der postakuten (ca. 3. Woche bis 6 Monate) und chronischen (>6 Monate) Phase bei Schädel-Hirn-Trauma und Schlaganfall. Eine metaanalytische Aufarbeitung (Rohling et al. 2009) ergab für Aufmerksamkeitstherapieansätze mittlere, signifikante Effektstärken. Die besten Ergebnisse zeigten domainspezifische Therapieansätze, d. h. auf die spezifischen Defizite zugeschnittene Therapien, insofern ist eine sorgfältige Diagnostik Voraussetzung (Rohling et al. 2009; Zoccolotti et al. 2011).

Bewährt haben sich (computergestützte) Therapieverfahren, die spezifische Aufmerksamkeitsleistungen in alltagsähnlichen Situationen trainieren. Der Wirksamkeitsnachweis für diesen Therapieansatz wurde sowohl für vaskuläre als auch für traumatische Hirnschädigungen in der postakuten Phase (Sohlberg et al. 2000; Sturm et al. 2003; Barker-Collo et al. 2009) und für MS-Patienten sowie bei Epilepsie erbracht (Plohmann 1998; Engelberts et al. 2002; Flavia et al. 2010).

Zu beachten ist aber auch, dass es bei Anwendung zu komplexer Therapieprogramme zu Leistungsverschlechterungen kommen kann. Dies hat sich sowohl für Patienten nach Schädel-Hirn-Trauma als auch für Patienten nach Schlaganfall jeweils in der postakuten Phase gezeigt (Sturm et al. 2003).

Wichtig ist auch, dass bei der Durchführung der Behandlung solche Faktoren wie Motivation, Feedback, Kontextlernen, Transfer sowie Relevanz für den häuslichen und beruflichen Alltag beachtet werden müssen. Die Therapieeffekte generalisieren oft nicht automatisch und werden von den hirngeschädigten Patienten kaum von sich aus auf andere Situationen und Aufgabenstellungen übertragen. Daher ist es für den Therapieerfolg entscheidend, dass bereits während der Therapie explizit auf eine Generalisierung hingearbeitet wird und motivationale Einflüsse berücksichtigt werden (Sohlberg u. Rashkin 1996).

Methoden der Funktionstherapie können neben der Restitution auch der Verbesserung erhaltener Fähigkeiten und Fertigkeiten dienen. Diese können dann z. B. bei der vielleicht notwendigen Anpassung eines Tätigkeitsprofils stärker eingesetzt werden.

Der restitutive Behandlungsansatz ist gerade in der Postakutphase der Erkrankung von großer Bedeutung, da zu diesem Zeitpunkt beziehungsweise bei dieser Personengruppe ein besonderes therapeutisches Fenster zu bestehen scheint (z. B. Kolb et al. 2001). Zu beachten ist allerdings, dass eine alleinige Konzentration auf die Funktionsrestitution nicht den multiplen und in vielen Fällen nachweislich chronischen Störungen hirngeschädigter Patienten Rechnung trägt. Sie muss dabei in der Regel auch in ein umfassendes Thera-pieprogramm eingebettet sein. Dieses sollte nicht nur die Vermittlung von Informationen über die Erkrankung, eine individuelle Therapieplanung und -zielsetzung beinhalten, sondern auch Therapiestrategien für jene Patienten, bei denen sich ein chronischer Verlauf abzeichnet und bei denen durch funktionelle Therapien keine signifikanten Verbesserungen mehr erreicht werden können.

Neuropsychologische Therapien zur Kompensation und Anpassung

Ein weiterer wichtiger Bestandteil der neuropsychologischen Behandlung sind die auf die Kompensation ausgerichteten Interventionen. Diese kommen vor allem bei chronischen Störungen zum Einsatz. Es geht hierbei vor allem um den Ausgleich der Funktionsdefizite durch den Einsatz noch intakter (verbliebener) Fähigkeiten und durch das Lernen neuer Fertigkeiten und Strategien. Bedeutsam sind aber auch der emotionale Umgang mit den Folgen der Erkrankung, die Entwicklung einer neuen Lebensperspektive sowie die familiäre und berufliche Reintegration.

Laut Dixon und Bäckman 1995 werden verschiedene Kompensationsmechanismen und -formen unterschieden, deren sich Menschen häufig bedienen, wenn es gilt, ein Ungleichgewicht zwischen eigenen Fähigkeiten und Umweltanforderungen auszugleichen:

– Investition von mehr Zeit und Energie (Anstrengung),
– Substitution durch eine latente Fähigkeit,
– Entwicklung einer neuen Fähigkeit (Einsatz von Strategien und Hilfsmitteln),
– Veränderung der Erwartungen sowie

– Wahl einer alternativen Nische oder eines alternativen Ziels.

Relativ einfach ist der Einsatz dieser Therapieformen, wenn sich die Patienten ihrer eigenen Stärken und Schwächen bewusst sind, sich realistische Ziele setzen und angemessene Erwartungen entwickeln sowie Alltagsanforderungen mit noch vorhandenen und intakten Fähigkeiten zu bewältigen versuchen. Dies ist bei Patienten mit ausgeprägter Hirnschädigung regelhaft nicht der Fall. Vielen hirngeschädigten Patienten fehlen entsprechende aktuelle Alltagserfahrungen (z. B. bei komplexen beruflichen Anforderungen). Darüber hinaus sind ihre Fähigkeit zum Erkennen von Störungen (primär eingeschränktes Störungsbewusstsein) und die Reflexion über neue Erfahrungen (im Zusammenhang vor allem mit Gedächtnis- und exekutiven Störungen) eingeschränkt. Bedeutsam sind aber auch Verleugnungs- bzw. Abwehrtendenzen sowie häufig vorhandene affektive Störungen wie z. B. eine Depression.

Der Schweregrad der Störung und die Einsicht in die Notwendigkeit der Anwendung von Kompensationsstrategien und -hilfen sind somit ausschlaggebend für die Art und das Ausmaß an Strukturierung und an therapeutischen Hilfen. Um erfolgreich kompensieren zu können, ist zunächst auch ein längerer Prozess notwendig, in dessen Verlauf der Patient dabei unterstützt wird, seine vorhandenen Probleme angemessen wahrnehmen und erfahren zu können, damit er bereit ist, Strategien oder Hilfen einzusetzen oder Erwartungen und Ziele an die neue Lebenssituation anzupassen.

Häufig werden von Patienten auch in der Vergangenheit erfolgreich eingesetzte Strategien (wie z. B. Investition von mehr Zeit und Energie) wieder verwendet. Aufgrund der Einschränkungen z. B. der Dauerbelastbarkeit infolge der Hirnschädigung können diese sich nun als ungünstig erweisen und können z. B. zur Zunahme von belastungsabhängigen Kopfschmerzen und Misserfolgserlebnissen führen.

In der Tagesklinik für kognitive Neurologie haben wir sehr gute Erfahrungen damit gemacht, die Kompensationsstrategien in einer Kombination von Gruppen- und Einzeltherapie zu vermitteln. So haben wir Gruppenprogramme für Aufmerksamkeits-, Gedächtnis-, exekutive und Textverarbeitungsstörungen sowie für soziales Kompetenztraining und Unterstützung der beruflichen Reintegration etabliert.

Wichtig ist der Austausch der Patienten untereinander über mögliche Strategien, deren Vor- und Nachteile und die individuelle Anpassung. Im Rahmen der Therapie werden die Vermittlung der Strategien systematisch vorbereitet, deren Einsatz geübt (bei Aufgaben, Rollenspielen) und durch therapeutische Hausaufgaben deren Transfer in den Alltag gefördert. Hier bewährt sich besonders auch das tagesklinische Setting, da die Patienten außerhalb der Therapie zu Hause mit entsprechenden Anforderungen konfrontiert sind. Kompensatorisches Verhalten (z. B. Notizen zu Therapieinhalten) werden angeregt und verstärkt. Auch kann gerade durch den Austausch mit Mitpatienten, den Vergleich untereinander und durch angemessene Rückmeldungen eine realistische Selbsteinschätzung und die Bereitschaft zur Anwendung kompensatorischer Strategien gefördert werden. Aufgrund der kognitiven Defizite der Patienten wird während der Therapie Feedback nicht nur kontinuierlich und in unterschiedlicher Art und Weise (verbal, visuell mit und ohne Video) gegeben, sondern auch durch unterschiedliche Personen (Mitpatienten, Angehörige, Therapeuten). Studien bestätigen die Effektivität solcher Therapieprogramme (Ezrachi et al. 1991).

Generell gilt, dass Kompensationshilfen und -strategien vor allem dann akzeptiert werden, wenn sie einfach, ökonomisch und bequem angewendet werden können und der Nutzen der Strategie oder der Hilfe unmittelbar erkennbar oder nachweisbar ist. Bei sehr schweren Defiziten sind externe Kompensationshilfen und -strategien deutlich besser als interne, da zum Erlernen interner Strategien intakte kognitive Fähigkeiten (z. B. metakognitive Leistungen) benötigt werden. Auch ist die aktive Mitarbeit des Patienten bei der Anwendung der Strategien notwendig. Allerdings stellt oft das Erlernen des Gebrauchs geeigneter externer Hilfen (z. B. Einsatz des Smartphones mit Kalender- und Alarmierungsfunktion) eine große Hürde dar, insofern ist es günstig, wenn auf prämorbid vorhandene Fertigkeiten im Umgang mit der externen Hilfe zurückgegriffen werden kann. Wichtig ist, dass der Einsatz der Kompensationsstrategien und -hilfen eingeführt, erklärt und der Umgang geübt werden muss, bei komplexeren Strategien oft auch schrittweise und über einen längeren Zeitraum. In Studien zum Nutzen externer Gedächtnishilfen konnte empirisch nachgewiesen werden, dass z. B. die Zuverlässigkeit in der Erledigung prospektiver Gedächtnisanforderungen durch den Einsatz von Gedächtnishilfen verbessert werden kann (Sohlberg et al. 2007; Wilson et al. 2000). Es zeigte sich, dass leichter betroffene Patienten den selbstständigen Umgang mit Gedächtnishilfen lernen, während schwerer betroffene lernen können, auf Gedächtnishilfen adäquat zu reagieren (Unterstützung durch Angehörige).

Besonders in der Therapie von exekutiven- und Gedächtnisstörungen spielt die Vermittlung von internalen Strategien (Problemlöseverhalten, Zeitplanung, internale Enkodierungs- und Abrufstrategien, Lernverhalten) eine große Rolle. Günstig ist es hierbei, häufig funktionstherapeutische Ansätze mit der Vermittlung von Strategien zu kombinieren. Bei der Gedächtnistherapie wurden ausgehend von allgemeinpsychologischen Erkenntnissen z. B. zur Verarbeitungstiefe, zur verbalen Elaboration oder zur visuellen Imagination für Patienten geeignete Lernstrategien entwickelt, deren Nutzen auch in entsprechenden Studien nachgewiesen werden konnte (Salazar 2000; Chiaravalloti et al. 2005, Hildebrandt et al. 2007). Allerdings konnte nicht genau unterschieden werden, ob die Therapieerfolge vor allem durch eine Verbesserung der Funktion oder durch den Einsatz geeigneter Strategien zustande kamen. Übereinstimmend mit unseren empirischen Erfahrungen zeigte sich, dass Patienten mit leichten bis mittelschweren Gedächtnisstörungen gut von solchen Strategien profitieren können, während bei Patienten mit schweren Gedächtnisstörungen die Vermittlung solcher Lernstrategien in der Regel nicht erfolgreich ist.

Im Bereich exekutiver Funktionsstörungen konnte die Wirksamkeit dieser Ansätze in Studien beispielsweise zum Arbeitsgedächtnistraining (Vallat et al. 2005; Lundquist et al. 2010) und Problemlösetraining (Rath et al. 2003; Fong et al. 2009) nachgewiesen werden.

Häufig müssen mehrere Kompensationsstrategien und -hilfen zum Ausgleichen eines Defizits angewendet werden. Dieses System an Kompensationsstrategien gilt es, sukzessive im Laufe der Therapie aufzubauen und zu perfektionieren (Wilson 2000).

Oft dienen im Alltag Angehörige als Kompensationshilfe, da deren Unterstützung sich vor allem in der Zeit nach Entlassung aus der Rehabilitationsklinik als notwendig erwiesen hatte. Die Patienten haben dann gelernt, sich auf diese Hilfen zu verlassen, weil diese für sie zur Bewältigung der Umweltanforderungen in der Regel einfacher, schneller und bequemer sind als der Einsatz eigener Strategien. Um aber wieder mehr Selbstständigkeit zu erreichen und auch die Überbelastung der Angehörigen abzubauen, ist im Verlauf der Aufbau eigener Strategien notwendig, wobei dann die Angehörigen lernen müssen, dass sie sich auch wieder etwas zurückziehen können. Hierfür ist es notwendig, dass sie auch die notwendige Sicherheit gewinnen müssen. Auch deshalb spielt in der neuropsychologischen Therapie die Arbeit mit den Angehörigen eine große Rolle. Hierbei orientieren wir uns bei unseren therapeutischen Interventionen mit Angehörigen an Überlegungen von Muir und Kollegen (1990). Diese schlugen ein vierstufiges Modell (PLISSIT-Modell) zur Unterstützung und Behandlung von Angehörigen vor. „PLISSIT" steht für „permission", „limited information", „specific suggestions", und „intensive therapy". Permission bedeutet, dass Angehörigen immer wieder Gelegenheiten gegeben werden sollten, sich mit ihren Sorgen, Ängsten, Fragen und Bedürfnissen an den Therapeuten zu wenden. Dieser soll den Angehörigen sukzessive alle relevanten Informationen (z. B. Therapieinhalte, Art der Störung, Fortschritte in der Behandlung, Prognose) („limited information") und Ratschläge für den Umgang mit dem Patienten und anderen Problemsituationen geben („specific suggestions"). Falls notwendig führt er Interventionen durch („intensive therapy"), die eine syste-

matische Patient-Familien-Edukation, eine Familienberatung, die Vermittlung an eine Selbsthilfegruppe und die Organisation einer Betreuungsentlastung sowie die Vermittlung von Verhaltensstrategien im Umgang mit dem Betroffenen beinhalten können (Jacobs 1989). Aufgrund der kognitiven Störungen des Patienten (z. B. exekutive Störungen) ist es oft nicht möglich, eine dyadische und gleichgewichtete Interaktion während der Therapie und im Leben der Familie herzustellen.

Bei Patienten mit sehr schweren Defiziten bleibt es aber sehr häufig dabei, dass diese von den Betroffenen nicht selbstständig ausgeglichen werden können. Hier müssen dann der Patient und seine Angehörigen durch ein Netzwerk professioneller Helfer und Institutionen unterstützt werden. Um eine Reintegration ins gewohnte Lebensumfeld gewährleisten zu können, sind in diesem Fall meistens neue familiäre Arrangements, zusätzliche Unterstützungsleistungen sowie persönliche Assistenzen oder hauswirtschaftliche Hilfen erforderlich. Gegenfalls kann eine berufliche Teilhabe durch eine Tätigkeit in einer Werkstatt für Menschen mit Behinderungen (WfbM) angestrebt werden. Diesbezüglich kooperieren wir mit Werkstätten, die spezifische Angebote für Menschen mit erworbenen Hirnschädigungen entwickelt haben. Weitere Angebote wie geeignete Tagesförderstätte oder eine Einrichtung mit Angeboten zur Tagesstrukturierung können notwendig werden.

Integrierte bzw. adaptierte Interventionsformen

Zusätzlich zu den auf Restitution und Kompensation ausgerichteten Behandlungselementen werden auch Methoden anderer psychotherapeutischer Verfahren von den Neuropsychologen eingesetzt. Diese wurden für die Behandlung von Patienten mit erworbener Hirnschädigung angepasst.

Auch in der neuropsychologischen Therapie kommt der therapeutischen Beziehung eine besonders große Rolle zu. Hier bewähren sich nach meiner Auffassung insbesondere therapeutische Haltungen und Methoden, wie sie ursprünglich vor allem durch die wissenschaftliche Gesprächspsychotherapie nach Rogers (1993, Eckert, 2007) vermittelt wurden. Diese sind besonders erfolgreich bei der Therapie von mit der Hirnschädigung und deren Verarbeitung verbundenen affektiven und Anpassungsstörungen. Allerdings führen Schädigungen des Gehirns eben z. B. zu exekutiven Störungen und Beeinträchtigungen des Störungsbewusstseins, so dass beispielsweise die in der Gesprächspsychotherapie wichtige Fähigkeit zur Selbstexploration stark eingeschränkt sein kann. Diesbezüglich kommen dann eher angepasste verhaltenstherapeutische Methoden zum Tragen. So hat sich z. B. beim Aktivitätsaufbau bei eher schweren Störungen die Methode des „backward chainings" bewährt. Hierbei handelt es sich um eine Methode des operanten Konditionierens, die erfolgreich bei der Etablierung mehrschrittiger Handlungsabläufe ist, wenn nicht alle Schritte auf einmal gelernt werden können und ansonsten Belohnungen zu lange auf sich warten lassen würden. So kann man z. B. beim Tischdecken zuerst mit dem letzten Schritt beginnen und dann schrittweise weitere vorhergehende Schritte hinzukommen lassen, bis der Tisch wieder vollständig selbstständig gedeckt werden kann. Auch bei der Behandlung von Verhaltensstörungen (z. B. aggressives Verhalten) werden weitere operante Techniken eingesetzt.

Da Patienten mit erworbener Hirnschädigung nicht in dem Ausmaß auf Verstärkungskontingenzen wie hirngesunde Personen reagieren, können sie allerdings nicht ohne Modifikation angewendet werden (Alderman 1996, Ducharme 2000, Knight, Rutterford et al. 2002, Schlund 2002). So hatten Münzverstärkungssysteme und eine differenzielle Verstärkung von Verhaltensweisen, die inkompatibel mit den Verhaltensauffälligkeiten sind, in verschiedenen Studien nur einen geringen Effekt. Die Response-Cost-Methode, d. h. der Entzug positiver Verstärker bei Fehl- oder Mangelverhalten oder die differenzielle Verstärkung von Phasen mit einer geringen Rate an Verhaltensauffälligkeiten scheinen dagegen wesentlich effektiver zu sein (Knight, et al. 2002).

Störungen exekutiver Funktionen oder eine verminderte Einsichtsfähigkeit verhindern ebenfalls den erfolgreichen Einsatz von Selbstinstruktionstechniken (Gauggel u. Schoof-Tams, 2009). Dagegen haben sich auf Patienten mit erworbener Hirnschädigung angepasste Methoden zum Zielmanagement bewährt (Levine et al. 2011).

Wichtige Elemente können auch psychoedukative Module sein, wie sie vor allem Bestandteil der Gruppentherapien sind. Hierbei ist aber zu beachten, dass schwere Gedächtnisstörungen dazu führen, dass Therapieinhalte (z. B. Informationen aus Edukationsprogrammen) schnell wieder vergessen werden. Insofern sind dann wieder kompensatorische Therapiemethoden notwendig, um sicherzustellen, dass auf das vermittelte Wissen zurückgegriffen werden kann. Bedeutsam ist auch der Einsatz stabilisierender, supportiver und ressourcenfördernder Techniken (vgl. Reddemann und Sachsse, 1997) und von Entspannungsverfahren (z. B. PMR).

Sehr positive Erfahrungen haben wir mit dem Einsatz des sozialen Kompetenztrainings für Patienten mit erworbener Hirnschädigung, welches in der Klinik für Neuropsychologie des Krankenhauses Bogenhausen durch langjährige klinische Erfahrungen entwickelt wurde (Schellhorn et al. 2008). Hierbei geht es um eine Gruppentherapie, die bei hirnorganisch bedingten Störungen im Sozialverhalten (inadäquates Sozialverhalten, Impulskontrollstörung, Kommunikationsstörung, Antriebsminderung, mangelnde Störungseinsicht) und sozialen Anpassungsproblemen indiziert ist. Dieses Programm basiert auf verhaltenstherapeutischen Therapieprogrammen (vor allem Hinsch und Pfingsten, 2002). Es ist aber hinsichtlich der Komplexität, der Informationsaufbereitung und der Durchführungshinweise sowie hinsichtlich der ausgewählten Therapiethemen, die den spezifischen Problemlagen von Patienten nach erworbener Hirnschädigung gerecht werden, angepasst worden.

Integrative Therapiemethoden zielen vor allem darauf ab, die familiäre und berufliche Teilhabe der Patienten wieder zu ermöglichen und zu verbessern. So stellt die berufliche Wiedereingliederung für viele Patienten mit erworbenen Hirnschädigungen ein zentrales Therapieziel dar. Um dies zu erreichen, haben wir eine neuropsychologisch berufsorientierten Therapie etabliert, in der restitutionstherapeutische, kompensatorische, integrative Therapiemethoden und ggf. die Anpassung der Erwartungen und Arbeitsbedingungen zu einem Therapieprogramm zusammengestellt werden (Guthke et al. 2012), wobei frühzeitig berufliche Fragestellungen einbezogen werden und die berufliche Reintegration gezielt unterstützt werden. Hierbei kommt ein in Kooperati-

on mit den Schmieder Kliniken entwickeltes Profilvergleichsverfahren zum Einsatz (Profilvergleich Arbeitsplatzanforderungen vs. aktuelles Leistungsvermögen: PAL), welches berufliche Anforderungen und aktuelles Leistungsvermögen im Hinblick auf die wesentlichen kognitiven und motorischen Kenngrößen gegenübergestellt und zur Festlegung von Therapieinhalten und der Therapieevaluation dient. Bei der neuropsychologisch orientierten Berufstherapie setzen wir restitutionstherapeutische Methoden zur Verbesserung der Funktionsfähigkeit ein, vor allem in den Bereichen, die für die Wiedererlangung der Arbeitsfähigkeit entscheidend sind. Wichtige Therapiemethoden betreffen aber auch die Vermittlung von Kompensationstechniken sowie die mögliche Anpassung von beruflichen Anforderungsprofilen. Bedeutend ist auch ein neuropsychologisch-psychotherapeutischer Ansatz, um entstandene Verhaltensänderungen positiv beeinflussen zu können und den Umgang mit der Erkrankung oder mit Verhaltensänderungen zu unterstützen.

Wichtiger Bestandteil des Therapieprogramms ist zusätzlich eine therapeutisch engmaschig supervidierte berufliche Belastungserprobung und Therapie. In einer ersten Pilotstudie (Guthke et al. 2012) zur Evaluation dieses Therapieprogramms zeigt ein Prä-Post-Vergleich vor allem der Selbst- und Fremdeinschätzung anhand des PALs sowie die Einschätzung der Therapie durch die Patienten, dass berufsrelevante Leistungsbeeinträchtigungen verringert bzw. kompensiert werden konnten. Die katamnestischen Daten ein Jahr nach der Entlassung aus der Klinik zeigten auch, dass die berufliche Reintegration bei einem Großteil der Patienten erfolgreich war.

Fallbeispiel zur Neuropsychologischen Therapie

Im Folgenden soll anhand eines Patientenbeispiels (Jentzsch und Guthke 2013) das therapeutische Vorgehen in der Kombination von restitutionstherapeutischen, kompensatorischen und adaptierten verhaltenstherapeutischen Methoden veranschaulicht werden.

Die 58-jährige Frau A. erlitt an ihrem Arbeitsplatz einen Myokardinfarkt und musste infolge eines Herz-Kreislauf-Stillstandes reanimiert werden. Aufgrund der transienten globalen Ischämie sprach 6 Monate nach dem Ereignis nach Akut- und stationärer rehabilitativer Behandlung die umfassende neuropsychologische Diagnostik für eine mittelgradige Aufmerksamkeitsstörung (Reduktion der Aufmerksamkeitsintensität, Verlangsamung und eingeschränkte Daueraufmerksamkeit, Beeinträchtigung der Aufmerksamkeitsselektivität), eine mittelgradige Neugedächtnisstörung (reduzierte Arbeitsgedächtnisleistungen, Schwierigkeiten bei der Enkodierung neuer Informationen, mit dem Behalten nach mittelfristigen Zeitintervallen und erhöhter Interferenzneigung, profitierte von Abrufhilfen) sowie deutlichen exekutiven Defiziten (Schwierigkeiten beim flexiblen Umgang mit Regeln sowie der vorausschauenden Planung, eine ungenügende Fehlerkontrolle und deutlich reduzierte Ideenflüssigkeit, insbesondere beim Finden alternativer Lösungsansätze, Defizite der alltäglichen Terminplanung).

Auch erfüllte sie die Kriterien für eine Anpassungsstörung mit mittelgradiger depressiver Symptomatik. Für die Therapieplanung war es wichtig, die kognitiven und die affektiven Störungen zu berücksichtigen. Bei der Exploration der biografischen Anamnese ging es um biografischer Belastungen, ihren bisherigen Bewältigungsstil und die Identifikation möglicher dysfunktionaler Grundüberzeugungen.

Frau A. hatte nach einen Abschluss der 10. Klasse („mittlere Reife") erfolgreich eine Ausbildung absolviert und in ihrem Ausbildungsberuf gearbeitet. Nach der „Wende" musste sie sich beruflich umorientieren und arbeitete bis zu dem Ereignis seit mehr als 10 Jahren als Pflegehelferin im Schichtdienst. Einerseits wollte sie ihre Arbeit unbedingt wieder aufnehmen, wobei sie sich auch innerlich unter Druck setzte („Ich sehe aus wie das blühende Leben"; „Wenn die Leute mich draußen sehen, werden sie bei der Krankenkasse nachfragen"). Sich anderseits gegenwärtig eine Berufstätigkeit jedoch nicht zutraute („Ich sollte doch schon längst wieder arbeiten, aber traue mir noch nicht einmal das morgendliche Aufstehen zu"; „Ich war noch nie die Hellste, habe aber die Arbeit hinbekommen. Jetzt kann ich mir kaum etwas merken und planen").

Sie hatte sich vor vier Jahren nach 21 Ehejahren unterstützt durch Behörden vom gewalttätigen Ehemann mit Alkoholproblem getrennt. Zu ihren beiden erwachsenen Söhnen bestand eine gute Beziehung. Da ihr früherer Mann in der Nähe wohnte, fürchtete sie sich bei Konfrontationen auf der Straße nicht angemessen (z. B. schlagfertig) reagieren zu können („Ich bin ihm nicht mehr gewachsen"; „Ich bin schwach").

Die nebenstehende Tabelle gibt einen Überblick über die Therapiebestandteile während zweier längerer Therapieaufenthalte (jeweils 30 Behandlungstage) (**Tab. 12.1**).

Bei der Therapie standen zunächst supportiv-beratende, psychoedukative Elemente sowie die Therapie der kognitiven Defizite im Vordergrund. Restitutionstherapeutische Methoden dienten vor allem der Therapie der Aufmerksamkeitsfunktionen, wobei kompensatorische Strategien vor allem in den Gruppen vermittelt und geübt wurden. Zunehmend wurden unter Berücksichtigung der eingeschränkten kognitiven Leistungsfähig-

Tab. 12.1: Neuropsychologisches Therapieprogramm (Fallbeispiel)

Therapieform	Schwerpunkt (Beispiele)
Einzeltherapie	– Abstimmung über Therapieplan – Supportive Elemente – Modifikation dysfunktionaler Gedanken – Ressourcenaktvierung – Aktivitätsaufbau
Kognitive, computergestützte Therapie	– Training von Reaktionsverhalten – Training Daueraufmerksamkeit
Aufmerksamkeitsgruppe	– Pausenverhalten – Entspannungstechniken – Training Daueraufmerksamkeit
Gedächtnisgruppe	– Vermittlung externer Gedächtnishilfen (alltagstauglicher Kalender als Gedächtnis-, Planungs- und Stimmungsstütze)
Problemlösegruppe	– Training Problemlöseverhalten – Ideengenerierung
Soziales Kompetenztraining	– Kommunikation über Krankheit und die Folgen – Einüben schlagfertiger Verhaltensweisen
Berufsgruppe	– Austausch über Chancen und Risiken beim beruflichen Wiedereinstieg – Unterstützungsmöglichkeiten bei beruflicher Reintegration
Alltagspraktische Diagnostik und Therapie (APDT)	– Therapeutische Vorbereitung und Supervision von beruflichen Teilaufgaben am alten Arbeitsplatz – Empfehlungen für berufliche Wiedereingliederung

keit adaptierte und auf die konkrete Problemstellung zugeschnittene psychotherapeutische Methoden einbezogen. In dem Intervall nach dem ersten Therapieblock absolvierte Frau A. ein vorher vereinbartes „Hausprogramm", welches kognitive, körperliche und soziale Aktivitäten enthielt. Damit konnte die Umsetzbarkeit der therapeutischen Strategien im häuslichen Alltag gefördert werden, wobei zu Beginn des zweiten Aufenthaltes dies ausgewertet wurde und einzelne Strategien, die sich nicht so bewährt hatten, modifiziert wurden. Nachdem die kognitive Leistungsfähigkeit inzwischen verbessert bzw. Defizite einigermaßen kompensiert werden konnten, hatte sich auch durch Aktivitätsaufbau und die Modifikation dysfunktionaler Überzeugungen eine deutliche Verbesserung der Stimmungslage erge-

ben. Außerdem war sich Frau A. auch anhand der gemeinsamen Erstellung des Profilvergleichs Arbeitsplatzanforderungen vs. aktuelles Leistungsvermögen ihrer tätigkeitsbezogenen Stärken und Schwächen besser bewusst, so dass mit dem Arbeitgeber eine Belastungserprobung vereinbart werden konnte. Beginnend mit 3 Stunden für 3 Tage die Woche wurde sie mit einfachen Routinetätigkeiten (z. B. bei der Essensausgabe, Reinigung, einfache Beschäftigungsangebote) betraut. Im Verlauf mussten noch Anpassungen des Aufgabenprofils und der eingesetzten Kompensationsstrategien (z. B. Einsatz externer Hilfsmittel wie Checkliste, Fehlermonitoring, Pausenmanagement) vorgenommen werden. Es kam zu einer Steigerung des Arbeitstempos, einer Reduktion von Fehlern und der Daueraufmerksamkeit, sodass

Empfehlungen für eine stufenweise Wiedereingliederung gegeben werden konnten. Allerdings ist damit zu rechnen, dass Frau A. nicht wieder voll erwerbstätig sein wird, insofern wurde ihr die Beantragung einer teilweisen Erwerbsminderungsrente empfohlen.

Ambulante Neuropsychologische Therapie

Bislang ist die neuropsychologische Behandlung ein fester Bestandteil während des Aufenthaltes im Krankenhaus und/oder in der Rehabilitationsbehandlung. Ihre Fortführung in einer ambulanten Praxis war bisher lediglich in Einzelfällen im Rahmen von Kostenerstattung möglich. Nachdem die Neuropsychologische Therapie als eine wissenschaftliche Psychotherapiemethode vom wissenschaftlichen Beirat Psychotherapie anerkannt wurden war, erfolgte durch eine Arbeitsgruppe im Gemeinsamen Bundesausschuss (G-BA) eine umfängliche Prüfung des therapeutischen Nutzens, der medizinischen Notwendigkeit und der Wirtschaftlichkeit aufgrund umfangreicher wissenschaftlicher Erkenntnisse. Das positive Ergebnis dieser Überprüfung führte mit dem am 24. Februar 2012 in Kraft getretenen Beschluss des G-BA zur Aufnahme der Neuropsychologie in die Richtlinie zu Untersuchungs- und Behandlungsmethoden der vertragsärztlichen Versorgung. Somit wurde die ambulante neuropsychologische Therapie als neue Leistung der gesetzlichen Krankenversicherung etabliert. Hierbei verläuft die Feststellung der Indikation für eine neuropsychologische Therapie zweistufig.

In einem ersten Schritt wird durch einen Facharzt abgeklärt, ob der Patient an einer erworbenen Hirnschädigung oder Hirnerkrankung leidet. In einem zweiten Schritt prüft der Neuro-

psychologe anhand neuropsychologischer Diagnostik, ob eine Indikation für eine neuropsychologische Therapie besteht, und stellt bei positivem Ergebnis einen Behandlungsplan auf. Die neuropsychologische Therapie kann in Form von Einzel- oder Gruppenbehandlung durchgeführt werden, wobei diese bis zu 60 Sitzungen à 50 Minuten (mit besonderer Begründung weitere 20 Sitzungen möglich) umfassen kann.

Zur neuropsychologischen Therapie sind nur Psychotherapeuten und Fachärzte berechtigt, die eine neuropsychologische Zusatzqualifikation nachweisen können. Die Anforderungen zu dieser Zusatzqualifikation sind in den Weiterbildungsordnungen der Landespsychotherapeutenkammern beziehungsweise der Muster-Weiterbildungsordnung der Bundespsychotherapeutenkammer definiert. Von Exner et al. (2010) wurde ein ambulantes Therapieprogramm für kognitive und emotional-motivationale Störungen nach erworbenen Hirnschädigungen vorgestellt, in dem einerseits auf die Kompensation kognitiver Defizite im Alltag und anderseits auf den Umgang mit negativen Emotionen und eine Neuorientierung des Selbstkonzeptes und der Lebensziele fokussiert wird. Einzelne Module dienen z. B. der Behandlung der depressiven Verstimmung orientiert an kognitiv-behaviouralem Vorgehen (Hautzinger 2003). So fokussiert der Aktivitätsaufbau vor allem auf Aktivitäten, die trotz kognitiver Defizite zu bewältigen sind und eine hohe Alltagsrelevanz für den Patienten haben. Bei der Bearbeitung dysfunktionaler Kognitionen geht es vor allem um solche Themen wie Leistungsbewertung und Vergleiche mit früher. Gegenwärtig läuft noch die Evaluation dieses Therapieprogramms im Rahmen einer sehr aufwendigen RCT-Studie.

12.5
Zusammenfassung

Neuropsychologische Störungen treten häufig nach einer Erkrankung oder Verletzung des Gehirns auf. Hierbei kann es sich vor allem um Störungen von Aufmerksamkeits-, Gedächtnis- und exekutiven Funktionen, Verhaltens- und emotional-affektiven Störungen handeln.

Die neuropsychologische Behandlungsstrategie wird auf der Basis der diagnostischen Ergebnisse – aus Krankheitsanamnese und störungsspezifischer Exploration, neurologischen inkl. bildgebenden Befunden, standardisierten psychometrischen Verfahren und ggf. Fremdanamnese – und auf der Grundlage des aktuellen wissenschaftlichen Kenntnisstandes in kritischer Reflexion des Einzelfalles individuell bestimmt und festgelegt. Häufig stehen dabei zunächst restitutive Methoden am Anfang. Hierzu gehören Maßnahmen zur Reaktivierung gestörter neuronaler Systeme. Im Rahmen von adaptivem, sehr häufig computergestütztem kognitiven Training werden durch intensives und häufig wiederholtes Üben die beeinträchtigten Funktionen teilweise oder vollständig wieder reaktiviert. Sehr häufig sind aber insbesondere im Verlauf der Therapie auch stärker kompensationstherapeutische Therapieformen notwendig. Hierzu gehören Maßnahmen, in deren Rahmen Bewältigungsfähigkeiten aufgebaut werden sollen. Funktionsdefizite sollen durch bereits vorhandene Fähigkeiten, durch die Entwicklung neuer Fähigkeiten oder den Einsatz von speziellen Strategien (z. B. Mnemotechniken) und externe Hilfen (Gedächtnistagebuch, elektronische Hilfsmittel) ausgeglichen werden.

Des Weiteren kommen sog. integrative Therapieansätze zum Einsatz. Dies bedeutet, dass durch den Einsatz vor allem von Methoden und Techniken aus anderen Psychotherapieverfahren, die vor allem an die Behandlung von Hirngeschädigten angepasst sind, solche Aspekte wie Verhaltensänderungen und Schwierigkeiten mit der Krankheitsverarbeitung behandelt werden. Dazu gehört auch die Unterstützung des Patienten und seiner Angehörigen bei der Verarbeitung eingetretener Verluste, die Anpassung von Erwartungen und Zielen an die neue Situation sowie die Reintegration in den häuslichen und beruflichen Alltag.

Während die neuropsychologische Diagnostik und Therapie sich in den letzten Jahrzehnten als fester und bedeutsamer Bestandteil vor allem in der stationären und teilstationären neurologischen Rehabilitationsbehandlung etabliert hat, fehlen noch ausreichende Strukturen bei der ambulanten Behandlung. Durch den aktuellen Beschluss des G-BA 2012 wurde die ambulante neuropsychologische Therapie als neue Leistung der gesetzlichen Krankenversicherung etabliert. Seitdem begann der Aufbau einer ambulanten Versorgungsstruktur, indem entsprechend qualifizierten Psychotherapeuten eine Abrechnungsgenehmigung oder eine Sonderbedarfszulassung / Ermächtigung erteilt wurde. Mit Stand September 2015 sind bundesweit ca. 150 Leistungserbringer zugelassen Aufgrund der notwendigen, umfangreichen Qualifikationserfordernisse bedarf es insbesondere einer Förderung und Weiterentwicklung entsprechend notwendiger Aus- und Weiterbildungsmöglichkeiten sowie einer angemessenen Vergütung.

Literatur

Aldermann N. Central executive deficit and response to operant conditioning methods. Neuropsychological Rehabilitation 1996; 6(3): 161-86.

Ashman TA, Spielman LA, Hibbard MR, et al. Psychiatric challenges in the first 6 years after traumatic brain injury: cross-sequential analyses of axis I disorders. Arch Phys Med Rehab 2004; 85: 36-42.

Barker-Collo SL, Feigin VL, Lawes CM et al. Reducing attention deficits after stroke using attention process training: a randomized controlled trial. Stroke 2009; 40: 3293-8.

Carson AJ, MacHale S, Allen K, Lawrie SM, Dennis M, House A, Sharpe M. Depression after stroke and lesion location: a systematic review. Lancet 2000; 356: 122-6.

Cicerone K, Dahlberg C, Malec JF et al. Evidence-based cognitive rehabilitation: updated review of the literature from 1998 through 2002. Arch Phys Med Rehabil 2005; 86: 1681-92.

Cicerone K, Langenbahn DM, Braden C et al. Evidence-based cognitive rehabilitation: updated review of the literature from 2003 through 2008. Arch Phys Med Rehabil 2011; 92: 519-29.

Cramon DY, Mai N, Ziegler W. Neuropsychologische Diagnostik. London: Chapman & Hall 1993.

Dixon RA, Bäckman L. (Compensating for psychological deficits and declines. Mahwah, NJ: Lawrence Erlbaum 1995.

Drechsler R. Exekutive Funktionen: Übersicht und Taxonomie. Zeitschrift für Neuropsychologie 2007; 18: 233-48.

Ducharme JM. Treatment of maladaptive behavior in acquired brain injury: remedial approaches in postacute settings. Clinical Psychology Review 2000; 20(3): 405-26.

De Wit L, Putman K, Baert I, et al. Anxiety and depression in the first six months after stroke. A longitudinal multicentre study. Disabil Rehabil 2008; 30: 1858-66.

Eckert J. Gesprächspsychotherapie. In: C. Reimer, J. Eckert, M. Hautzinger, E. Wilke (Hrsg). Psychotherapie. Ein Lehrbuch für Ärzte und Psychologen. Heidelberg: Springer Medizin Verlag 2007.

Engelberts NH, Klein M, Ader HJ et al. The effectiveness of cognitive rehabilitation for attention deficits in focal seizures: a randomized controlled study. Epilepsia 2002; 43: 587-95.

Exner C, Doering BK, Conrad N, Rief W. Integration von Verhaltenstherapie und Neuropsychologie. Verhaltenstherapie 2010; 20: 119-26.

Ezrachi O, Ben-Yishay Y, Kay T, Diller L, Rattock J. Predicting employment status in traumatic brain injury following neuropsychological rehabilitation. J Head Trauma Rehabil 1991; 6: 71-84.

Flavia M, Stampatori C, Zanotti D et al. Efficacy and specificity of intensive cognitive rehabilitation of attention and executive functions in multiple sclerosis. J Neurol Sci 2010; 288: 101-5.

Gauggel S: Grundlagen und Empirie der Neuropsychologischen Therapie: Neuropsychotherapie oder Gehirnjogging? Zeitschrift für Neuropsychologie 2003; 14(4): 217-46.

Gauggel S, Schoof-Tams K. Psychotherapeutische Interventionen bei Patienten mit Erkrankungen oder Verletzungen des Zentralnervensystems. In Sturm W, Herrmann M, Münte TF (Hrsg). Lehrbuch der Klinischen Neuropsychologie, 2. Auflage. Heidelberg: Spektrum Verlag 2009, 823-42.

Guthke T, Jäckle S, Claros-Salinas. Eine Pilotstudie zur Evaluation neuropsychologischer Berufstherapie. Neurologie & Rehabilitation 2012: 18(5): 291-302.

Jentzsch T, Guthke T. Neuropsychologische Psychotherapie. Workshop zur Weiterbildung „Klinische Neuropsychologie" am Institut für Psychologische Therapie (IPT e.V.), Leipzig 2013.

Hautzinger M. Kognitive Verhaltenstherapie bei Depressionen. Behandlungsanleitung und Materialien, ed 6. Weinheim: Beltz 2003.

Hinsch R, Pfingsten U. Das Gruppentraining sozialer Kompetenzen (GSK). Weinheim: Beltz Verlag 2002.

Jacobs HE. Long-term family intervention. In Ellis DW, Christensen AL (Eds). Neuropsychological treatment of head injury. Boston: Martinus Nijhoff 1989, 297-316.

Knight C, Rutterford NA, Alderman N, Swan LJ. Is accurate selfmonitoring necessary for people with acquired neurological problems to benefit from the use of differential reinforcement methods? Brain Injury 2002; 16(1): 75-87.

Kolb B, Brown R, Witt-Lajeunesse A, Gibb R. Neural compensations after lesion of the cerebral cortex. Neural Plasticity 2001; 8: 1-16.

Koponen S, Taiminen T, Portin R, et al. Axis I and II psychiatric disorders after traumatic brain injury: A 30-year follow-up study. Am J Psychiatry 2002;159: 1315-21.

Kotila M, Numminen H, Waltimo O, Kaste M. Depression After Stroke. Results of the FINNSTROKE Study. Stroke 1998; 29: 368-72.

Levine B, Schweizer TA, O'Connor C et al. Rehabilitation of executive functioning in patients with frontal lobe brain damage with goal management training. Front Hum Neurosci 2011; 5: 9.

Lundquist A, Grundström K, Samuelsson K et al. Computerized training of working memory in a group of patients suffering from acquired brain injury. Brain Inj 2010; 24: 1173-83.

Merten T. Neue Aspekte in der Beurteilung psychoreaktiver und neuropsychologischer Störungen als Leistungsgrund – Nicht-authentische Beschwerden: vorgetäuschte neuropsychologische Störungen. Med Sach 2006; 102 (2): 58-62

Müller SV. Diagnostik und Therapie von exekutiven Dysfunktionen bei neurologischen Erkrankungen. In: Diener H-C. (Hrsg.). Leitlinien für Diagnostik und Therapie in der Neurologie. 5. Auflage, Stuttgart: Thieme 2012, 1133-43.

Müller SV, Hildebrandt H, Münte TF. Kognitive Therapie bei Störungen der Exekutivfunktionen – Ein Therapiemanual. Göttingen: Hogrefe 2004.

Muir CA, Rosenthal M, Diehl LN. Methods of family intervention. In Rosenthal M, Griffith ER, Bond MR, Miller JD (Eds). Rehabilitation of the adult and child with traumatic brain injury, Second edition. Philadelphia: F. A. Davis 1990, 433-48.

Palmese CA, Raskin S. The rehabilitation of attention in individuals with mild traumatic brain injury, using the APT-II programme. Brain Inj 2000; 14: 535-48.

Plohmann AM, Kappos L, Ammann W et al. Computer assisted retraining of attentional impairments in patients with multiple sclerosis. J Neurol Neurosurg Psychiatry 1998; 64: 455-62.

Prosiegel M. Beschreibung der Patientenstichprobe einer neuropsychologischen Rehabilitationsklinik. In: von Cramon D, Zihl J (Eds.). Neuropsychologische Rehabilitation. Grundlagen – Diagnostik – Behandlungsverfahren. Berlin, Heidelberg: Springer 1988.

Prosiegel M, Ehrhardt W. Rehabilitation neuropsychologischer Störungen nach Schlaganfall. Präv-Rehab 1990; 2: 48-55.

Rath JF, Simon D, Langenbahn DM et al. Group treatment of problem-solving deficits in outpatients with traumatic brain injury: A randomised outcome study. Neuropsychol Rehabil 2003; 3: 461-88.

Rohling ML, Faust ME, Beverly B et al. Effectiveness of cognitive rehabilitation following acquired brain injury: a metaanalytic re-examination of Cicerone et al.'s (2000, 2005) systematic reviews. Neuropsychology 2009; 23: 20-39.

Rogers CR. Die klientenzentrierte Gesprächspsychotherapie. Frankfurt a. M.: Fischer 1993.

Reddemann L, Sachsse U. Stabilisierung. In Kernberg OF, Buchheim P, Dulz B (Hrsg.). Persönlichkeitsstörungen und der Körper. Stuttgart: Schattauer 1997, 113-47.

Scheid R. Schädel-Hirn-Trauma – Morphologie, Funktion, Rehabilitation. Eine Datenanalyse aus 12 Jahren Behandlung Schädel-Hirn-traumatisierter Menschen in der Tagesklinik für kognitive Neurologie, Universitätsklinikum Leipzig. Habilitation Thesis, University, Leipzig 2009.

Scheid R, Walter K, Guthke T, Preul C, von Cramon DY. Cognitive Sequelae of Diffuse Axonal Injury. Arch. Neurol 2006; 63: 418-24.

Schellhorn A, Bogdahn B, Pössl J. Soziales kompetenztraining für Patienten mit erworbener Hirnschädigung. EKN-Materialien für die Rehabilitation 14. Dortmund: borgmann 2008.

Schellig D, Drechsler R, Heinemann D, Sturm W. Handbuch neuropsychologischer Testverfahren. Göttingen: Hogrefe 2009.

Schlund MW. The effects of brain injury on choice and sensitivity to remote consequences: deficits in discriminating response-consequence relations. Brain Injury 2002; 16(4): 347-57.

Sohlberg MM, Raskin SA. Principles of generalization applied to attention and memory interventions. J Head Trauma Rehabil 1996; 11(2): 65-78.

Sohlberg MM, McLaughlin K, Pavese A et al. Evaluation of attention process training and brain injury education in persons with acquired brain injury. J Clin Exp Neuropsychol 2000; 22: 656-76.

Sohlberg MM, Kennedy M, Avery J et al. Evidence-based practice for the use of external aids as a memory compensation technique. J Med Speech-Lang Pathol 2007; 15: x-li.

Stucki G, Ewert T, Cieza A. Value and application of the ICF in rehabilitation medicine. Disabil Rehabil 2002; 24(17): 932-38.

Sturm W. Diagnostik und Therapie bei Aufmerksamkeitsstörungen. In: Diener H-C (Hrsg.). Leitlinien für Diagnostik und Therapie in der Neurologie. 5. Auflage. Stuttgart: Thieme 2012, 1096-111.

Sturm W, Herrmann M, Münte TF (Hrsg.). Lehrbuch der Klinischen Neuropsychologie. Heidelberg: Spektrum Verlag 2009.

Sturm W, Fimm B, Cantagallo A et al. Specific computerised attention training in stroke and traumatic brain-injured patients. A European multicenter efficacy study. Z. Neuropsychol 2003; 14: 283-92.

Thöne-Otto A. Diagnostik und Therapie bei Gedächtnisstörungen. In Diener, H-C (Hrsg.). Leitlinien für Diagnostik und Therapie in der Neurologie. 5. Auflage. Stuttgart: Thieme 2012, 1112-132.

Thöne-Otto A. Gedächtnisstörungen. In Sturm W, Herrmann M, Münte TF (Hrsg). Lehrbuch der Klinischen Neuropsychologie, 2. Auflage. Heidelberg: Spektrum Verlag 2009, 453-79.

Vallat C, Azouvi P, Hardisson H et al. Rehabilitation of verbal working memory after left hemisphere stroke. Brain Inj 2005; 19: 1157-1164.

Whelan-Goodinson R, Ponsford J, Schonberger M. Validity of the Hospital Anxiety and Depression Scale to assess depression and anxiety following traumatic brain injury as compared with the Structure Clinical Interview for DSM-IV. Journal of Affective Disorder 2009; 114: 94-102.

Wilson BA. Compensating for cognitive deficits following brain injury. Neuropsychological Review 2000; 10(4): 233-43.

Zoccolotti P, Cantagallo A, De Luca M et al. Selective and integrated rehabilitation programs for disturbances of visual/spatial attention and executive function after brain damage: a neuropsychological evidence-based review. Eur J Phys Rehabil Med 2011; 47: 123-47.

Sachverzeichnis